机器人肾癌手术学

ROBOTIC SURGERY FOR RENAL CANCER

主 编 ［英］桑其亚·S. 恭瓦尔丹（Sanchia S. Goonewardene）

　　　　［英］拉吉·佩尔萨德（Raj Persad）

　　　　［美］大卫·阿尔巴拉（David Albala）

主 审 王林辉 方 卫 周 毅

主 译 常易凡 叶华茂

副主译 古 迪 任尚青

北方联合出版传媒（集团）股份有限公司
辽宁科学技术出版社

First published in English under the title
Robotic Surgery for Renal Cancer
edited by Sanchia S. Goonewardene, Raj Persad and David Albala
Copyright © Sanchia S. Goonewardene, Raj Persad and David Albala, 2022
This edition has been translated and published under licence from
Springer Nature Switzerland AG.

© 2025, 辽宁科学技术出版社。
著作权合同登记号：第 06-2024-34 号。

图书在版编目（CIP）数据

机器人肾癌手术学 / (英) 桑其亚·S. 恭瓦尔丹 (Sanchia S.
Goonewardene), (英) 拉吉·佩尔萨德 (Raj Persad), (美) 大卫·阿
尔巴拉 (David Albala) 主编; 常易凡, 叶华茂主译. -- 沈阳: 辽
宁科学技术出版社, 2025.5. --ISBN 978-7-5591-4054-8

Ⅰ. R737.11-39

中国国家版本馆 CIP 数据核字第 2025Q500T4 号

出版发行：辽宁科学技术出版社
　　　　　（地址：沈阳市和平区十一纬路25号　邮编：110003）
印 刷 者：辽宁新华印务有限公司
经 销 者：各地新华书店
幅面尺寸：210 mm×285 mm
印　　张：13
字　　数：300千字
附　　件：4
出版时间：2025年5月第1版
印刷时间：2025年5月第1次印刷
责任编辑：凌　敏　于　倩
封面设计：刘　彬
版式设计：袁　舒
责任校对：黄跃成

书　　号：ISBN 978-7-5591-4054-8
定　　价：228.00元

联系电话：024—23284356
邮购热线：024—23284502
E-mail: lingmin19@163.com
http://www.lnkj.com.cn

主　审

王林辉　海军军医大学第一附属医院（上海长海医院）泌尿外科
方　卫　海军军医大学国际军事医学交流中心
周　毅　海军军医大学国际军事医学交流中心

主　译

常易凡　海军军医大学第一附属医院（上海长海医院）泌尿外科
叶华茂　海军军医大学第一附属医院（上海长海医院）泌尿外科

副主译

古　迪　广州医科大学附属第一医院泌尿外科
任尚青　四川省人民医院泌尿外科

参译者（按姓氏拼音首字母排序）

常易凡　海军军医大学第一附属医院（上海长海医院）泌尿外科
古　迪　广州医科大学附属第一医院泌尿外科
胡斯琦　海军军医大学基础医学院
鲁　欣　海军军医大学第一附属医院（上海长海医院）泌尿外科
任尚青　四川省人民医院泌尿外科
沈显琦　海军军医大学第一附属医院（上海长海医院）泌尿外科
汪　洋　海军军医大学第一附属医院（上海长海医院）泌尿外科
王　正　海军军医大学第一附属医院（上海长海医院）泌尿外科
吴敏靓　海军军医大学第一附属医院（上海长海医院）整形外科
肖成武　海军军医大学第一附属医院（上海长海医院）泌尿外科
叶华茂　海军军医大学第一附属医院（上海长海医院）泌尿外科

译著顾问委员会

王林辉　海军军医大学第一附属医院（上海长海医院）泌尿外科
王共先　南昌大学第一附属医院泌尿外科
任善成　海军军医大学第二附属医院（上海长征医院）泌尿外科
方　卫　海军军医大学国际军事医学交流中心
周　毅　海军军医大学国际军事医学交流中心

丛书主编

英国哈洛镇亚历山德拉公主医院　**桑其亚·S. 恭瓦尔丹**（Sanchia S. Goonewardene）；
英国国家医疗服务体系（NHS）布里斯托尔市北布里斯托尔医院　**拉吉·佩尔萨德**（Raj Persad）

本书主编

桑其亚·S. 恭瓦尔丹（Sanchia S. Goonewardene）
英国哈洛镇亚历山德拉公主医院

拉吉·佩尔萨德（Raj Persad）
英国国家医疗服务体系（NHS）布里斯托尔市北布里斯托尔医院

大卫·阿尔巴拉（David Albala）
美国纽约州锡拉丘兹市克劳斯医院

编者前言

　　很荣幸能代表我的团队，代表欧洲泌尿外科学会机器人泌尿外科分会（ERUS）及青年研究型泌尿外科医师协会（YAU）为您呈献本书。我们平时开展上尿路手术时可能面临一系列风险。当我在英国盖伊和圣托马斯医院（Guys and St. Thomas Hospitals）还是一名年轻专科住院医师时，我的带教老师让我认识到上尿路手术特别是肾癌手术的复杂性，并教会了我许多手术技巧。世界上大部分手术已经从开放手术转变为腹腔镜微创手术，如今我们已进入机器人手术的时代。

　　新的机器人平台层出不穷，完全改变了手术操作方式，我们在人体工程学上也同样需要适应这一变化。随着新的机器人平台的出现，荧光显像导航等各类新技术应运而生，这同样需要我们充分应用新技术。

　　这部专著涵盖肾癌机器人手术的操作技巧，并增加了相关领域的重要进展内容，如下腔静脉瘤栓切除、3D 建模、术中吲哚菁绿（ICG）荧光显像以及如何在右利手主导的世界成长为一名左利手术者等。我们希望能通过这本书持续推进您的极限，以便为患者提供更好的服务。

Harlow, UK   Sanchia S. Goonewardene
Bristol, UK   Raj Persad
Syracuse, USA   David Albala

编者致谢

感谢我的家人、朋友和工作伙伴永远支持我的事业。

感谢我生命中所有的超级英雄，你们一直并将永远鼓舞我前行。

感谢 "Springer Nature" 对我和我的团队一直以来的垂爱，使这本专著有机会出版。

感谢我的 YAU–ERUS 团队，你们是一群优秀的领导、同事和伙伴。

感谢了不起的佩尔萨德教授，近 10 年来一直精力充沛。

感谢我的导师和主编——阿尔巴拉教授，没有您，我无法取得今日的成绩。

译者序

肾细胞癌是最常见的泌尿系统恶性肿瘤之一。肾癌的外科治疗方式，从相对"对新手友好"的肾癌根治术到充分体现外科医生"心灵手巧"的肾部分切除术，到挑战多学科合作极限的Ⅳ级瘤栓取出术，再到融合科技进步前沿的不同肿瘤消融治疗，各类手术方式几乎覆盖了肾癌的各个临床阶段。随着微创平台、腹腔镜与机器人软硬件、人工智能等技术日新月异的发展，以及影像学、材料学、计算机技术、机械工程等学科对医学的巨大贡献，这样一个飞速发展的医学环境对每一名泌尿外科医生既是机遇，也是挑战，更是一笔尚待挖掘的巨大"财富"。医学发展的洪流滚滚向前，时刻体现着外科医生对手术理念、手术技术的卓越追求，这也贯穿泌尿外科医生职业生涯的始终。在这个终身学习的时代，个人的发展注定要与时代的发展相辅相成。对于年轻泌尿外科医生来说，在忙碌的临床科研工作之余，还要时刻与相关领域的最新进展保持同频共振，实属不易，并且在获取前沿知识方面往往还要面临知识获取零散化、碎片化和网络信息质量参差不齐以及经典教材陈旧等问题，从而难以系统、全面、准确地获取最新国际前沿技术的进展与诊疗理念的革新。

为更好地将机器人肾癌手术的经典技术与国际前沿进展向国内同道分享，本团队组织编译了这部最新的机器人肾癌手术学专著。本书原著主编均为国际知名的泌尿外科专家，长期活跃在欧美泌尿外科学术圈，除拥有丰富的机器人手术经验外，还牵头开展了多项临床研究，出版了多部临床手术专著。他们组织全球数十位机器人手术专家，结合各中心实际工作经验、临床创新与文献回顾，编写了本书。本书语言生动、易读，内容涵盖机器人肾癌手术的经典技术、诊疗决策、技能培训、新技术、新入路等，适合具备一定基础的泌尿外科住院医师、主治医师、机器人助手与年轻主刀医生参考、阅读。

本译著团队成员均为国内知名的泌尿外科中心的肾癌或泌尿系肿瘤亚专业临床医生，他们利用业余时间辛勤耕耘，完成了这部专著的翻译与审校工作。更难能可贵的是，成书过程中还得到了多位国内权威泌尿外科大家的指导与帮助，并经过了我校（海军军医大学）医学英语翻译专家的悉心审校与润色，愿读者能够愿意读、读得轻松，并学有所得。希望本书能够成为国内青年泌尿外科同道了解机器人肾癌手术、获取机器人手术前沿进展的一本工具书。

在此，对各位专家的辛勤付出与大力支持表示诚挚感谢。因译稿时间仓促，难免存在疏漏，还请读者谅解并提出宝贵意见。

常易凡

2024 年 5 月于上海

主编简介

桑其亚·S. 恭瓦尔丹（Sanchia S. Goonewardene）女士

MBChB (Hons.Clin.Sc), B.Med. S.c, PGCGC, Dip.SSc, MRCS, MPhil

英国哈洛镇亚历山德拉公主医院泌尿外科专科医生

桑其亚·S. 恭瓦尔丹以优异成绩毕业于英国伯明翰医学院，获医学遗传学与分子医学学士学位。她对学术研究充满兴趣，发表 700 多篇论著，其中 2 篇被评为专业领域被引用次数排名第一的论文（生物医药数据库），对泌尿外科学界作出了重大贡献。她在欧洲泌尿外科学会（EAU）的年会上增加了前列腺癌生存与支持疗法的讨论环节，并成为慢性盆腔疼痛综合征指南撰写专家组成员（2015—2021 年）。恭瓦尔丹医生目前担任 EAU 摘要评审，并且是 EAU 青年带头人计划（EAU Young Leaders Programme）成员。她曾是一项由 EAU 发起的关于挽救性前列腺癌根治术研究的英国牵头人，也是英国泌尿外科手术培训研究组（BURST）发起的 IDENTIFY 研究的合作者之一。

恭瓦尔丹医生拥有哲学硕士（M.Phil.）学位，其学位论文被英国前列腺癌慈善机构（Prostate Cancer UK）收录，并受到英国国立临床规范研究所（National Institute of Clinical Excellence）表彰。她的研究曾获得惠康基金会（Wellcome Trust）资助。她还是英国泌尿外科基金会的成员，赞助了澳新泌尿外科协会（USANZ）培训周的活动。她编写了 8 部专著，包括 *Core Surgical Procedures for Urology Trainees*（名列 BookAuthority 推荐的百本最佳泌尿外科专著第 3 位）、*Prostate Cancer Survivorship*、*Basic Urological Management*、*Management of Non-Muscle Invasive* Bladder Cancer、*Salvage Therapy in Prostate Cancer*、*Management of Muscle Invasive Bladder Cancer*、*Surgical Strategies in Endourology for Stone Disease* 和 *Men's Health and Wellbeing*。

恭瓦尔丹医生在英国伦敦国王大学盖伊医院首次指导医学本科生完成毕业论文，学生论文评分 95/100 分。她是 *Journal of Robotic Surgery* 期刊的副主编（也是该期刊泌尿外科板块的责任编辑）和 *World Journal of Urology* 的编委成员，并曾受邀担任一期前列腺癌挽救治疗专刊的客座编辑。她还是 *BMJ* 期刊案例报道的评委会成员。此外，她还是国际尿控协会（ICS）盆底功能失调专委会、尿动力学质量管理规范专委会成员，并担任 ICS 会议摘要评审专家及 EPoster 环节主席。近期，她受聘成为 ICS 的宣传大使及导师。她还是欧洲泌尿外科学会机器人泌尿外科分会（ERUS）Semi-Live 主席，并在 ERUS 的青年泌尿外科学术论坛上汇报了研究工作。在闲暇时间，她还为国际扶轮社（Rotary International）筹款募捐，并担任英国汉普斯特得扶轮俱乐部的秘书和副主席（2022—2023 候任主席）。此外，她目前还在指导一名来自 Roteract 的博士研究生。

拉吉·佩尔萨德（Raj Persad）教授，MB, BS, ChM, FRCS (Eng), FRCS (Urol), FEBU

拉吉·佩尔萨德教授自 1996 年起任英国布里斯托尔市北布里斯托尔医院泌尿外科及男科注册医师。临床方面，他是英国最资深的盆腔肿瘤外科医生之一，也是英国首批开展女性浸润性膀胱癌根治术后新膀胱重建术的专家之一。他多年来致力于精准外科技术研究，显著提升了手术的肿瘤学与功能学研究结果，开展的创新技术包括：①达芬奇机器人辅助腹腔镜前列腺癌根治术；②前列腺癌的高强度聚焦超声微创非手术治疗；③基于直肠内填充物及金标植入技术的影像导航前列腺癌精准放疗。这些技术显著提升了治疗效果。

在诊断方面，佩尔萨德教授作为英国领衔专家之一，建立了前列腺特异性抗原（PSA）升高患者穿刺前的 MRI 影像学诊断流程，显著提高了肿瘤诊断的准确性，并降低了经直肠穿刺的临床并发症与脓毒症的发病风险。他还将经会阴认知融合穿刺和融合靶向穿刺的发展应用提升到了新的高度。

佩尔萨德教授是探索治疗有症状良性前列腺增生经尿道前列腺电切术（TURP）微创替代疗法的英国先驱之一。这些技术包括局麻或全麻下的前列腺尿道悬吊（Urolift）技术（取决于患者的偏好）、REZUM 热蒸汽治疗以及绿激光治疗等。他将这些治疗方案和传统 TURP 作为良性前列腺增生（BPH）患者药物治疗失败或无法耐受时的替代治疗方法。

佩尔萨德教授还是英国治疗勃起功能障碍的权威专家。他为男性患者提供最佳的治疗方案，其中包括大量的糖尿病患者及前列腺癌根治术后、对勃起功能恢复有较高需求的患者，在传统药物或器械治疗失败的情况下可开展最新的阴茎假体植入术。佩尔萨德教授还为各类阴茎海绵体硬结症（Peyronie 病）患者不同程度的阴茎畸形根据具体需求开展药物注射或手术矫形治疗。

佩尔萨德教授在显微镜下输精管再通术治疗男性不育症方面拥有 25 年的经验，手术效果在英国领先。他还为复杂疑难患者开展输精管附睾吻合术。依托英国布里斯托尔生殖医学中心，佩尔萨德教授将在不久的将来开展显微镜下睾丸取精术（micro-TESE）治疗男性不育症，以进一步提高辅助生殖技术的疗效。

在学术方面，佩尔萨德教授参与了布里斯托尔大学、匹兹堡大学、伦敦大学和牛津大学多个方向的研究，包括膀胱癌和前列腺癌的早期诊断与新型影像学诊疗技术等。他曾牵头开展了进展期前列腺癌内分泌治疗与免疫治疗（BPCRN 研究组）的相关研究，以改善疾病的治疗策略，并担任 MRC、EORTC、CRUK 和 NCRN 等多个学术机构研究的主要研究者或合作者，累计获英国官方及美国国立卫生研究院（NIH）批准研究经费超过 450 万英镑，发表 300 多篇学术论作并出版了 7 本泌尿外科专著。

佩尔萨德教授是布里斯托市生物医学研究中心的重要成员，与当地科学家及临床医生建立了广泛合作，开展了多项泌尿系肿瘤的临床试验，并担任 PreVent 和 Pre-Empt 等与前列腺癌生活方式干预相关试验的外科主要研究者。他还与机器人专家克里斯·麦尔威诗（Chris Melhuish）教授联合开展了创新研究项目，探讨如何在机器人技术辅助下提高手术与放疗效果。

除在大学与英国 NHS 系统的任职外，佩尔萨德教授还造访了发展中国家（如坦桑尼亚）的医疗机构，并开展了针对初级医生和其他医疗人员的一系列培训项目。

大卫·阿尔巴拉（David Albala）医生，MD，Associated Medical Professionals 机构成员

大卫·阿尔巴拉医生毕业于美国宾夕法尼亚州拉斐特学院（Lafayette College），获得地质学学位，后在美国密歇根州立大学完成医学院的学习，在美国达特茅斯-希区柯克医疗中心（Dartmouth-Hitchcock Medical Center）完成外科住院医师培训。随后，在华盛顿大学医学中心（Washington University Medical Center），在拉尔夫·V. 克莱曼（Ralph V. Clayman）的指导下完成了内镜专科培训。之后，他就职于美国芝加哥洛约拉大学医学中心，在 8 年内从讲师晋升为泌尿外科学与影像学全职教授。10 年后，他受聘成为美国北卡罗来纳州杜克大学医疗中心终身教授，担任杜克大学内镜专培中心共同主任及微创与机器人泌尿外科中心主任。他发表了超过 180 篇学术论作，出版了 6 部泌尿外科与腔镜泌尿外科专著，并任 *Journal of Robotic Surgery* 的主编以及 *Medical Reviews in Urology*、*Current Opinionso in Urology*、*Urology*

Index and Reviews 等期刊的编委，同时还担任 8 个外科期刊的审稿人。

　　阿尔巴拉医生现任美国纽约州锡拉丘兹市克劳斯医院（Crous Hospital）泌尿外科主任，是 Associated Medical Professionals 机构（由 33 名泌尿外科医生组成的团队）成员。他是腹腔镜与机器人泌尿外科领域国内外知名权威专家，在该领域活跃超过 20 年。他的研究方向目前聚焦于机器人泌尿外科手术，其他研究方向还包括 BPH 的微创治疗、泌尿系结石的治疗以及术中纤维蛋白止血材料的应用等。他是美国、印度、中国、英国、冰岛、德国、法国、日本、巴西、澳大利亚及新加坡等国的多个医疗机构或中心的访问学者。此外，他还曾在美国 23 个州以及超过 32 个国家进行手术演示，并完成了对 16 名内镜和机器人泌尿外科专科医师的培训。

　　此外，阿尔巴拉医生还曾入选美国白宫学者计划（White House Fellow），并担任美国交通部部长 Federico Pena 的特邀助理，负责一系列保密与非保密公共卫生相关事件的处置。

英文缩写（部分）

AI	人工智能	IMDC	国际转移性肾细胞癌数据库联盟
AJCC	美国癌症联合委员会	I/R	缺血再灌注损伤
AKI	急性肾损伤	ITV	术中肿瘤侵犯
AO	仅阻断肾动脉	IVC	下腔静脉
AR	增强现实	LPN	腹腔镜肾部分切除术
AS	主动监测	LRM	局限性肾肿瘤
ASCO	美国临床肿瘤学会	mRCC	转移性肾细胞癌
AUA	美国泌尿外科学会	MFS	无转移生存
AVF	动静脉瘘	MIC	切缘 – 缺血 – 并发症发生率
BMI	体质指数	MIPN	微创肾部分切除术
CPB	心肺旁路	MRI	磁共振成像
CKD	慢性肾脏病	MR	混合现实
CN	减瘤性肾切除术	MSKCC	纪念斯隆 – 凯特琳癌症中心
CRA	冷冻消融	MWA	微波消融
CSA	接触表面区域	NCCN	美国国立综合癌症网络
CSS	肿瘤特异性生存	NIRF	近红外荧光成像
CT	计算机断层显像	NSS	保留肾单位手术
CTA	计算机断层显像 + 肾动脉造影	OPN	开放肾部分切除术
DFS	无病生存	ORN	开放肾癌根治术
DHCA	深低温停循环	OS	总体生存
DI	延迟干预	PN	肾部分切除术
DISSRM	小体积肾癌延迟干预及监测	PSM	切缘阳性
dVSS	达芬奇技能模拟器	RAE	肾动脉血管栓塞
EAU	欧洲泌尿外科学会	RAP	肾动脉假性动脉瘤
eGFR	估算肾小球滤过率	RAPN	机器人肾部分切除术
EORTC	欧洲癌症治疗研究组	RARP	机器人前列腺癌根治术
FEM	有限元模型	RCC	肾细胞癌
GEARS	全球机器人技能评价系统	RCT	随机对照临床研究
HA3D	高精度三维	RFA	射频消融
IAIC	术中不良事件分级	RIVCT	机器人下腔静脉瘤栓切除术
IC	术中并发症	RN	肾癌根治术
ICG	吲哚菁绿	ROSS	机器人手术模拟器
ICI	免疫检查点抑制剂	SIB	浅表 – 中部 – 基底

SEP	手术模拟教学平台	TUM	德科诺泌尿外科会议
SRBS	自锁紧式倒刺线	UCS	泌尿系集合系统
SRM	小体积肾肿瘤	UL	尿漏
stRAPN	标准机器人肾部分切除术	US	超声
suRAPN	免缝合机器人肾部分切除术	VVB	静脉 – 静脉旁路
TA	肿瘤消融	VR	虚拟现实
TEE	经食道超声心动图	WIT	热缺血时间
TE	肿瘤剜除	YAU	青年研究型泌尿外科医师学会
TKI	酪氨酸激酶抑制剂		

目　录

第一章
肾部分切除术的术中缝合技巧

Hannah Van Puyvelde, Ruben De Groote

1.1 简介

近年来，微创肾部分切除术（MIPN）的缝合技术有了显著进步。早年间，缝合的目的是减少术中并发症（IC），如控制创面出血、封闭创面集合系统缺损以避免术后发生尿漏（UL）等；如今，最大限度保全术后肾功能，减少缝合造成的肾实质缺血，成为新的追求目标。

遗憾的是，到底什么是更优的缝合技巧，业界仍未形成统一共识。关于不同缝合方法对比的文章较少，且多数缺少对肿瘤复杂程度的描述，更多文章仅评估了术后各项生理功能早期恢复的结果。本章将对肾部分切除术（PN）中的不同缝合技巧进行详细总结。

1.2 经典缝合方法

经典缝合方法包括髓质（内层）缝合和皮质（外层）缝合两部分。

术者应根据肿瘤的不同生长方式，掌握肾实质内的动脉解剖。当切除深度较深时，应注意对应肾锥体的解剖位置以及切除范围内相应的肾叶间动脉走行。在缝合肾髓质时，缝合区域的肾实质可能因此丧失血供。当进针较深时，还应避免将泌尿系集合系统（urinary collecting system，UCS）包含在内。如在切除肿瘤时打开了 UCS，应使用浅针缝合，或使用单个可吸收血管夹关闭缺损处，以实现水密缝合。

在缝合肾髓质时，通常采用连续免打结缝合技术，并使用血管夹加强缝线张力，建议优选可吸收血管夹，一方面是避免血管夹对缝线施加的持续张力造成组织坏死，另外也可降低血管夹远期移入 UCS 的潜在风险。

在缝合肾皮质时，应根据弓状动脉的走行选取正确的运针角度，如进针深度足够浅，则一般不会将弓状动脉缝扎，可避免对肾髓质的血供造成影响，这些区域一般是由直小血管所支配的。皮质缝合的目

H. Van Puyvelde (✉)
ZNA Jan Palfijn/Stuivenberg, Antwerp, Belgium
e-mail: hannah.vanpuyvelde @zna.be

R. De Groote
OLV Hospital Aalst, Aalst, Belgium

© The Author(s), under exclusive license to Springer Nature Switzerland AG 2022
S.S. Goonewardene et al. (eds.), *Robotic Surgery for Renal Cancer*,
Management of Urology, https://doi.org/10.1007/978–3–031–11000–9_1

的是重新对合创面，通常也使用将血管夹推近肾实质表面的方法对缝线加以固定。这一技术可以更精准地控制及调整缝合张力，缩短热缺血时间（WIT），并减少因缝线张力过高对组织造成切割。

1.3 单层缝合与双层缝合的对比

Bertolo 等发表了一篇系统综述，比较了单层缝合与双层缝合的效果。相比于双层缝合，单层缝合在手术时间［平均差异 –11.13 min（95% CI –20.14 ~ –2.13）］与热缺血时间［–3.39 min（95% CI –4.53 ~ –2.24）］方面具有显著优势，而二者在出血量、术后并发症及尿漏方面并无显著差异。相比于双层缝合，单层缝合术后肾功能［估算肾小球滤过率（eGFR）］恢复更好（3.19 mL/min，95% CI 8.09 ~ 1.70，$P=0.2$ vs –6.07 mL/min，95% CI 10.75 ~ 1.39，$P=0.01$）。

Bahler 等探讨了机器人肾部分切除术（RAPN）免缝合肾皮质的可行性与安全性。研究表明，其在术后并发症发生率方面与传统缝合技术无显著差异，而相比于皮质免缝合技术，在缝合肾皮质后，肾容积丢失程度明显更高（由 CT 容积评估软件完成）。这一结果通常是继发于肾皮质缝合后出现的肾实质灌注不足。

总体而言，对于部分患者，采用单层缝合技术的微创肾部分切除术安全、可行，且在减少热缺血时间等方面具有显著优势。基于现有证据与专家意见，单层缝合技术指仅缝合肾髓质，省略对皮质的缝合。

1.4 连续缝合与间断缝合的对比

Bertolo 等发表的系统综述纳入了 6 项研究，比较了连续缝合与间断缝合的效果。在这些研究中，组间患者年龄、体质指数（BMI）与肿瘤体积相当。采用连续缝合时，手术时间［平均差 –17.12 min（95% CI –24.30 ~ –9.94）］、热缺血时间［平均差 –8.73min（95% CI –12.41 ~ –5.06）］、术后并发症发生率［OR 0.54（95%CI 0.32 ~ 0.89）］与输血率［OR 0.30（95% CI 0.15 ~ 0.59）］显著优于间断缝合，而在术前及术后 eGFR 方面，间断缝合（WMD –4.88mL/min，95% CI –11.38 ~ 1.63，$P=0.14$）与连续缝合（–3.42 mL/min，95%CI –9.96 ~ 3.12，$P=0.31$）无显著差异。

1.5 倒刺线缝合与非倒刺线缝合的对比

相比于非倒刺线缝合，倒刺线缝合进一步缩短了手术时间与热缺血时间，并可进一步减少出血。

Zhan 等发表的系统综述比较了腹腔镜肾部分切除术（LPN）中使用自锁紧式倒刺线（SRBS）或非自锁紧式缝线缝合肾实质的效果。结果表明使用 SRBS 缝合后，热缺血时间更短（$P < 0.000\ 01$），总体手术时间更短（$P < 0.000\ 01$），出血量更少（$P=0.02$），且对肾功能的保护也更好（$P=0.001$）；使用不同缝线缝合后，在并发症的发生率（$P=0.08$）与住院时间（$P=0.25$）方面并无显著差异。

SRBS 除在肾皮质缝合时具有上述优势，一些研究者也报道了使用 SRBS 同样可缩短内层缝合时间。

1.6 止血材料

在缝合步骤结束前，一些术者习惯使用止血材料［如组织胶、明胶海绵（如 FloSeal，百特公司，以及 Veriset，美敦力公司）、人纤维蛋白原或凝血酶材料的止血纱布（如 TachoSil，耐科明公司）等］来提高止血效果。在机器人手术开展的早期，人们习惯在完成内层缝合后将止血材料填入创面内，但现在已很少使用。在 Bertolo 等的系统综述所纳入的研究中，未对不同缝合技术与不同止血材料的术后结果进行比较。

1.7 选择性缝合：免缝合技术

免缝合技术旨在保留更多的肾实质血供，并保全肾功能。在阻断或免阻断条件下切除肿瘤后，在创面出血处行单极或双极电凝止血。如电凝止血效果不佳，则选择性缝扎出血点。如电凝止血效果较好，则可免去缝合步骤，并将止血材料附着于肾创面处。

Farihna 等比较了选择性缝合或免缝合机器人肾部分切除术（suRAPN）与标准机器人肾部分切除术（stRAPN）的效果。总体上，在 29 例（占比 31%）接受 suRAPN 的患者中，仅 1 例出现术中并发症（$P=0.9$），2 例（占比 6.9%）接受 suRAPN 和 4 例（占比 13.8%）接受 stRAPN 的患者术后 30 天出现并发症（$P=0.3$）。相比于 stRAPN，suRAPN 组手术时间（110 min vs 150 min，$P < 0.01$）与住院时间（2 天 vs 3 天，$P=0.02$）更短。25 例（占比 86%）接受 suRAPN 和 20 例（占比 70%）接受 stRAPN 的患者达到"三连胜"（定义为热缺血时间 < 25 min，切缘阴性，无围术期并发症）。具体而言，28 例（占比 97%）接受 suRAPN 的患者热缺血时间 < 25 min，而 stRAPN 组为 25 例（占比 86%）。两组切缘阴性率均为 97%（28 例）。1 例（占比 3.4%）suRAPN 组患者发生术后急性肾损伤（AKI），stRAPN 组为 5 例（占比 17%）（$P=0.2$）。术后 6 个月随访时，suRAPN 组中位 eGFR 降低了 5.6%（IQR：−3.4 ~ 8.3），stRAPN 降低了 9.1%（IQR：−7.3 ~ 11）（$P < 0.01$）。

1.8 结论

本章介绍了 MIPN 术中不同的缝合技巧。在过去 10 年中，缝合方式正逐渐从双层缝合向单层缝合过渡，对部分患者甚至可采用免缝合技术，以最大限度地保留残余肾实质功能。现有研究证据表明，该技术可在不增加围术期并发症的前提下更好地保全肾功能。

参考文献

[1]Bahler CD, Dube HT, Flynn KJ, et al. Feasibility of omitting cortical renorrhaphy during robotassisted partial nephrectomy: a matched analysis. J Endourol. 2015;29:548−555.

[2]Bertolo R, Campi R, Klatte T, Kriegmair MC, Mir MC, Ouzaid I, Salagierski M, Bhayani S, Gill I, Kaouk J, Capitanio U. Young Academic Urologists (YAU) Kidney Cancer working group of the European Urological Association (EAU). Suture techniques during laparoscopic and robotassisted partial nephrectomy: a systematic review and quantitative synthesis of peri−operative outcomes. BJU Int. 2019;123(6):923−946. https://doi.org/10.1111/bju.14537. Epub 2018 Nov 19. PMID: 30216617.

[3]Bertolo R, Campi R, Mir MC, Klatte T, Kriegmair MC, Salagierski M, Ouzaid I, Capitanio U. Young academic urologists kidney cancer working group of the european urological association. Systematic review and pooled analysis of the impact of renorrhaphy techniques on renal functional outcome after partial nephrectomy. Eur Urol Oncol. 2019;2(5):572−575. https://doi. org/10.1016/j.euo.2018.11.008. Epub 2018 Dec 9. PMID: 31412012.

[4]Farinha R, Rosiello G, Paludo AO, Mazzone E, Puliatti S, Amato M, De Groote R, Piazza P, Berquin C, Montorsi F, Schatteman P, De Naeyer G, D'Hondt F, Mottrie A. selective suturing or sutureless technique in robot−assisted partial nephrectomy: results from a propensity−score matched analysis. Eur Urol Focus. 2021;25:S2405−4569(21)00098−5. https://doi.org/10.1016/ j.euf.2021.03.019.

Epub ahead of print. PMID: 33775611.

[5]Porpiglia F, Bertolo R, Amparore D, Fiori C. Nephron-sparing suture of renal parenchyma after partial nephrectomy: which technique to go for? Some best practices. Eur Urol Focus. 2017. In Press. https://doi.org/10.1016/j.euf.2017.08.006.

[6]Zhan H, Huang C, Li T, Yang F, Cai J, Li W, Mao Y, Zhou X. The self-retaining barbed suture for parenchymal repair in laparoscopic partial nephrectomy: a systematic review and meta-analysis. Surg Innov. 2019;26(6):744-752. https://doi.org/10.1177/1553350619856167. Epub 2019 Jun 19 PMID: 31215335.

第二章
机器人肾部分切除术的术中切除技巧

Sophie Knipper, Ruben De Groote, Alexandre Mottrie

在分离并悬吊肾门血管后，通常将打开 Gerota 筋膜，以暴露肿瘤及其周围的肾包膜。根据肿瘤的局部解剖，对于内生性或肾门部肿瘤，可采用术中超声（US），以更准确地确定肿瘤位置。术中一般使用机器人专用的置入式超声探头，并由术者直接控制，将超声画面以画中画的形式显示在主机屏幕上。术中超声对于外生性肿瘤不是必需的，因为外生性肿瘤通常较易识别。

在清晰显露瘤体后，应使用电灼标记切除边界。根据不同肿瘤的特点，可采用几种不同的切除技巧：

（1）切除。
（2）剜切。
（3）剜除。

肿瘤的切除，指锐性切除肿瘤，切缘应留有正常的肾实质。在切除过程中，助手应使用吸引器提供对抗的牵引力，保证术野的充分暴露。在理想情况下，应主要使用剪刀，以更好地显露肿瘤周围的正常肾实质，尽量降低切缘阳性（PSM）的风险。

肿瘤的剜切，指在肿瘤周围 5 mm 切开肾包膜，此时可发现肿瘤周围的肾正常组织被挤压而形成的假包膜。剜切主要是指用剪刀钝性分离瘤体，在肿瘤基底部则用剪刀锐性分离。

肿瘤的剜除，指紧贴瘤体打开肾包膜，显露假包膜，钝性分离切除肿瘤，且在肿瘤周围无肉眼可见的正常肾实质。

一项近期发表的前瞻性多中心研究表明，切除技巧是手术并发症、早期功能恢复和切缘阳性率的重要预测因素。与剜切相比，剜除与切除可实现更高的"三连胜"率，但不同的缝合技术并未纳入该研究的分析中。

由于肾实质的保留效果是肾部分切除术后功能恢复最强的预测因素之一，术中切除正常组织的多少应取决于术者的经验、患者的情况与肿瘤的特征。

S. Knipper (✉) · R. De Groote · A. Mottrie
Department of Urology, Onze-Lieve-Vrouwziekenhuis, Aalst, Belgium
e-mail: a.knipper@uke.de

A. Mottrie
e-mail: alex.mottrie@olvz-aalst.be

S. S. Goonewardene et al. (eds.), *Robotic Surgery for Renal Cancer*,
Management of Urology, https://doi.org/10.1007/978-3-031-11000-9_2

参考文献

[1]Kaczmarek BF, Sukumar S, Petros F, Trinh Q-D, Mander N, Chen R, Menon M, Rogers CG. Robotic ultrasound probe for tumor identification in robotic partial nephrectomy: initial series and outcomes. Int J Urol Off J Jpn Urol Assoc. 2013;20:172–176. https://doi.org/10.1111/j.1442–2042.2012.03127.x.

[2]Maurice MJ, Ramirez D, Malkoç E, Kara Ö, Nelson RJ, Caputo PA, Kaouk JH. Predictors of excisional volume loss in partial nephrectomy: is there still room for improvement? Eur Urol. 2016;70:413–415. https://doi.org/10.1016/j.eururo.2016.05.007.

[3]Minervini A, Campi R, Lane BR, De Cobelli O, Sanguedolce F, Hatzichristodoulou G, Antonelli A, Noyes S, Mari A, Rodriguez-Faba O, Keeley FX, Langenhuijsen J, Musi G, Klatte T, Roscigno M, Akdogan B, Furlan M, Karakoyunlu N, Marszalek M, Capitanio U, Volpe A, Brookman-May S, Gschwend JE, Smaldone MC, Uzzo RG, Carini M, Kutikov A. Impact of resection technique on perioperative outcomes and surgical margins after partial nephrectomy for localized renal masses: a prospective multicenter study. J Urol. 2020;203:496–504. https:// doi.org/10.1097/JU.0000000000000591.

[4]Minervini A, di Cristofano C, Lapini A, Marchi M, Lanzi F, Giubilei G, Tosi N, Tuccio A, Mancini M, della Rocca C, Serni S, Bevilacqua G, Carini M. Histopathologic analysis of peritumoral pseudocapsule and surgical margin status after tumor enucleation for renal cell carcinoma. Eur Urol. 2009;55:1410–1418. https://doi.org/10.1016/j.eururo.2008.07.038.

[5]Mottrie A, Koliakos N, DeNaeyer G, Willemsen P, Buffi N, Schatteman P, Fonteyne E. Tumor enucleoresection in robot-assisted partial nephrectomy. J Robot Surg. 2009;3:65–69. https://doi. org/10.1007/s11701–009–0136–8.

[6]Novara G, La Falce S, Kungulli A, Gandaglia G, Ficarra V, Mottrie A. Robot-assisted partial nephrectomy. Int J Surg Lond Engl. 2016;36:554–559. https://doi.org/10.1016/j.ijsu.2016.05.073.

[7]Sukumar S, Rogers CG. Robotic partial nephrectomy: surgical technique. BJU Int. 2011;108:942–947. https://doi.org/10.1111/j.1464–410X.2011.10457.x.

第三章
肾部分切除术的肾门阻断技巧

Ruben De Groote, Pietro Piazza, Rui Farinha, Alexandre Mottrie

3.1 简介

肾门的显露、游离与阻断是保留肾单位手术中的核心环节。对肾门的正确阻断至关重要，可保证手术安全进行。在开始切除肿瘤之前，通常需要阻断肾门。肾动脉阻断后，可更精准地切除肿瘤，并更清晰地显露肿瘤的假包膜，减少对正常肾实质的切除，并减少术中出血。肾缺血与术后早期急性肾损伤（AKI）或远期慢性肾脏病（CKD）的关系已得到充分研究，尽管缺血时间被认为是造成肾功能下降的重要因素，但人们已把更多的关注点放在了术前肾功能状态与术后有效肾实质的保留方面。新近研究表明，肾实质，尤其是健康的肾脏，可经受较长时间的缺血，因此传统意义上 20 ~ 30 min 的安全缺血时间将不再被奉为条规。尽管如此，缺血时间依然是肾实质保留中可操作性最强的影响因素之一。因此，近 20 年来，在传统仅夹闭肾动脉（AO）或动静脉夹闭技术的基础上发展出了许多改良技术。

3.2 热缺血切除

热缺血切除，即在人为主动阻断肾脏血流的情况下切除肾肿瘤。早年的肾门阻断技术须同时将肾动脉与肾静脉主干夹闭，由于阻断了血液的流入与静脉的回流，可使术野清晰无血。为进一步减少该技术造成的缺血性肾损伤，仅阻断肾动脉（AO）的技术得到了推广。然而，最近的一篇系统综述与荟萃分析表明，两种阻断方法在短期随访中的肾功能保留上并无显著差异。尽管如此，作者认为仅阻断肾动脉

R. De Groote (✉) · P. Piazza · A. Mottrie
Department of Urology, Onze-Lieve-Vrouw Hospital, Aalst, Belgium
e-mail: degroote.ruben@gmail.com

A. Mottrie
e-mail: alex.mottrie@olvz-aalst.be

R. De Groote · P. Piazza · R. Farinha · A. Mottrie
ORSI Academy, Melle, Belgium

P. Piazza
Division of Urology, IRCCS Azienda Ospedaliero-Universitaria di Bologna, Bologna, Italy

R. Farinha
Urology Department, Lus í adas Hospital, Lisbon, Portugal

© The Author(s), under exclusive license to Springer Nature Switzerland AG 2022
S. S. Goonewardene et al. (eds.), *Robotic Surgery for Renal Cancer*,
Management of Urology, https://doi.org/10.1007/978-3-031-11000-9_3

可能对长期的缺血损伤影响更小，且由于仅阻断肾动脉并未增加手术难度，因此更推荐仅阻断肾动脉的方法。

3.3 免阻断切除

免阻断切除，指在手术过程中完全不夹闭肾门血管，整个肾实质及肿瘤在手术的全过程中保留完整血供。

一些文献中的研究比较了肾部分切除术中肾门阻断与免阻断的效果，但结论仍存在争议与矛盾。近期一项系统综述与荟萃分析报道了二者的围术期结果与肿瘤学结果相似，采用免阻断技术组的出血量稍大，但短期（+7%）与长期（+4%）肾功能保留效果较阻断组更优。

两项随机对照临床研究（RCT）比较了免阻断与标准阻断技术在肾部分切除术中的效果。其中，CLOCK 研究将非孤立肾、术前肾功能正常及单侧肾肿瘤（RENAL 评分 ≤ 10 分）患者随机分为阻断组与免阻断组。结果表明，两组在围术期数据和术后 6 个月、12 个月、18 个月及 24 个月肾功能方面均无显著差异。现有研究证据表明，对于术前肾功能正常的患者，采用正常阻断或免阻断技术对临床结果的影响可能较小。这一结论可能不适用于孤立肾、复杂肾肿瘤或患有基础慢性肾脏病的患者，因为目前仍缺少纳入这些一般情况较差人群的可靠数据。

3.4 早期解除阻断

肾部分切除术中早期解除阻断，指在完成内层缝合后即松开阻断，在恢复患肾血供后进一步完成外层缝合。既往研究表明，早期解除阻断较传统肾部分切除术可减少高达 6 min 的热缺血时间。另外，一项近期发表的荟萃分析表明，早期解除阻断较标准技术仅轻微增加出血（约 +37 mL），而并未显著增加输血率及不良事件。此外，目前仅一项研究比较了两种技术对术后肾功能的影响，未发现两组间存在显著差异。另一方面，由于早期解除阻断后，可通过判断创面出血情况评估内层缝合的质量，这一技术对术者而言有一定的应用价值。

3.5 超选择性阻断

超选择性阻断也被称为"零缺血"技术，即仅对支配肿瘤的肾血管分支进行暂时阻断。该技术减少了对正常肾实质血供的影响，也降低了术中出血过多的相关并发症风险。超选择性阻断技术最早由 Gill 等提出，需要游离三级或更高级肾动脉分支。该技术最主要的局限性在于如何在术前确定需要阻断的分支动脉，以及在阻断该动脉后是否可获得确切的止血效果。Gill 等认为可通过三维（3D）建模技术克服这一缺陷。然而，一些研究也认为，仅通过认知评估的方法无法实现完全的无血供切除。当肿瘤位于肾侧方边缘时，现有 CT 成像技术因分辨率限制，对血供评估的效果往往不佳，无法满足阻断效果。

在过去 5 年中，许多学者提出了不同的肾血流灌注模型。Porpiglia 等于 2018 年提出了基于三维成像的肾灌注模型。该算法的主要不足在于其假设每支血管支配的肾实质体积相同，因此重建得出的模型是被直平面所分隔的灌注区域。

De Backer 等最近提出的改良灌注算法基于数学模型，对多个具体的动脉特征参数进行了评估，改良了对每支具体血管所支配的肾实质区域的显像。此外，近红外成像技术与吲哚菁绿（ICG）荧光成像在"零缺血"肾部分切除术的推广中也展示了其应用价值，使术者得以在肿瘤切除前得知超选择性阻断的效果。

3.6　冷缺血

如预估缺血时间可能超过 30 min，可采用冷缺血技术，以降低缺血对肾实质的损伤。冷缺血技术因其复杂性，在微创手术中的应用较为局限。腹腔镜手术中常用的冷缺血技术包括冷生理盐水表面灌注、经输尿管逆行降温与经动脉冷灌注等。然而，这些不同技术的降温效果对肾功能的保护效果尚缺乏相关文献支持。

由于尚无公认的理想术中降温技术，冷缺血在 RAPN 中的应用受到了限制。目前，高循证医学证据等级的研究尚未发现冷缺血较热缺血在围术期数据、切缘阳性率与术后肾功能保留方面有显著差异，因此该技术仍有较大的发展空间。

3.7　重复阻断

在保肾手术中，重复阻断可能引起缺血再灌注综合征。肾微血管功能障碍可造成内皮依赖的小动脉扩张，增加液体滤过，导致毛细血管内白细胞填塞以及毛细血管后小静脉血浆蛋白渗出。在再灌注发生初期，微循环系统内各部分的内皮细胞活化产生了更多的氧自由基，并减少了一氧化氮的生成，内皮细胞内过氧化物和一氧化氮的比例失衡可导致炎性介质的释放增加，促进黏性分子的生物合成，由此介导白细胞 - 内皮细胞黏附增强。一些可能导致心血管疾病发生的已知危险因素（如高胆固醇血症、高血压、糖尿病等）可进一步加重由缺血再灌注损伤（I/R）引起的微血管改变。由再灌注引发的促炎介质的释放也可进一步激活远处非缺血区域组织的内皮细胞。

3.8　小结

目前，仍缺乏相关证据表明某一非缺血技术（如免阻断、on-clamp 技术、超选择性阻断、冷缺血等）优于其他技术。当开展保留肾单位手术时，应尽量实现缩短缺血时间、减少缺血肾实质、降低术中并发症发生率与保证瘤控效果的多因素平衡。三维建模、灌注算法与增强现实（AR）等新技术可帮助术者提高对疾病的认识，更好地制订最适合的手术策略。

参考文献

[1]Abdel Raheem A, Alowidah I, Capitanio U, Montorsi F, Larcher A, Derweesh I, Ghali F, Mottrie A, Mazzone E, DE Naeyer G, Campi R, Sessa F, Carini M, Minervini A, Raman JD, Rjepaj CJ, Kriegmair MC, Autorino R, Veccia A, Mir MC, Claps F, Choi YD, Ham WS, Tadifa JP, Santok GD, Furlan M, Simeone C, Bada M, Celia A, Carrion DM, Aguilera Bazan A, Ruiz CB, Malki M, Barber N, Hussain M, Micali S, Puliatti S, Alwahabi A, Alqahtani A, Rumaih A, Ghaith A, Ghoneem AM, Hagras A, Eissa A, Alenzi, MJ, Pavan N, Traunero F, Antonelli A, Porcaro AB, Illiano E, Costantini E, Rha KH. Warm ischemia time length during on-clamp partial nephrectomy: dose it really matter? Minerva Urol Nephrol. 2021. https://doi.org/10.23736/S2724-6051.21.04466-9.

[2]Antonelli A, Cindolo L, Sandri M, Veccia A, Annino F, Bertagna F, Carini M, Celia A, D'Orta C, De Concilio B, Furlan M, Giommoni V, Ingrosso M, Mari A, Nucciotti R, Olianti C, Porreca A, Primiceri G, Schips L, Sessa F, Bove P, Simeone C, Minervini A, AGILE Group (Italian Group for Advanced Laparo-Endoscopic Surgery). Is off-clamp robot-assisted partial nephrectomy

beneficial for renal function? Data from the CLOCK trial. BJU Int. 2021. https://doi.org/10.1111/bju.15503.

[3]Baumert H, Ballaro A, Shah N, Mansouri D, Zafar N, Molini é V, Neal D. Reducing warm ischaemia time during laparoscopic partial nephrectomy: a prospective comparison of two renal closure techniques. Eur Urol. 2007;52:1164–1169. https://doi.org/10.1016/j.eururo.2007.03.060.

[4]Becker F, Van Poppel H, Hakenberg OW, Stief C, Gill I, Guazzoni G, Montorsi F, Russo P, Stöckle M. Assessing the impact of ischaemia time during partial nephrectomy. Eur Urol. 2009;56:625–634. https://doi.org/10.1016/j.eururo.2009.07.016.

[5]Borofsky MS, Gill IS, Hemal AK, Marien TP, Jayaratna I, Krane LS, Stifelman MD. Nearinfrared fluorescence imaging to facilitate super–selective arterial clamping during zeroischaemia robotic partial nephrectomy. BJU Int. 2013;111:604–610. https://doi.org/10.1111/j.1464–410X.2012.11490.x.

[6]Cacciamani GE, Medina LG, Gill TS, Mendelsohn A, Husain F, Bhardwaj L, Artibani W, Sotelo R, Gill IS. Impact of renal hilar control on outcomes of robotic partial nephrectomy: systematic review and cumulative meta–analysis. Eur Urol Focus. 2019;5:619–635. https://doi.org/10.1016/j.euf.2018.01.012.

[7]Cao J, Zhu S, Ye M, Liu K, Liu Z, Han W, Xie Y. Comparison of renal artery vs renal arteryvein clamping during partial nephrectomy: a system review and meta–analysis. J Endourol. 2020;34:523–530. https://doi.org/10.1089/end.2019.0580.

[8]Chatauret N, Badet L, Barrou B, Hauet T. Ischemia–reperfusion: from cell biology to acute kidney injury. Progres En Urol J Assoc Francaise Urol. Soc Francaise Urol. 2014;24(Suppl)1:S4–12. https://doi.org/10.1016/S1166–7087(14)70057–0.

[9]Crain DS, Spencer CR, Favata MA, Amling CL. Transureteral saline perfusion to obtain renal hypothermia: potential application in laparoscopic partial nephrectomy. JSLS. 2004;8:217–222.

[10] De Backer P, Vangeneugden J, Van Praet C, Lejoly M, Vermijs S, Vanpeteghem C, Decaestecker K. V04–12 Robot–assisted partial nephrectomy using intra–arterial renal hypothermia for highly complex endophytic or hilar tumors. J Urol. 2021;206. https://doi.org/10.1097/JU.0000000000002000.12.

[11] Gill IS, Eisenberg MS, Aron M, Berger A, Ukimura O, Patil MB, Campese V, Thangathurai D, Desai MM. "Zero ischemia" partial nephrectomy: novel laparoscopic and robotic technique. Eur Urol. 2011;59:128–134. https://doi.org/10.1016/j.eururo.2010.10.002.

[12] Gill IS, Patil MB, Abreu AL de C, Ng C, Cai J, Berger A, Eisenberg MS, Nakamoto M, Ukimura O, Goh AC, Thangathurai D, Aron M, Desai MM. Zero ischemia anatomical partial nephrectomy: a novel approach. J Urol. 2012;187:807–814.https://doi.org/10.1016/j.juro.2011.10.146.

[13] Greco F, Autorino R, Altieri V, Campbell S, Ficarra V, Gill I, Kutikov A, Mottrie A, Mirone V, van Poppel H. Ischemia techniques in nephron–sparing surgery: a systematic review and metaanalysis of surgical, oncological, and functional outcomes. Eur Urol. 2019;75:477–491. https://doi.org/10.1016/j.eururo.2018.10.005.

[14] Janetschek G, Abdelmaksoud A, Bagheri F, Al–Zahrani H, Leeb K, Gschwendtner M. Laparoscopic partial nephrectomy in cold ischemia: renal artery perfusion. J Urol. 2004;171:68–71. https://doi.org/10.1097/01.ju.0000101040.13244.c4.

[15] Kijvikai K, Viprakasit DP, Milhoua P, Clark PE, Herrell SD. A simple, effective method to create laparoscopic renal protective hypothermia with cold saline surface irrigation: clinical application and assessment. J Urol. 2010;184:1861–1866. https://doi.org/10.1016/j.juro.2010.06.100.

[16] Nahar B, Bhat A, Parekh DJ. Does every minute of renal ischemia still count in 2019? unlocking the chains of a flawed thought process over five decades. Eur Urol Focus. 2019;5:939–942. https://doi.org/10.1016/j.euf.2019.03.019.

[17] Peyronnet B, Baumert H, Mathieu R, Masson–Lecomte A, Grassano Y, Roumiguié M, Massoud W, Abd El Fattah V, Bruyère F, Droupy S, de la Taille A, Doumerc N, Bernhard J–C, Vaessen C, Rouprêt M, Bensalah K. Early unclamping technique during robot–assisted laparoscopic partial nephrectomy can minimise warm ischaemia without increasing morbidity. BJU Int. 2014;114:741–747. https://doi.org/10.1111/bju.12766.

[18] Porpiglia F, Fiori C, Checcucci E, Amparore D, Bertolo R. Hyperaccuracy three–dimensional reconstruction is able to maximize the efficacy of selective clamping during robot–assisted partial nephrectomy for complex renal masses. Eur Urol. 2018;74:651–660. https://doi.org/10.1016/j.eururo.2017.12.027.

[19] Simone G, Tuderti G, Anceschi U, Ferriero M, Costantini M, Minisola F, Vallati G, Pizzi G, Guaglianone S, Misuraca L, Gallucci

M. "Ride the Green Light": indocyanine greenmarked off-clamp robotic partial nephrectomy for totally endophytic renal masses. Eur Urol. 2019;75:1008-1014. https://doi.org/10.1016/j.eururo.2018.09.015.

[20] Thompson RH, Lane BR, Lohse CM, Leibovich BC, Fergany A, Frank I, Gill IS, Blute ML, Campbell SC. Renal function after partial nephrectomy: effect of warm ischemia relative to quantity and quality of preserved kidney. Urology. 2012;79:356-360. https://doi.org/10.1016/j.urology.2011.10.031.

第四章
经腹膜后入路的机器人肾部分切除术

Joseph Hon-Ming Wong, Peng-Fei Shao, Jeremy Yuen-Chun Teoh

4.1 简介

近 10 年来，相比于腹腔镜手术，机器人肾部分切除术因其操作精准、缝合方便等优势，得到了迅速推广。尽管经腹腔入路对肾脏的暴露更好，但对于可能存在腹腔粘连的患者，经腹腔入路可能出现术中操作困难。另外，对于位于肾脏背侧的肿瘤，经腹腔入路可能需要对肾脏进行充分游离，且有时可能造成肿瘤显露困难。经腹膜后入路的机器人肾部分切除术发展至今，已具有很高的可行性。本章将分步骤详细探讨经腹膜后入路的机器人肾部分切除术的术前准备与手术技巧，总结最新的研究进展。

4.2 患者选择

经腹膜后入路的理想指征是位于肾背侧或外侧的肿瘤。如拟行超选择性阻断的肾动脉分支位于静脉后方，或患者既往接受过经腹腔手术，经腹膜后入路也是一种理想选择。与此相反，由于相比于经腹腔入路，腹膜后入路手术空间更为局限，因此不推荐应用于位于肾腹侧、大体积（如 > 4 cm）的肿瘤或过度肥胖的患者。

4.3 术前评估与术前准备

术前准备内容包括充分评估肿瘤与肾血管的解剖特征，以及患者的健康状况。计算机断层显像 +

J. H.–M. Wong (✉) · J. Y.–C. Teoh
S.H. Ho Urology Centre, The Chinese University of Hong Kong, Hong Kong, China
e–mail: hmwong@surgery.cuhk.edu.hk

J. Y.–C. Teoh
e–mail: jeremyteoh@surgery.cuhk.edu.hk

P.–F. Shao
The First Affiliated Hospital of Nanjing Medical University, Nanjing, China
e–mail: spf032@hotmail.com

J. Y.–C. Teoh
European Association of Urology – Young Academic Urologist (EAU–YAU), Hong Kong, China

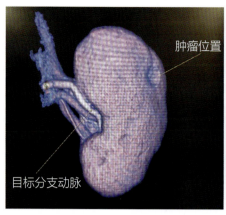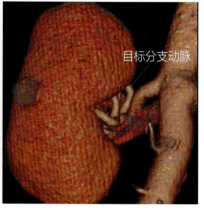

图 4.1　CTA，可显示肿瘤位置与血管解剖。标记处为供应肿瘤的分支动脉

肾动脉造影（CTA）及三维重建有助于更好地确定肿瘤的位置及血管解剖，是术前推荐应完善的检查项目（图 4.1），包括观察 3 个成像平面（横断面、冠状面和矢状面），因为有时仅观察单个平面可能造成误判。三维重建图像可以获得直观的解剖显像，显示肿瘤的位置，其次是准确显示肾血管解剖，这在血管解剖复杂及需要选择性阻断肾动脉分支的情况下十分重要。

所有的抗血小板聚集药物（除小剂量阿司匹林）与抗凝药物都应在术前停用，停药时间取决于不同药物的性状。术前通常不需要进行肠道准备。术前应告知患者手术相关潜在并发症并签署知情同意书，包括可能中转开放手术或改行肾癌根治术。在诱导麻醉时，应预防性使用静脉抗生素（如青霉素 + β - 内酰胺酶抑制剂类）。

4.4　患者体位

在全麻成功并置入 F16 带球囊导尿管后，将患者置于全侧卧位。注意应在受压处垫软垫，并建议患者事先穿好抗血栓弹力袜。随后，升高手术床腰桥至约 60°，以展开术侧腰部区域，利于 Trocar 置入，降低手术器械碰撞风险（图 4.2）。

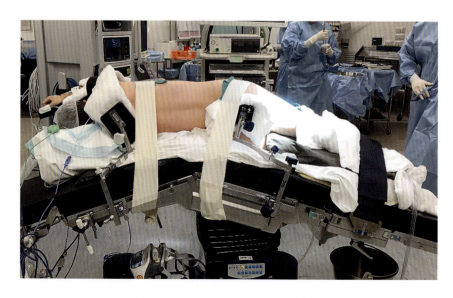

图 4.2　患者体位置于侧卧位，升高腰桥

4.5　建立手术入路

建立腹膜后空间与恰当的 Trocar 置入是经腹膜后入路机器人肾部分切除术的关键步骤。通常推荐五孔法（含 4 个机械臂）的器械布局。首先，于腋中线髂嵴上方 2 cm 处作一 2 cm 皮肤切口，作为镜头孔。分离腹外斜肌，钝性进入腰骶筋膜下方的腹膜后间隙。如在肾下极后方可触及腰大肌，表明进入了正确层面。随后，置入球囊扩张器（如柯惠 Spacemaker™ Plus 扩张系统），在腔镜引导下打入约 700 mL 空气，进一步扩张腹膜后空间（图 4.3、图 4.4）。随后，于镜头孔两侧 8 cm 处，在手指引导下置入机械臂 Trocar，并于腹侧下方置入 12 mm Trocar 作为助手孔后，充入二氧化碳建立气腹。如使用 da Vinci Xi 机器人系统，则可直接将机器人 Trocar 叠放于球囊 Trocar 内注气。球囊 Trocar 可最大限度地扩张术野，并避免机器人 Trocar 在腹膜后这一相对较小的空间出现滑动。

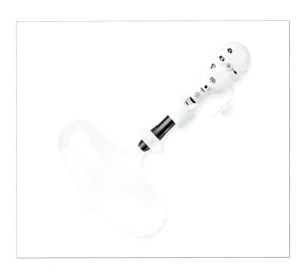

图 4.3　Spacemaker™ Plus 扩张系统，由球囊扩张器与带球囊 Trocar 组成

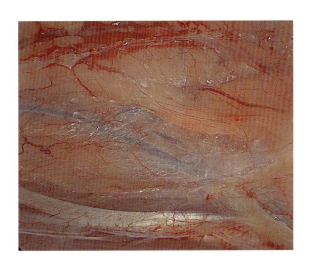

图 4.4　在腔镜引导下使用球囊扩张器扩张后的腹膜后间隙

　　我们建议加入第四机械臂，以便术者自行牵拉组织，减少对助手水平的依赖。在置入第四臂 Trocar 前，应使用腹腔镜器械小心将腹膜推离腹壁。随后，在镜头直视下于先前机器人 Trocar 偏头侧锁骨中线处置入第四臂机器人 Trocar（图 4.5）。五孔法 Trocar 布局如图 4.6 所示。

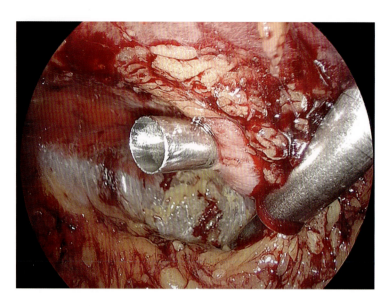

图 4.5　在腔镜引导下将腹膜推离腹壁后，置入第四机械臂 Trocar

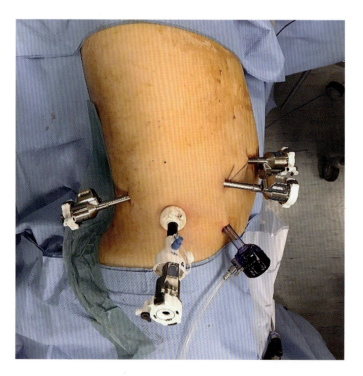

图 4.6　五孔法机器人右肾部分切除术的 Trocar 布局（右侧为腹侧，上方为头端）。本图展示的是将机器人 Trocar 叠放于腹膜撑开器 Trocar 内的技术

4.6　机器人泊机

泊机方法因所使用的机器人平台不同而有所不同。当使用 da Vinci Xi 机器人系统时，应泊机于患者背侧，并将吊臂向头侧旋转 90°（图 4.7）。该系统的头顶吊臂不会影响患者的气管插管位置，而对于 da Vinci S 或 Si 机型，由于需要从患者头侧泊机，可能影响麻醉医生对患者气管插管的管理。

4.7　手术技巧

经腹膜后入路机器人肾部分切除术通常使用 30° 向下的镜头，将肾脏置于竖直位。推荐使用的机器人手术器械如表 4.1 所示。

首先，切开 Gerota 筋膜，显露肾脏，随后游离肾脏后方平面，显露肾门。第四机械臂可协助将肾脏向内侧牵拉（图 4.8）。在分离肾血管结构时应小心轻柔地操作，并对肾脏保持充分张力，以帮助辨认肾蒂结构。由于肾动脉位于肾静脉后方，相比于经腹腔入路，经腹膜后入路通常更易辨认肾动脉主干（图 4.9）。对于需要行超选择性阻断的病例，应进一步辨认支配肿瘤的分支动脉。对于分支动脉位于肾静脉前方的情况，应进一步分离肾脏腹侧，以显露分支肾动脉。一般只对于肾门部肿瘤，需要对肾静脉进行游离。

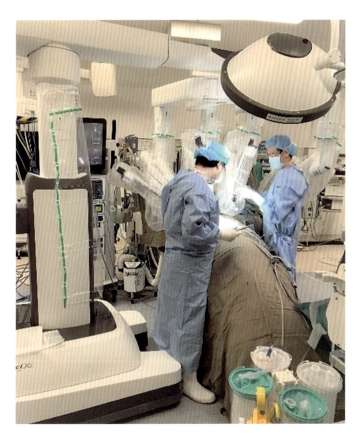

图 4.7　da Vinci Xi 机器人系统经腹膜后右肾部分切除术泊机后的位置

表 4.1　肾部分切除术的不同步骤所使用的机器人手术器械

	左手	右手	第四臂
肾脏游离与血管游离	马里兰双极镊	单极电弯剪	Prograsp™ 大力抓钳
肿瘤切除与创面缝合	Prograsp™ 大力抓钳	单极电弯剪、大持针器	马里兰双极镊

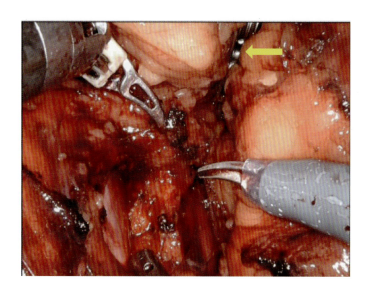

图 4.8　第四机械臂协助将肾脏向内侧牵拉（黄色箭头方向），以辅助分离肾门

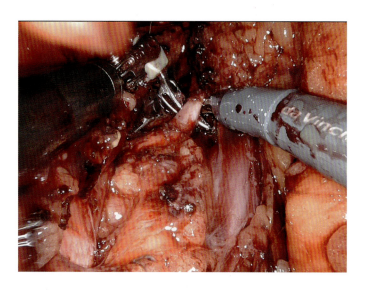

图 4.9　对肾动脉主干进行游离与悬吊。因肾动脉主干位于静脉后方，通常易于识别

随后，充分游离肾脏，确定肿瘤位置。第四机械臂通常可将腹膜向内侧牵拉，此时应轻柔操作，避免腹膜破损而打开腹腔。随后应充分切除包绕肿瘤表面的肾周脂肪，为缝合预留足够空间（图4.10）。术中分离时可能遇到肾周脂肪粘连，特别是靠近肿瘤的位置，因此应预留充足的时间仔细分离肾周脂肪。如肾周脂肪粘连较重，应将粘连的脂肪组织呈细条状保留于肾脏表面，而不是将其剥离肾包膜。对于内生性肿瘤，术中置入式超声探头可帮助确定肿瘤边界。

随后，应使用哈巴狗血管夹夹闭肾动脉主干或目标肾动脉分支（图4.11）。弹丸式静脉注射2.5 mL吲哚菁绿（ICG）（图4.12），可判断肿瘤周围肾实质的血供阻断情况。除肾门部肿瘤外，大多数情况下不需要夹闭肾静脉。

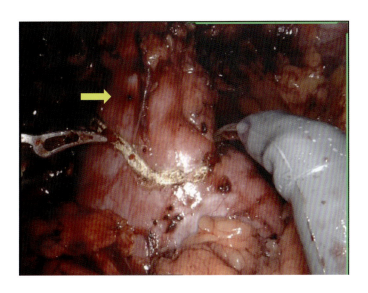

图 4.10　将包绕右肾上极肿瘤的肾周脂肪充分剔除（黄色箭头），显露足够距离以便于缝合

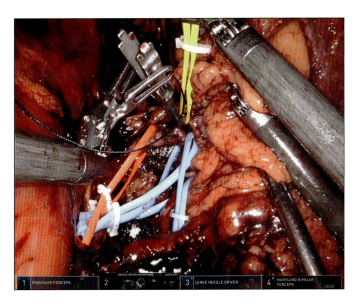

图 4.11　阻断供应肿瘤血供的分支肾动脉

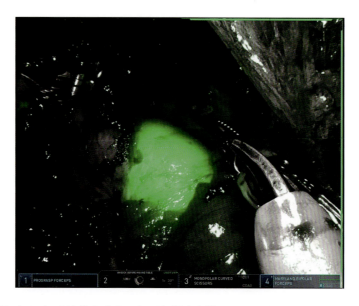

图 4.12　吲哚菁绿（ICG）确认分支动脉阻断后血供改变情况。可见肿瘤周围肾实质表面未显示绿色荧光

　　经腹膜后入路切除肿瘤与缝合创面的技巧与经腹腔入路基本相同。一般使用剪刀剜切肿瘤（图 4.13）时应小心，不要破坏瘤体完整性，同时也避免切除过多的正常肾实质。观察是否完整切除肿瘤，并将肿瘤装入标本袋（如 Endo catch™）。除非术中存疑，一般不需要将切缘送检做冰冻病理。

　　切除肿瘤后，分 2 层对创面进行缝合。当缝合内层时，如肾创面存在出血点或发现集合系统打开，可使用 3–0 倒刺线连续缝合，并将血管夹滑入肾脏表面以加固缝线。推荐使用可吸收血管夹（如 Absolok®），避免血管夹远期迁移进入集合系统导致结石形成，并减少术后复查时的影像伪影。大多数病例可早期解除肾动脉阻断，大大缩短缺血时间。随后的外层肾实质缝合可使用 2–0 带针倒刺线连续缝合，同样可使用血管夹加固，保持缝合张力。此法可最大限度缩短热缺血时间，减少对肾功能的影响。通常不需要置入输尿管支架管。某些情况下需要在创面覆盖止血材料（如 Tisseel 血纤蛋白黏合剂），以加强止血效果。随后，在术区置入一根 F12 引流管，并在手术结束前经镜头孔取出标本（图 4.14～图 4.16）。

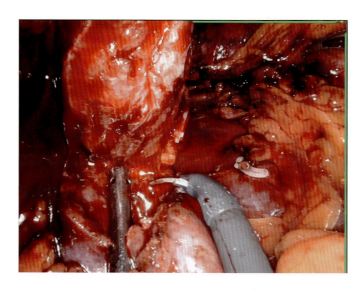

图 4.13　使用剪刀剜切肿瘤

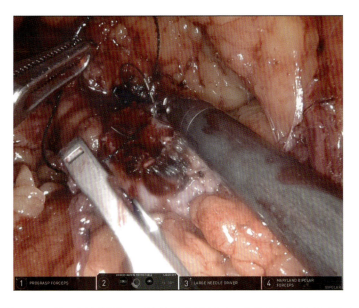

图 4.14　使用倒刺线分两层连续缝合肾创面。此处展示的是内层缝合

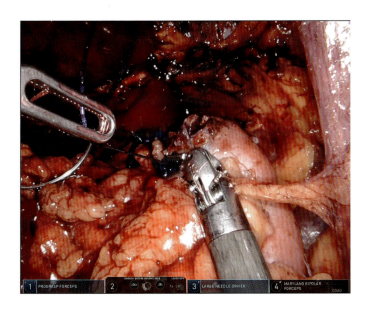

图 4.15　使用倒刺线连续缝合肾实质外层，并用血管夹滑入加固

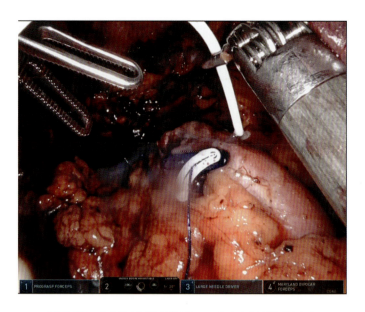

图 4.16　在创面表面覆盖 Tisseel 止血材料加强止血

4.8　术中要点与特殊情况

4.8.1　腹膜破损

若术中不慎将腹膜打开，如缺损较小，应立即用 Hem-o-lok 夹闭，以维持腹膜后空间；如腹膜缺损较大，通常较难缝合修补，此时可用第四机械臂向内侧牵拉腹膜以保证术区空间，或延长破口，改为行侧方经腹腔入路。

4.8.2　动脉选择性阻断

分支动脉阻断可精准阻断肿瘤及周围组织血供，减轻肾缺血损伤。对于部分人群，在完善术前 CTA 并在术中 ICG 引导下可选择使用，多适用于小体积肿瘤或仅由单根动脉分支供血的情况。分支动脉阻断不适用于肾门部肿瘤，这种情况下可能需要额外对肾静脉进行阻断，也不适用于由多根分肾动脉供血的大体积肿瘤。

4.8.3　注射 ICG 后发现肿瘤周围肾实质仍有荧光显色

当出现该情况时，应检查阻断夹附近是否有额外组织包绕，并检查阻断夹是否正确夹闭。如阻断夹确实正确夹闭，且在开始切除肿瘤时出现新鲜出血，则应立即松开阻断夹，重新学习 CTA 下的血管解剖，并寻找有无额外的副肾动脉。如术前计划拟行肾动脉分支阻断，则应考虑改为阻断肾动脉主干，并在荧光显色剂洗脱 20～30 min 后再次静脉注射单剂量的 ICG（2.5 mg），重新检查肿瘤周围肾实质灌注情况。

4.9　文献回顾

2009 年，Patel 等报道了 10 例经腹膜后入路的机器人肾癌手术，其中 3 例为肾部分切除术。这 3 例患者肿瘤直径为 1.8 ~ 3.6 cm，平均热缺血时间为 17.3 min，出血量为 50 ~ 100 mL。作者认为该手术方式适用于背侧肾肿瘤、既往接受腹部手术或曾接受腹膜透析的患者。该研究为经腹膜后机器人肾部分切除术的推广提供了翔实依据，在过去 10 年内得到了广泛关注与高度认可。

近期一项荟萃分析对经腹膜后入路与经腹腔入路的肾部分切除术进行了比较，纳入 11 项研究共 2984 例局限性肾肿瘤病例。其中，1715 例接受经腹腔入路、1269 例接受经腹膜后入路的机器人肾部分切除术。在这些研究中，肿瘤平均直径为 2.5 ~ 4.8 cm，平均 RENAL 评分为 6 ~ 8 分。经腹膜后入路中转开放手术率仅为 0.8%。下文将对文中关键数据进一步整理总结。

4.9.1　手术时间与热缺血时间

在 10 项研究中纳入了 2216 名患者，结果表明，相比于经腹腔入路，经腹膜后入路手术时间更短（平均差异 21.68 min，95% CI 11.61 ~ 31.76，$P < 0.001$）。在 9 项研究中纳入了 2003 名患者，结果表明，两组热缺血时间无显著差异（平均差异 0.17 min，95% CI –0.80 ~ 1.14，$P=0.73$）。总体手术时间差异为 21.68 min，考虑到两组间热缺血时间无显著区别，该差异可能不具有临床意义。

4.9.2　术中预计出血量与住院时间

在纳入 2216 名患者的 10 项研究中，经腹膜后入路出血量更低（平均差异 40.96 mL，95% CI 14.87 ~ 67.01，$P=0.002$）。在纳入 2003 名患者的 9 项研究中，相比于经腹腔入路，经腹膜后入路住院时间更短（平均差异 0.86 天，95% CI 0.35 ~ 1.37，$P < 0.001$）。尽管以上数据提示经腹膜后入路具有显著优势，我们也应认识到这些数值的绝对差异均较小，也可能不具有临床意义。

4.9.3　轻微（Clavien-Dindo 1 ~ 2 级）~ 重大（Clavien-Dindo 3 ~ 5 级）并发症

在纳入 2113 名患者的 9 项研究中，经腹膜后入路 Clavien-Dindo1 ~ 2 级并发症发生率为 8.1%，经腹腔入路为 10.8%，组间差异有统计学意义（OR 1.39，95% CI 1.01 ~ 1.91，$P=0.04$）。在纳入 2881 名患者的 10 项研究中，经腹膜后入路 Clavien-Dindo3 ~ 5 级并发症发生率为 5.9%，经腹腔入路为 3.7%，组间差异无统计学意义（OR 0.72，95% CI 0.51 ~ 1.03，$P=0.07$）。

4.9.4　肾小球滤过率下降与慢性肾脏病进展风险

在纳入 923 名患者的 4 项研究中，两种入路肾小球滤过率的下降无统计学差异［平均差异 –1.44 mL/（min·1.73m²），95% CI –4.96 ~ 2.08，$P=0.42$］。在纳入 809 名患者的 3 项研究中，慢性肾脏病进展风险亦无组间差异（OR 1.07，95% CI 0.74 ~ 1.56，$P=0.72$）。对于机器人肾部分切除术，经腹膜后入路与经腹腔入路在保留肾功能方面具有近似效果。

4.9.5　切缘阳性与总体肿瘤复发率

在纳入 2771 名患者的 10 项研究中，经腹膜后入路切缘阳性率为 2.9%，经腹腔入路为 2.7%，组间无统计学差异（OR 1.04，95% CI 0.65 ~ 1.65，$P=0.87$）。在纳入 564 名患者的 3 项研究中，经腹膜后入路肿瘤复发率为 1.3%，经腹腔入路为 0.7%，组间无统计学差异（OR 0.50，95% CI 0.02 ~ 10.84，

P=0.66）。对于机器人肾部分切除术，经腹膜后入路与经腹腔入路在瘤控方面具有近似效果。

4.9.6 小结

经腹膜后入路的机器人肾部分切除术对于局限性肾肿瘤患者是高度可行、安全有效的手术方式。经腹膜后入路的手术时间更短、出血量更低、轻微并发症发生率更低，在功能恢复与瘤控效果方面与经腹腔机器人肾部分切除术相当。基于现有临床证据，经腹膜后入路的机器人肾部分切除术的总体效果不亚于经腹腔入路，甚至在某些方面更优。

第五章
机器人肾部分切除术

Riccardo Campi, Selcuk Erdem, Onder Kara, Umberto Carbonara,Michele Marchioni, Alessio Pecoraro, Riccardo Bertolo,Alexandre Ingels, Maximilian Kriegmair, Nicola Pavan, Eduard Roussel, Angela Pecoraro, Daniele Amparore

肾部分切除术（PN）已成为临床 T1 期肾肿瘤治疗的金标准。在过去数十年中，PN 的外科技术与腹腔镜及机器人等微创技术的推广与普及相伴前行，得到了长足发展。自 2004 年业内首次报道机器人肾部分切除术（RAPN）以来，机器人平台持续广泛普及，大大提高了机器人平台下保留肾单位手术（NSS）的术式占比。机器人手术具有三维放大立体视野以及高度灵活、操控性强的机械臂，相比于开放及腹腔镜手术，在灵活性与成像精度方面有毋庸置疑的优势，可大大提升 PN 术中切除与重建过程的操作精度。另外，机器人手术学习曲线短，相比于其他手术平台更易推广，并可充分整合利用各类新技术（如 TilePro 图像车触摸屏系统、近红外荧光成像、三维虚拟模型导航等），持续开拓技术极限，应用于更大体积及更复杂肿瘤的手术治疗。

5.1 适应证

在手术适应证方面，最新的欧洲泌尿外科学会（EAU）指南建议 PN 可用于治疗临床 T1 期肾肿瘤。基于术者的专业方向与技术偏好，可选择开放、纯腹腔镜或机器人手术。相比于开放手术，腹腔镜与机器人手术后住院时间更短，且出血量更低。

R. Campi (✉) · A. Pecoraro
Unit of Urological Robotic Surgery and Renal Transplantation, Careggi Hospital, University of Florence, Florence, Italy
e-mail: riccardo.campi@unifi.it

R. Campi
Department of Experimental and Clinical Medicine, University of Florence, Florence, Italy

S. Erdem
Division of Urologic Oncology, Department of Urology, Istanbul Faculty of Medicine, Istanbul University, Istanbul, Turkey

O. Kara
Department of Urology, School of Medicine, Kocaeli University, Kocaeli, Turkey

U. Carbonara
Department of Emergency and Organ Transplantation–Urology, Andrology and Kidney Transplantation Unit, University of Bari, Bari, Italy

S. S. Goonewardene et al. (eds.), Robotic Surgery for Renal Cancer,
Management of Urology, https://doi.org/10.1007/978–3–031–11000–9_5

相比于开放 PN，RAPN 并发症发生率更低，而在局部复发率、远处转移风险与肿瘤特异性死亡率方面与其他手术平台相近。另外，相比于单纯腹腔镜，RAPN 的中转开放手术率与中转肾根治性切除率更低，热缺血时间更短，且术后肾小球滤过率的变化也更小。

一项收录了美国国家癌症数据库超过 18 000 例患者的回顾性研究表明，RAPN 的预后受到医院体量影响，大型中心通常围术期结果更好，切缘阳性率更低。

近期，由"跨大西洋机器人保留肾单位手术研究小组"发表的研究纳入了 635 例接受该术式的临床局限性肾癌病例，其中 72% 满足 RAPN 的切缘 – 缺血 – 并发症发生率（MIC）评分（包含切缘、缺血时间与并发症 3 个维度）标准，而手术的复杂程度是影响手术效果的唯一独立危险因素。

即使 EAU 指南尚不推荐为存在不良肿瘤学、生理功能或围术期相关预后指标的患者开展微创手术，目前文献仍有许多为复杂或大体积肾肿瘤患者行 RAPN 的治疗经验报道。

一项多中心研究纳入了 255 例 PADUA 评分 > 10 分的复杂肾肿瘤病例，手术效果理想，62% 患者满足 MIC 评分标准。另一项纳入 RENAL 评分 ≥ 10 分行 RAPN 的 144 名肾肿瘤患者的研究也报道了相似结果，"三连胜"率可达 61.8%。

除手术难度外，肿瘤体积也是 RAPN 需要权衡的重要因素之一。ROSULA 合作组报道了 298 例接受 RAPN 的 T2 期肿瘤患者队列，这是目前最大样本量的研究，表明 49% 患者可达"三连胜"，影响术后复发 / 转移的唯一预测因子是术后病理升级为 pT3a（10%）。

临床 T3a 期肾肿瘤行 RAPN 目前争议更大，但已得到了临床探索。近期一项纳入 157 例接受 RAPN 的 cT3a 肾肿瘤病例研究显示，"三连胜"率可达 64.3%，150 名患者术后切缘阴性（95.5%），5 年无复发生存率、肿瘤特异性生存率与总体生存（OS）率分别为 82.1%、93.3% 和 91.3%。

在 RAPN 的适应证中，应特别关注局限性肾癌老年患者。该领域已有相关文章发表。RESURGE 合作组纳入了 216 名 75 岁或以上 cT1–2 肾肿瘤患者，表明微创 PN 围术期效果较为理想。在可能的情况下，

M. Marchioni

Laboratory of Biostatistics, Department of Medical, Oral and Biotechnological Sciences,

University "G. D' Annunzio" Chieti–Pescara, Chieti, Italy

Department of Urology, SS Annunziata Hospital, "G. D' Annunzio" University of Chieti, Chieti,
Italy

R. Bertolo

Department of Urology, San Carlo Di Nancy Hospital, Rome, Italy

A. Ingels

Department of Urology, University Hospital Henri Mondor, APHP, 51 Avenue du Mar é chal de

Lattre de Tassigny, 94010 Cr é teil, Biomaps, France

Biomaps, UMR1281, INSERM, CNRS, CEA, Universit é Paris Saclay, Villejuif, France

M. Kriegmair

Department of Urology, University Medical Centre Mannheim, Mannheim, Germany

N. Pavan

Department of Medical, Surgical and Health Science, Urology Clinic, University of Trieste,
Trieste, Italy

E. Roussel

Department of Urology, University Hospitals Leuven, Leuven, Belgium

A. Pecoraro · D. Amparore

Division of Urology, Department of Oncology, School of Medicine, San Luigi Hospital,

University of Turin, Orbassano (Turin), Italy

相比于标准腹腔镜可优先选择机器人手术，可获得更优的临床相关结果（如术后 GFR）。

5.2　手术技巧

5.2.1　手术入路

RAPN 可选择经腹腔入路或经腹膜后入路。虽然前者在临床上更为常用，但何种手术入路的效果更优仍未获得共识。经腹腔入路的手术空间更大，术者对解剖标志更为熟悉，而经腹膜后入路则可避免打开腹膜进入腹腔。Vattikuti Collective Quality Initiative 合作组的研究数据表明，腹膜后 RAPN 组住院时间更短，术中出血量更少，而手术时间、热缺血时间及并发症发生率相当，而对于位置相近的肿瘤，采取两种不同入路也未见彼此间存在显著差异。对手术入路的选择，最终应取决于肿瘤特点与术者偏好。

美国食品药品监督管理局（FDA）近期批准了 da Vinci SP 单孔机器人平台在泌尿系恶性肿瘤治疗中的应用，而在肾部分切除术可行性与安全性方面的数据仍较少。一项近期研究纳入了单中心 14 例局限性肾癌接受单孔 RAPN 的连续病例，"三连胜"率达 79%，但研究结论仍需进一步研究加以支持。

5.2.2　肾蒂处理

目前大部分术者在 RAPN 术中选择夹闭肾动脉主干，以阻断全肾血供。新近研究评估了多种替代夹闭技术，如免阻断（off-clamp）、早期解除阻断与选择性阻断等。

首个比较 RAPN 术中免阻断与正常阻断的前瞻性随机对照临床研究纳入了 80 例患者，两组间 eGFR 与分肾功能占比方面未见显著差异，进一步支持了前述研究结果。

此外，一项正在进行中的 CLOCK 研究有 152 例患者随机纳入免阻断组，其中 40% 术中转而进行了阻断。尽管转换率较高，但在术后并发症或 6 个月随访肾功能方面并未发现显著差异。

除免阻断技术外，还有一项技术在 RAPN 阻断技术的发展史上占有重要地位，即由 Gill 等首次报道的零缺血技术。该技术的原则为在不阻断肾动脉主干的前提下，使用剪刀或止血器械切除肿瘤。另外，早期解除阻断技术也得到了探索，该技术在缝合完成前即松开阻断夹，以缩短缺血时间。一项新近发表的回顾性研究纳入了 463 例病例，表明该技术 30 天并发症率为 14.7%，其中 88% 患者仅为轻微并发症。

另一项 RAPN 术中处理肾蒂的技术为选择性动脉阻断，即仅对供应肿瘤的单根或多根肾动脉分支进行阻断，而不造成全肾缺血。相比于主干阻断，该技术虽可改善术后肾功能，但由于需要对动脉分支末端进行游离，增加了术中出血的风险。

最近一项系统综述与荟萃分析总结了现有的肾门阻断技术，并未得出确定性结论，因此尚不能说明何种肾门阻断方法相比于其他方法更优。

5.2.3　切除与缝合技术

在 RAPN 的多种肾实质缝合技术中，一般需要对肾髓质与皮质进行连续缝合。相比于间断缝合，连续缝合可缩短热缺血及重建期手术时间，降低并发症发生率，这推动了该方法的推广。在进行肾创面的闭合操作时，有时还需要应用"夹持-滑动"法，该技术由 Benway 等于 2009 年报道，即在出针处夹持 Hem-o-lok 并滑动至肾脏表面（通常使用 Weck 公司的 LapraTy 血管夹），进一步缩短热缺血时间与手术时间。此外，使用倒刺线缝合内层与外层也可进一步改善上文提到的各项术中指标。

5.2.4 新技术应用

在过去几年中，为进一步改善 RAPN 的手术效果，许多新技术得到了探索。以术中影像导航为例，最常见的是术中使用吲哚菁绿（ICG）对肾脏灌注情况进行评估。跨大西洋保留肾单位机器人手术协作组的研究结果表明，在 318 例行 ICG 引导下 RAPN 的患者中，使用该技术在评估血管解剖中有较高的应用价值，这对于复杂病例更为重要。

另外，使用增强现实（AR）技术建立术中三维虚拟模型也得到了初步探索。2 项研究表明，在 AR-RAPN 术中，在体内解剖结构上实时叠加这些虚拟模型可以很好地定位血管走行，识别复杂内生性病灶解剖，显示肾实质内结构，从而提高肾蒂阻断与手术切除效果，降低术后并发症发生率，改善功能恢复。

5.3 小结

近年来，一系列新技术与创新在 RAPN 中得到了成功应用，进一步提高了手术效果（图 5.1～图 5.4）。借助这些新技术，肾部分切除术的手术指征得到了大幅拓展，并将持续发展。这些新技术将在未来得到进一步发展，最大限度地改善手术安全性、肿瘤学预后与功能恢复结果。

图 5.1 从左至右、从上至下依次为：(a) 术前 CT 提示一侵犯肾窦的大体积内生性左肾占位。(b) 术中肾脏游离情况。(c) 术中超声对肿瘤边界进行显影。(d) 夹闭肾动脉。(e) 沿肿瘤轮廓打开肾实质。(f) 紧贴肿瘤与肿瘤外假包膜间平面（或大体观正常肾实质）剜除（或剜切）肿瘤。(g) 完整切除肿瘤并装入标本袋，随后取出。

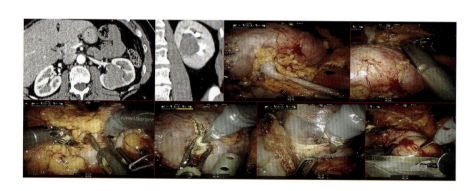

图 5.1 机器人肾部分切除术的主要手术步骤

图 5.2 从左至右、从上至下依次为：(a) 术前 CT 提示一完全内生性右肾占位的孤立肾，肿瘤体积较大，侵犯肾窦。(b) 术中超声确定肿瘤轮廓。(c) 完全性剜除肿瘤后的右肾创面。(d) 使用单股缝线连续缝合内层创面（夹持 – 滑动技术）。(e) 在完成外层缝合前使用 Floseal 止血材料覆于创面表面。

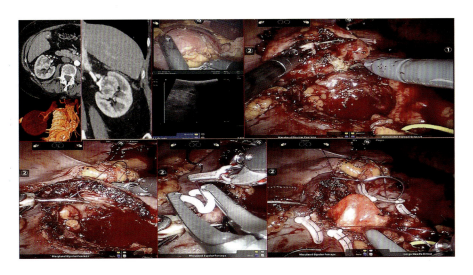

图 5.2　机器人肾部分切除术中的主要重建步骤

图 5.3 展示了不同阻断技术可能造成不同程度的肾实质缺血。基于此，术者可借助三维模型指导术中选择性动脉阻断的不同策略，在最大限度减少切除过程中对正常肾实质血供影响的同时，获得清晰的术野，并准确显示肿瘤轮廓。图 5.3 展示了将 DICOM 格式的 CT 增强数据用 MEDICS Srl 软件（www.medics3d.com）进行处理，并建立高精度三维（HA3D）虚拟模型。

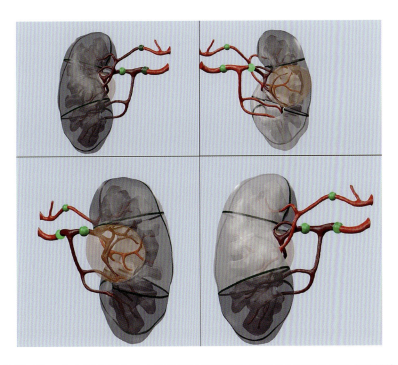

图 5.3　使用虚拟三维模型为一名右肾背侧部分内生性肾肿瘤患者在行机器人肾部分切除术前模拟不同动脉阻断的策略

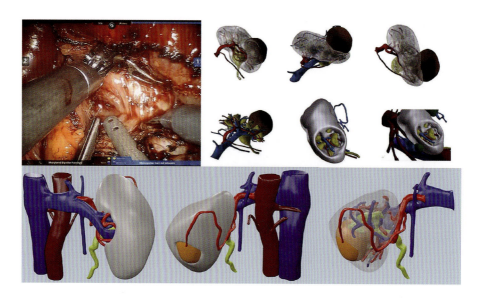

图5.4　使用虚拟三维模型进行机器人肾部分切除术的术前规划

图5.4从左至右、从上至下依次为：（a）术中完全剜除肿瘤时的分离平面截图，即沿肿瘤与正常肾实质间的天然平面进行分离。（b）机器人肾部分切除术中不同的切除方法应根据术前虚拟三维模型（将DICOM格式的CT图像导入特定软件后实现）对肿瘤解剖学特征的综合与细致分析进行个体化定制。三维模型使术者得以准确感知不同肿瘤的具体解剖与形态学特征以及肿瘤与集合系统及肾血管间的关系。该模型可用于机器人肾部分切除术前对切除与重建技术进行精确设计。（c）图中为使用 MEDICS Srl 软件（www.medics3d.com）处理 DICOM 格式的增强 CT 后得到的高精度三维（HA3D）虚拟模型。

参考文献

[1]Ljungberg B, Albiges L, Bedke J, et al. EAU Guidelines on RCC. Version 2021. http://uroweb. org/guidelines/compilations-of-all-guidelines/.

[2]Gettman MT, Blute ML, Chow GK, et al. Robotic-assisted laparoscopic partial nephrectomy: technique and initial clinical experience with DaVinci robotic system. Urology. 2004;64(5):914-918. https://doi.org/10.1016/j.urology.2004.06.049.

[3]Wallis CJ, Garbens A, Chopra S, et al. Robotic partial nephrectomy: expanding utilization advancing innovation. J Endourol. 2017;31(4):348-354. https://doi.org/10.1089/end.2016.0639.

[4]Cignoli D, Fallara G, Larcher A, et al. How to improve outcome in nephron-sparing surgery: the impact of new techniques. Curr Opin Urol. 2021;31(3):255-261. https://doi.org/10.1097/ MOU.0000000000000862.

[5]Buffi NM, Saita A, Lughezzani G, et al. Robot-assisted Partial Nephrectomy for Complex (PADUA Score ≥ 10) Tumors: techniques and results from a multicenter experience at four high-volume Centers. Eur Urol. 2020;77(1):95-100. https://doi.org/10.1016/ j.eururo. 2019.03.006.

[6]Peyronnet B, Seisen T, Oger E, et al. French Comittee of Urologic Oncology (CCAFU). Comparison of 1800 robotic and open partial nephrectomies for renal tumors. Ann Surg Oncol. 2016;23(13):4277-4283. https://doi.org/10.1245/s10434-016-5411-0.

[7]Chang KD, Abdel Raheem A, Kim KH, et al. Functional and oncological outcomes of open, laparoscopic and robot-assisted partial nephrectomy: a multicentre comparative matched-pair analyses with a median of 5 years' follow-up. BJU Int. 2018;122(4):618-626. https://doi.org/ 10.1111/bju.14250.

[8]Choi JE, You JH, Kim DK, et al. Comparison of perioperative outcomes between robotic and laparoscopic partial nephrectomy: a systematic review and meta-analysis. Eur Urol. 2015;67(5):891-901. https://doi.org/10.1016/j.eururo.2014.12.028.

[9]Arora S, Keeley J, Pucheril D, et al. What is the hospital volume threshold to optimize inpatient complication rate after partial

nephrectomy? Urol Oncol. 2018;36(7):339.e17–339.e23. https:// doi.org/10.1016/j.urolonc.2018.04.009.

[10] Casale P, Lughezzani G, Buffi N, et al. Evolution of robot–assisted partial nephrectomy: techniques and outcomes from the transatlantic robotic nephron–sparing surgery study group. Eur Urol. 2019;76(2):222–227. https://doi.org/10.1016/ j.eururo.2018.11.038.

[11] Carbonara U, Simone G, Minervini A, et al. Outcomes of robot–assisted partial nephrectomy for completely endophytic renal tumors: a multicenter analysis. Eur J Surg Oncol. 2021;47(5):1179–1186. https://doi.org/10.1016/j.ejso.2020.08.012.

[12] Beksac AT, Okhawere KE, Elbakry AA, et al. Management of high complexity renal masses in partial nephrectomy: a multicenter analysis. Urol Oncol. 2019;37(7):437–444. https://doi.org/ 10.1016/j.urolonc.2019.04.019.

[13] Amparore D, Pecoraro A, Piramide F, et al. Comparison between minimally–invasive partial and radical nephrectomy for the treatment of clinical T2 renal masses: results of a 10–year study in a tertiary care center. Minerva Urol Nephrol. 2021 Apr 22. https://doi.org/10.23736/ S2724–6051.21.04390–1.

[14] Bertolo R, Autorino R, Simone G, et al. Outcomes of robot–assisted partial nephrectomy for clinical T2 Renal Tumors: a multicenter analysis (ROSULA Collaborative Group). Eur Urol. 2018;74(2):226–232. https://doi.org/10.1016/ j.eururo.2018.05.004.

[15] Yim K, Aron M, Rha KH, et al. Outcomes of robot–assisted partial nephrectomy for clinical T3a renal masses: a multicenter analysis. Eur Urol Focus. 2020;S2405–4569(20):30295–30299. https://doi.org/10.1016/j.euf.2020.10.011.

[16] Larcher A, Wallis CJD, Pavan N, et al. Outcomes of minimally invasive partial nephrectomy among very elderly patients: report from the RESURGE collaborative international database. Cent European J Urol. 2020;73(3):273–279. https://doi.org/10.5173/ ceju.2020.0179.

[17] Porpiglia F, Mari A, Amparore D, et al. RECORD 2 Project. Transperitoneal vs retroperitoneal minimally invasive partial nephrectomy: comparison of perioperative outcomes and functional follow–up in a large multi–institutional cohort (The RECORD 2 Project). Surg Endosc. 2020. https://doi.org/10.1007/s00464–020–07919–4.

[18] Arora S, Heulitt G, Menon M, et al. Retroperitoneal vs transperitoneal robot–assisted partial nephrectomy: comparison in a multi– institutional setting. Urology. 2018;120:131–137. https:// doi.org/10.1016/j.urology.2018.06.026.

[19] Mittakanti HR, Heulitt G, Li HF, Porter JR. Transperitoneal vs. retroperitoneal robotic partial nephrectomy: a matched–paired analysis. World J Urol. 2020;38(5):1093–1099. https://doi.org/ 10.1007/s00345–019–02903–7.

[20] Dell'Oglio P, De Naeyer G, Xiangjun L, et al. The impact of surgical strategy in robot–assisted partial nephrectomy: is it beneficial to treat anterior tumours with transperitoneal access and posterior tumours with retroperitoneal access? Eur Urol Oncol. 2021;4(1):112–116. https://doi. org/10.1016/j.euo.2018.12.010.

[21] . Francavilla S, Abern MR, Dobbs RW, et al. Single–Port robot assisted partial nephrectomy: initial experience and technique with the da Vinci Single–Port platform (IDEAL Phase 1). Minerva Urol Nephrol. 2021. https://doi.org/10.23736/S2724– 6051.21.03919–9.

[22] Greco F, Autorino R, Altieri V, et al. Ischemia techniques in nephron–sparing surgery: a systematic review and meta–analysis of surgical, oncological, and functional outcomes. Eur Urol. 2019;75(3):477–491. https://doi.org/10.1016/j.eururo.2018.10.005.

[23] Anderson BG, Potretzke AM, Du K, et al. Comparing off–clamp and on–clamp robot–assisted partial nephrectomy: a prospective randomized trial. Urology. 2019;126:102–109. https://doi.org/ 10.1016/j.urology.2018.11.053.

[24] Porpiglia F, Bertolo R, Amparore D, et al. Evaluation of functional outcomes after laparoscopic partial nephrectomy using renal scintigraphy: clamped vs clampless technique. BJU Int. 2015;115(4):606–612. https://doi.org/10.1111/bju.12834.

[25] Mari A, Morselli S, Sessa F, et al. Impact of the off–clamp endoscopic robot–assisted simple enucleation (ERASE) of clinical T1 renal tumors on the postoperative renal function: results from a matched–pair comparison. Eur J Surg Oncol. 2018;44(6):853–858. https://doi.org/ 10.1016/j.ejso.2018.01.093.

[26] Antonelli A, Cindolo L, Sandri M, et al. Predictors of the transition from off to on clamp approach during ongoing robotic partial nephrectomy: data from the CLOCK randomized clinical trial. J Urol. 2019;202(1):62–68. https://doi.org/10.1097/ JU.0000000000000194.

[27] Gill IS, Eisenberg MS, Aron M, et al. "Zero ischemia" partial nephrectomy: novel laparoscopic and robotic technique. Eur Urol. 2011;59(1):128–134. https://doi.org/10.1016/j.eururo. 2010.10.002.

[28] Delto JC, Chang P, Hyde S, et al. Reducing pseudoaneurysm and urine leak after robotic partial nephrectomy: results using the early unclamping technique. Urology. 2019;132:130–135. https:// doi.org/10.1016/j.urology.2019.05.042.

[29] Desai MM, de Castro Abreu AL, Leslie S, et al. Robotic partial nephrectomy with superselective versus main artery clamping: a retrospective comparison. Eur Urol. 2014;66(4):713–719. https://doi.org/10.1016/j.eururo.2014.01.017.

[30] Simone G, Gill IS, Mottrie A, et al. Indications, techniques, outcomes, and limitations for minimally ischemic and off–clamp partial nephrectomy: a systematic review of the literature. Eur Urol. 2015;68(4):632–640. https://doi.org/10.1016/j.eururo.2015.04.020.

[31] Cacciamani GE, Medina LG, Gill TS, et al. Impact of renal hilar control on outcomes of robotic partial nephrectomy: systematic review and cumulative meta–analysis. Eur Urol Focus. 2019;5(4):619–635. https://doi.org/10.1016/j.euf.2018.01.012.

[32] Bertolo R, Campi R, Mir MC, et al. Systematic review and pooled analysis of the impact of renorrhaphy techniques on renal functional outcome after partial nephrectomy. Eur Urol Oncol. 2019;2(5):572–575. https://doi.org/10.1016/j.euo.2018.11.008.

[33] Benway BM, Wang AJ, Cabello JM, et al. Robotic partial nephrectomy with sliding–clip renorrhaphy: technique and outcomes. Eur Urol. 2009;55(3):592–599. https://doi.org/10.1016/j.eur uro.2008.12.028.

[34] Bertolo R, Campi R, Klatte T, et al. Suture techniques during laparoscopic and robot–assisted partial nephrectomy: a systematic review and quantitative synthesis of peri–operative outcomes. BJU Int. 2019;123(6):923–946. https://doi.org/10.1111/bju.14537.

[35] Diana P, Buffi NM, Lughezzani G, et al. The role of intraoperative indocyanine green in robot–assisted partial nephrectomy: results from a large, multi–institutional series. Eur Urol. 2020;78(5):743–749. https://doi.org/10.1016/j.eururo.2020.05.040.

[36] Porpiglia F, Fiori C, Checcucci E, et al. Hyperaccuracy three–dimensional reconstruction is able to maximize the efficacy of selective clamping during robot–assisted partial nephrectomy for complex renal masses. Eur Urol. 2018;74(5):651–660. https://doi.org/10.1016/j.eur uro.2017.12.027.

[37] Porpiglia F, Checcucci E, Amparore D, et al. Three–dimensional augmented reality robotassisted partial nephrectomy in case of complex tumours (PADUA ≥ 10): a new intraoperative tool overcoming the ultrasound guidance. Eur Urol. 2020;78(2):229–238. https://doi.org/10. 1016/j.eururo.2019.11.024.

[38] Amparore D, Pecoraro A, Checcucci E, et al. Three–dimensional virtual models' assistance during minimally invasive partial nephrectomy minimizes the impairment of kidney function. Eur Urol Oncol. 2021;S2588–9311(21):00075–4. https://doi.org/10.1016/j.euo.2021.04.001.

[39] Carbonara U, Eun D, Derweesh I, et al. Retroperitoneal versus transepritoneal robot–assisted partial nephrectomy for postero–lateral renal masses: an international multicenter analysis. World J Urol. 2021. https://doi.org/10.1007/s00345–021–03741–2.

[40] Minervini A, Carini M, Uzzo RG, et al. Standardized reporting of resection technique during nephron–sparing surgery: the surface–intermediate–base margin score. Eur Urol. 2014;66(5):803–805. https://doi.org/10.1016/j.eururo.2014.06.002.

[41] Minervini A, Campi R, Di Maida F, et al. Tumor–parenchyma interface and long–term oncologic outcomes after robotic tumor enucleation for sporadic renal cell carcinoma. Urol Oncol.2018;36(12):527.e1–527.e11. https://doi.org/10.1016/j.urolonc.2018.08.014.

[42] Minervini A, Campi R, Lane BR, et al. Impact of resection technique on perioperative outcomes and surgical margins after partial nephrectomy for localized renal masses: a prospective multicenter study. J Urol. 2020;203(3):496–504. https://doi.org/10.1097/JU.000000000 0000591.

第六章
机器人肾部分切除术的前沿进展

Charles Van Praet, Pieter De Backer, Riccardo Campi,Pietro Piazza, Alessio Pecoraro, Alexandre Mottrie,Andrea Minervini, Karel Decaestecker

肾细胞癌（RCC）在全球各个国家的发病率均有所上升，在发展中国家发病率最高。由于常规影像学检查在各种疾病的诊断中日益普遍，如今诊断的 RCC 多在腹部检查中被偶然发现。这也造成了历年来肿瘤分期逐渐提前，且确诊时平均肿瘤体积逐渐缩小。

因此，泌尿外科医生制定了相应策略，在保证最佳瘤控结果的同时，减少外科治疗对总体致病率与肾功能的影响。微创手术的应用越来越广泛，可减少短期并发症，促进早期恢复。T1～T2 N0M0 期 RCC 的肿瘤特异性生存通常较为理想，可达 92%，但如并发慢性肾脏病（CKD）则预后较差。因此，保留肾单位手术（NSS）正逐渐替代肾癌根治术，以改善术后远期肾功能情况。欧洲泌尿外科学会（EAU）指南推荐所有 T1 期肾肿瘤以及部分 T2 期，尤其是孤立肾、双侧肾肿瘤或伴有 CKD 的肾肿瘤患

C. Van Praet (✉) · P. De Backer · K. Decaestecker

Department of Urology, ERN eUROGEN Accredited Centre, Ghent University Hospital, Ghent,

Belgium

e-mail: charles.vanpraet@uzgent.be

P. De Backer

e-mail: pieter.debacker@uzgent.be

K. Decaestecker

e-mail: karel.decaestecker@uzgent.be

P. De Backer · A. Mottrie

OLV Robotic Surgery Institute (ORSI), Melle, Belgium

R. Campi · A. Pecoraro

Unit of Urological Robotic Surgery and Renal Transplantation, Careggi Hospital, University of Florence, Florence, Italy

R. Campi · A. Minervini

Department of Experimental and Clinical Medicine, University of Florence, Florence, Italy

e-mail: andrea.minervini@unifi.it

R. Campi

European Association of Urology (EAU) Young Academic Urologists (YAU) Renal Cancer Working Group, Arnhem, Netherlands

P. Piazza

Division of Urology, IRCCS Azienda Ospedaliero-Universitaria di Bologna, Bologna, Italy

ORSI Academy, Melle, Belgium

S. S. Goonewardene et al. (eds.), Robotic Surgery for Renal Cancer,

Management of Urology, https://doi.org/10.1007/978-3-031-11000-9_6

者接受肾部分切除术（PN）治疗。许多发展中国家的三级转诊中心已经将机器人肾部分切除术（RAPN）作为大多数局限性 RCC 患者的标准治疗方案。

标准 RAPN 的主要手术步骤如下：

（1）建立气腹，置入 Trocar，机器泊机。

（2）对于右肾肿瘤，向中线方向下拉升结肠及十二指肠，并游离肝下缘；对于左肾肿瘤，下拉降结肠，游离胰尾与脾脏。

（3）游离肾门结构，定位肾动脉（及可能存在的额外分支）。

（4）分离肿瘤及肿瘤周围肾包膜。

（5）阻断肾动脉（热缺血）。

（6）切除肿瘤。

（7）肾修补：经典方法为分开缝合内层与外层。

（8）解除阻断与止血。

（9）关闭 Gerota 筋膜，取出标本，关闭腹壁切口。

随着机器人手术经验的积累和技术的改良，以及对 RCC 生物学行为的进一步认识，越来越多的进展期 RCC 也可通过 RAPN 安全切除。本章内容重点关注了这一领域的最新进展，包括应用三维模型进行术前规划、各种肾门阻断技巧以及肿瘤切除策略等，具有广阔的发展空间。

6.1 三维模型术前规划

为达到最佳手术效果，肾癌术前进行准确的手术规划至关重要。对肾肿瘤的综合评估十分重要，内容应涵盖肿瘤大小、位置、与集合系统及血管间的关系等方面。为更好地完成术前评估，近 10 年来，临床上应用了多种评分系统，以 PADUA 评分和 RENAL 评分最为常见。目前所有的评分系统都是基于二维（2D）成像进行设计、验证与计算的，因此对于术者而言，基于二维图像在 3 个平面（横断面、冠状面与矢状面）进行观察并建立三维图像并不是最佳的方法，尤其是对于复杂肾肿瘤而言，基于二维成像的评估往往并不充分。

三维技术自 2012 年首次在泌尿外科应用以来，得到了广泛推广，弥补了传统影像学技术的不足。此外，相比于传统影像学，三维重建技术在对肿瘤的形态学与体积描述上也更为准确。

关于三维重建技术可靠性的现有研究所纳入的患者样本量较小，因此尚无法取得足够的循证医学证据。一个引发许多学者共同探讨的问题是，使用三维虚拟成像或三维实体打印模型后，肾癌根治术（RN）到肾部分切除术的手术适应证发生了何种改变？ Wake 等报道在使用三维打印肾脏模型后，手术适应证的改变率可达 30% ~ 50%。Bertolo 等评估了术前规划使用三维模型评估复杂肾肿瘤体积或其他解剖学特征的价值，研究表明，无论术者经验如何，25% 的术者在使用三维模型后更倾向于对患者进行肾部分切除术。

为克服传统影像学方法在肾癌肿瘤评分方面的局限性，Porpiglia 等建议可将三维重建模型纳入肾癌肿瘤评分系统。当纳入三维模型后，所有病例在肾窦浸润、集合系统侵犯与外生率方面均出现显著改

A. Minervini

Unit of Oncologic Minimally–Invasive Urology and Andrology, Careggi Hospital, Florence, Italy

A. Mottrie

Department of Urology, OLV Hospital, Aalst, Belgium

变，高达 50% 病例的 PADUA 与 RENAL 危险分组出现降级。总而言之，现有证据表明，三维模型可为肾癌手术规划提供更准确的综合信息，拓展保留肾单位手术的适应证。此外，这些研究也揭示了目前研究的发展方向，即从"评估哪种评分系统更准确"转变为"哪种影像学检查最能准确评估肿瘤特征"。

除可深入描述解剖学信息，拓宽保留肾单位手术的患者选择之外，其他研究也指出，三维模型的应用也可缩短手术时间、减少出血，并缩短阻断时间与住院时间。

另外，动脉阻断策略也发生了改变，即选择性阻断与超选择性阻断的可能性有所增加，同时并未增加术中以及术后的并发症。在使用三维模型辅助肾脏手术的临床数据方面，目前最大规模的回顾性研究表明，三维引导下的 RAPN "三连胜"率更高、围术期输血率更低，且住院时间更短。基于此，我们可以期待三维模型将在未来对术中与术后结果产生更大的影响。

6.2　肾门阻断

对于传统 PN，肾动脉阻断是肿瘤切除前的标准步骤，可实现无血的切除术野。肾动脉阻断有诸多好处，如可在不破坏肿瘤（假）包膜的前提下精准切除肿瘤，最大限度避免切除正常肾实质，并减少出血。尽管缺血时间延长是造成急性肾损伤与慢性肾脏病的危险因素之一，对术后肾功能影响最大的因素仍是术前肾功能水平以及术后所保留的血供正常的肾实质。新近研究表明，人的肾脏对缺血有很高的耐受度，对于有健康双肾的患者而言，所谓 20 ~ 30 min "安全缺血时间"的传统概念可能会受到挑战。尽管如此，肾缺血时间仍是最受手术本身影响的因素之一，许多策略也因此被用于减少正常肾实质的缺血，如免阻断、早期解除阻断、超选择性阻断或冷缺血技术等。

6.2.1　免阻断切除

免阻断切除即在手术过程中始终不阻断肾门，所有肾实质（及肾肿瘤）的血供始终不受影响。为保证手术安全，通常仍须游离肾动脉，以便在出血过多时可及时将其阻断。

文献中比较正常阻断与免阻断的回顾性观察性研究得出了相悖的结论，可能是由选择偏倚造成的。2019 年的一项荟萃分析表明，免阻断 RAPN 出血量更高（平均差异 +47 mL），但输血率、并发症风险与切缘阳性率相近。免阻断组术后短期肾功能（eGFR 平均差异 7%）与长期肾功能（eGFR 平均差异 4%）均更优。然而，该结论的临床证据仍不够充足。

因此，两项随机对照临床研究（RCT）分析了肾动脉阻断对比免阻断对肾功能的影响。近期的 CLOCK 试验将意大利多个临床中心的 324 例患者随机分为正常阻断和免阻断的 RAPN 病例，这些病例均为非孤立肾、术前肾功能正常（GFR > 60 mL/min）或 RENAL 评分 ≤ 10 分的孤立肾患者。在免阻断组中，有 43% 因术中出血量大（34%）或术者判断病情较为复杂，在切除病灶时需要更清晰的术野（9%）而在术中改行动脉阻断。两组间术中出血、输血率与术后并发症风险并未见显著差异。中位热缺血时间仅 14 min（IQR 11 ~ 18）。无论采用意向治疗分析（ITT）还是符合方案分析（PP），两组间术后 6 个月肾功能均未见显著差异（阻断组中位差异 –6.2 mL/min，IQR –18 ~ 0.5；免阻断组中位差异 –5.1 mL/min，IQR –14 ~ 0.1），且术后 12 个月、18 个月、24 个月亦未见显著差异。

相似地，Anderson 等将 71 例单术者 RAPN 患者随机分为阻断组与免阻断组，术后 3 个月 GFR 亦未见显著差异。

对于大部分接受 RAPN 的患者而言，采用阻断或免阻断策略似乎对临床结果无明确影响。然而，这一结论对于孤立肾患者、既往存在 CKD 的患者或可能需要更长缺血时间的复杂病例，可能并不适用。

6.2.2 早期解除阻断

当采用早期解除阻断技术时，肾脏血供的恢复不是在双层缝合完毕后，而是在内层缝合之后即可恢复。一些观察性研究表明，此法可缩短 RAPN 热缺血时间 5.6 min（中位值）。一项荟萃分析纳入了多个比较腹腔镜与机器人肾部分切除术的观察性研究，表明早期解除阻断的平均出血量仅为 37 mL，且在输血率或并发症发生率方面无显著差异。一项研究评估了术后肾功能的改变情况，同样未发现显著差异。在可能的情况下，早期解除阻断是安全的选择，可缩短热缺血时间，并可体现内层缝合完毕后的止血效果。

6.2.3 超选择性阻断（"零缺血"技术）

选择性动脉阻断可避免对健康肾实质造成不必要的缺血，同时减少出血等并发症风险。超选择性动脉阻断（有时亦称为"零缺血"技术），仅对供应肿瘤的肾血管进行暂时性阻断，以进一步减少缺血对正常组织的影响，效果堪比免阻断技术。该技术最早出现于 2011 年，需要对三级或更高级的动脉分支进行分离，而最大的难点在于如何事先确定需要分离或阻断的分支，以及是否值得冒着出血与增加手术时间的风险进行这一分离操作。Gill 等早在 2012 年便建议借助三维模型辅助开展这一技术。近红外成像与吲哚菁绿注射在随后的研究中得到了应用，以帮助在肿瘤切除前观察肾脏表面血供水平，确定阻断是否确切。这一技术的应用表明，有时仅靠术者认知判断阻断的位置可能无法完全实现无血供切除。诚然，传统策略完全依靠术者对分支动脉支配肿瘤血供的评估，而由于 CT 分辨率的限制，如肿瘤位于肾脏侧方边缘，支配肿瘤的血管可能无法正常显影。因此，需要进一步通过三维图像下的"认知融合"对邻近血管区域进行粗略评估。

首个三维成像下的血流灌注区域模拟于 2018 年报道。然而，该研究并未提供灌注算法或验证细节，且不同的灌注区域可能被笔直平面生硬分割，且所拟合的每一血管分支的灌注区域是相同的，从而呈现为线性的血供分割结果（图 6.1）。

图 6.1a 描述了对实质灌注百分比的估算情况。图 6.1b 为某一患者的实际情况。图 6.1c 为对肾实质进行平面切割，以估算拟阻断的分支动脉。图 6.1d 表示当阻断分支动脉后，所累及的肾实质约为 42%（16.6%+16.6%+8.3%）。显而易见，这种方法无法精确判断缺血体积。这种方法判断的缺血体积并不符合实际生理情况，因此也难以判断基于这种影像学方法所采取的阻断策略的价值。

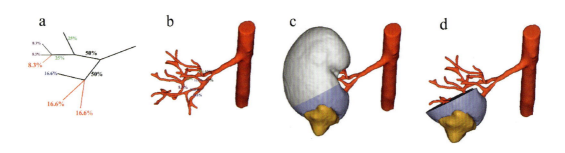

图 6.1 肾动脉部分阻断下对所影响肾实质灌注区域的认知评估

目前，相关研究也在进一步评估与验证最新的基于多个个体化动脉特征数据的灌注算法。这些模型可自动预测缺血肾实质与肿瘤体积占比，为术者提供阻断额外血管的手术风险／获益比的客观证据（图 6.2）。

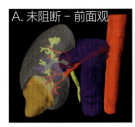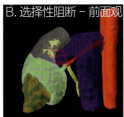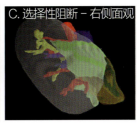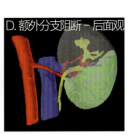

A. 未阻断 – 前面观　　B. 选择性阻断 – 前面观　　C. 选择性阻断 – 右侧面观　　D. 额外分支阻断 – 后面观

图 6.2　三维灌注模型

图 6.2：使用最近邻算法（Nearest neighbors approach），可将动脉走行与三级血管涵盖在内。图 A：虚拟模型。图 B ~ D：模拟阻断后缺血区域（以绿色显示）。图 B：阻断支配肾下极的动脉（前面观）。对于该病例，阻断下极动脉理论上可导致 77% 的肿瘤缺血与 16% 的正常肾实质缺血。前面观可见肿瘤整体几乎均处于缺血状态。然而，图 C（右侧面观）表明可还存在一后支动脉支配肿瘤供血。图 D（背侧观）表明阻断该紧贴肾实质的额外分支后肿瘤缺血体积达 100%，但额外造成了 36% 的健康肾实质缺血。该算法可使术者获得更明晰的阻断策略。

由于多根分支供应肿瘤的情况并不常见，这一灌注模型可使术者权衡是允许术中特定区域出现小的出血，还是使更多的健康肾实质缺血。模型还可帮助判断出血点的位置，以帮助术者确定肿瘤剜除的起始部位。

6.2.4　冷缺血

对于阻断时间可能较长（> 30 min）的患者，采用冷缺血技术可减轻肾实质损伤。术中肾脏降温的技术有多种，如开放肾部分切除术（OPN）可将冰泥置于肾脏周围。然而，对于微创手术，该技术实施难度较大，因此仍未得到广泛推广。对于腹腔镜肾部分切除术，目前应用较多的是冷生理盐水表面灌注、经输尿管逆行灌注降温以及动脉内冷灌注等技术。目前，尚无研究比较微创手术中不同降温技术对肾脏温度与术后肾功能的效果。1980 年 Marberger 等分析了 95 例接受低温肾碎石术的病例，其中 63 例使用经动脉冷灌注技术，39 例使用表面冰泥降温技术。相比于表面降温组（术后 2 周：30.3%；术后 6 个月：29.8%），动脉灌注组术后肾功能（术后 2 周：19.4%；术后 6 个月：7.9%）下降率更低。相比于表面降温，动脉内冷灌注对肾实质的降温效果可能更为均一。

近期，一项系统综述与荟萃分析表明冷缺血与热缺血在肾部分切除术后出血量、切缘及肾功能下降方面无显著差异。然而，该研究纳入的文章与患者数量较少，因此证据等级尚不足（牛津证据等级为 4）。

由于目前尚无一种降温技术公认更优，从实用性角度出发，RAPN 术中推广冷缺血技术存在一定阻力。对于行自体肾移植、体外重建术甚至根治性肾切除的孤立肾或伴有 CKD 的复杂肾癌患者，术中冷缺血技术仍有一定的应用价值。

总而言之，2019 年的两项系统回顾与荟萃分析表明，对于非孤立肾患者，尚不明确是否存在显著更优的阻断技术（如正常阻断、免阻断、超选择性阻断或冷缺血等）。术者应在可接受的阻断时间、缺血区域、手术时间与手术风险范围内进行权衡，且同时应保证最佳肿瘤控制效果。对于孤立肾或 CKD 患者应更为谨慎，可借助三维模型制订最优的手术策略。

6.3 肿瘤切除策略

肾部分切除术的肿瘤切除策略与技巧仍是术者与研究者广泛关注、产生争议的焦点问题。最新的欧洲泌尿外科学会（EAU）和美国泌尿外科学会（AUA）指南均将肾部分切除术作为临床局限性 T1 期肾癌的金标准治疗方案，故肿瘤的切除技巧在实现肿瘤控制效果、最大限度保全肾功能及保证围术期安全方面具有重要价值。

关于 RAPN 不同切除策略与技巧间优势与局限性的争论，在多个新近研究中均进行了探讨。需要注意的是，在热缺血时间不过分延长的条件下，PN 术中所保留的功能性肾实质是预测术后功能恢复最重要的可调控因素之一，一些学者认为，相比于标准切除（如剜切），肿瘤剜除（TE）可在不影响肿瘤控制效果的前提下取得额外益处。其中，术者在肿瘤剜除时可在清晰识别肿瘤轮廓的前提下，仅切除肉眼几不可见的极少量正常肾实质，从而也可降低切缘阳性风险，同时对集合系统和／或肾窦的损伤也可降至最低，特别是对于解剖学复杂或肾门部的肿瘤。值得强调的是，肿瘤剜除后的缝合也能在"保留肾单位"的条件下进行，特别是对于 RAPN 而言。诚然，保留肾单位的肿瘤切除（最小切缘切除或剜除）完成后可得到一个相对无血管区的创面，有助于后续行保留肾单位的创面重建。这一理念对于高度复杂和／或肾门部的肿瘤而言显得尤为重要，在术后肾功能保全及降低围术期并发症风险方面可有进一步获益。

多年来，肾部分切除术的标准手术技术为切除肿瘤周围 1 cm 的肾实质，以保证切缘阴性，但这一策略也可能造成血供正常的肾实质丢失，出现集合系统损伤以及热缺血时间延长等风险。

有趣的是，肿瘤剜除技术最初仅推荐用于遗传性肾癌及有绝对适应证的情况，但越来越多的术者也逐渐选择将其应用于 T1a 及部分 T1b/T2 期患者。

从病理学角度，肿瘤剜除利用了多数肾肿瘤存在清晰纤维性假包膜的特性以及肿瘤与正常肾实质间平面出现的组织学改变。这直接影响了肿瘤剜除应遵循的手术原则，即沿着肿瘤周围的假包膜与正常肾实质间进行钝性分离，而几乎不切除肉眼可见的正常肾实质。基于这一原则，许多研究一致认为剜除术后的切缘阳性率保持在较低水平，这提示剜除至少在切缘方面不劣于标准肾部分切除术。

近期一项研究表明，对于有经验的术者，即使是在肿瘤浸润假包膜的情况下，使用机器人剜除肿瘤依然可保证切缘阴性，此时假包膜外仍可在显微镜下观察到一层正常肾组织，且长期随访未见创基肿瘤复发。机器人手术剜除肿瘤瘤控安全，并可满足肾部分切除的额外需求，如对于肿瘤评分较差的患者，仍有行肾部分切除术的指征，且可保证低并发症发生率，最大限度保留血供正常的肾实质（图 6.3、图 6.4）。

机器人肾部分切除术的解剖学切除策略：手术步骤

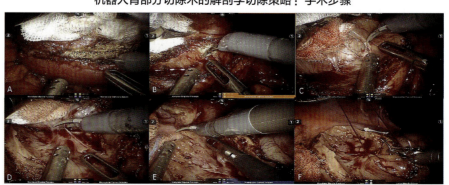

图 6.3　机器人肾部分切除术中肿瘤剜除主要步骤的分步截图

机器人肾部分切除术的解剖学切除策略：伴有静脉瘤栓的肾肿瘤

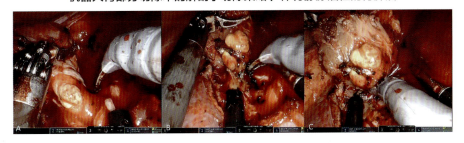

图 6.4　伴有静脉瘤栓的小体积肾肿瘤行机器人肾肿瘤剜除的术中步骤截图

机器人肿瘤剜除术的标志性成果可参阅此网址：https：//surgeryinmotion-school.org/v/563/。研究表明，机器人肿瘤剜除并非"零切缘"，而是大多数情况下在显微镜下可见厚度＜1 mm 的正常切缘。

解剖学切除策略（以剜除作为手术目的）可供术者清晰辨认肿瘤轮廓，并可肉眼观察到阴性切缘。

尽管已有充足证据表明，开放手术与机器人肾部分切除采用剜除技术在瘤控方面是安全的，剜除是否最终适用于接受保留肾单位手术的所有局限性肾肿瘤患者，在业内仍然存在争论。事实上，一些专家仍然对剜除的真实价值存有顾虑，认为相比于标准肾部分切除技术，剜除技术在术后肾功能与并发症发生率方面并未有显著优势，且肿瘤侵犯风险可能更高（图6.5）。

机器人肾部分切除术中采用完全剜除策略的优劣

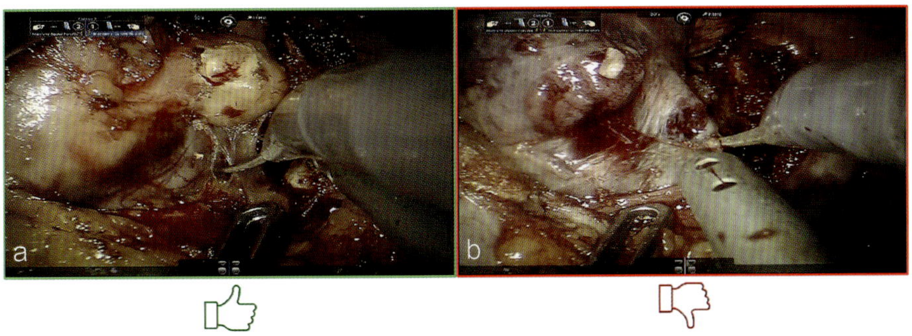

图 6.5　机器人肿瘤剜除治疗局限性肾肿瘤的优劣

图 6.5a：从外科角度，肿瘤剜除的显著优势包括可清晰显示肿瘤轮廓以及可避免切缘阳性，尤其是对于非球形病灶（如图所示）；此外，对于 RAPN 还可实现"保留肾单位"的缝合，最大限度保留正常肾实质。图 6.5b：肿瘤剜除的一个潜在缺陷在于侵犯肿瘤的风险，可能增加切缘阳性风险（即剜除基底残留肿瘤细胞）。

在近期一项局限性肾肿瘤患者关键治疗决策的综述中，作者强调了对 RAPN 肿瘤切除方法的选择应谨慎考虑患者及肿瘤的不同特征，对于呈浸润性生长模式的肿瘤（存在潜在侵袭性组织学表现），切除时保留较多切缘（或根治性切除）可能是更安全的选择。

对于肿瘤剜除与标准 PN 间优劣的争议也体现在历年 EAU 指南推荐上。指南最初推荐将"最小无瘤切缘"的相关内容移除，以保证肿瘤控制效果，并在随后的更新版本中强调了剜除的肿瘤控制安全性，且不再明确推荐开放与机器人肾部分切除的具体切除策略。同样地，AUA 指南也指出，剜除技术可能对家族性肾细胞癌、多灶性肾癌或伴有严重慢性肾脏病患者有更多获益。

然而，由于目前仍缺少肾部分切除术中肿瘤切除的标准化记录模版，近年来对不同切除技术优势与局限性仍存在争议。自保留肾单位手术最初报道以来，出现了多种肿瘤切除方法与策略，包括剜除、剜切与楔形切除等，但在方法学描述方面未得到统一，至今仍难以开展临床研究对不同方法进行进一步的科学比较。为弥补这一缺陷，Minervini 与团队于 2014 年提出了针对肾部分切除术的标准化填报系统，以及"浅表 – 中部 – 基底（SIB）"评分。该模型基于肿瘤浅表、中部与基底部位置正常肾实质切缘评分的虚拟分析，随后进行了组织学验证，并在一项前瞻性国际多中心研究中进行了测试，以评估切除技术及临床结果的价值。

值得注意的是，为提升 RAPN 术中肿瘤切除整体观的综合模型不仅应描述最终的切除技术（基于 SIB 评分系统），还应纳入术者的术前规划（命名为"切除策略"）。事实上，PN 术中肿瘤切除是一个较为复杂的手术步骤，而肿瘤与肾实质间平面的潜在特征可得到"解剖学切除平面"的概念：在切除过程中，无论是否需要切除纤薄的正常肾实质，均通过紧贴肿瘤包膜钝性分离，始终保证正确识别与定位切除平面，以清晰区分不同切除策略（解剖学切除与非解剖学切除）以及具体应用的切除技术（剜除、剜切或切除，基于 SIB 评分）（图 6.6）。

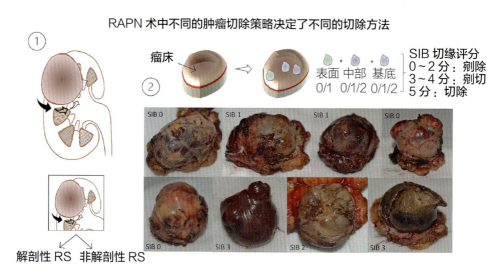

图 6.6　Minervini 与团队提出的开放与机器人肾部分切除术中不同肿瘤切除策略与技术的标准化报告系统图例

关于使用 SIB 评分系统对肾部分切除术的切除技巧进行标准化报告的详细方法见图 6.6。关于 SIB 评分的分步教学视频可参阅网络链接：https：//kidney.uroonco.uroweb.org/video/sib–score–tutorial/。

图 6.6：①基于术者的术前规划及拟选择的切除平面为紧贴肿瘤的解剖平面或更广泛的非解剖平面（此时一部分正常肾组织将附着于肿瘤表面），将切除策略分为解剖性切除与非解剖性切除；②SIB 评分基于肾部分切除术后大体标本的视觉分析，将切除技巧分为剜除（SIB 评分 0～2 分）、剜切（SIB 评分 3 分）或切除（SIB 评分 5 分）。基于 SIB 评分的详细教学可参见文中描述，或参阅分步教学链接：https：//kidney.uroonco.uroweb.org/video/sib–score–tutorial/。

基于该系统，术者在 RAPN 术前规划时，可将切除策略报告分为不同程度，从解剖性切除策略的"完全剜除"（此时目标为沿肿瘤与正常肾实质间的天然平面切除，仅切除显微镜下可见的微量正常肾实质），直到非解剖性切除策略的"楔形切除"（此时目标为在未见该解剖平面的条件下将一部分肉眼可见的正常肾实质一并切除）。介于这两种策略间，可进一步细分为"最小切缘"的解剖学切除策略以及"肉眼可见切缘"的非解剖性切除策略。

值得一提的是，一项前瞻性多中心研究明确指出了不同的切除技术如何影响局限性肾肿瘤患者围术期及术后早期功能与肿瘤学结果。经术后 SIB 评分分级后确定的不同切除技术是术后切缘阳性的唯一显著预测因子，也是影响 Clavien-Dindo ≥ 2 级并发症发生率、术后急性肾损伤发生率与"三连胜"实现率的最强预测因子之一。这一临床证据进一步强化了 RAPN 术中对切除技术进行标准化报告的临床意义。

　　总之，RAPN 的目标是完全切除肿瘤，切缘阴性，且最大化保证围术期的安全性，保留肾实质血供。为实现这一目标，需要对肿瘤周围组织平面进行评估，并由此确定个体化切除平面。为进一步发展这一技术，推行"精准 RAPN"概念，对切除技术的标准化报告系统将是未来研究的关键方向，以明确不同切除及缝合策略与技术（除术者的手术经验外）对 RAPN 术后结果的影响。

6.4　未来方向

6.4.1　三维模型建立

　　通常，三维模型取材自 CT 成像的 4 个不同时期进行重建，即平扫期、早期动脉期、静脉期及排泄期。理论上也可使用 MRI 扫描图像，但通常其分辨率无法导出清晰有效的血管解剖重建图像以供指导肾门阻断策略。一般使用专用软件对这些模型进行重建，这一过程称为"节段化"（segmentation），如图 6.7 所示。

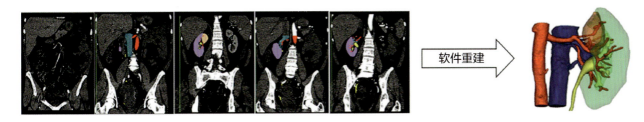

图 6.7　节段化即在每一 CT 扫描图像中标记相关结构后，通过软件包生成三维模型的过程

　　这一技术意味着将对每一支动脉、静脉、输尿管、肾脏与肿瘤进行分色标记，以导出最终模型。随后，这些节段化软件包将把这些平面影像信息转换为三维模型。

　　节段化软件包既有开源免费版，也有商用收费版。节段化目前依然是操作烦琐、较为耗时且依赖人手的过程。人工智能（AI）技术的出现，通过自动化节段化过程，大大缩短了建模所需时间。更准确地说，人工智能通过深度学习技术对三维模型进行预测，且随时可通过上述软件包进行按需核验与修改。

　　当这一模型建立后，可导出为多种桌面文件格式进行预览。在需要时，也可将这些文件整合导入并进行解剖学 3D 打印。

6.4.2　虚拟模型与增强现实技术

　　当在桌面应用程序或其他完全虚拟环境浏览三维模型时，通常称为虚拟模型。增强现实（AR）技术，指将术中视野捕获的图像，或更常见的情况为术前影像学图像实时叠加或覆盖于实际腔镜画面中的技术。图 6.8 展示了两种模式的区别。

　　TilePro™ 软件使术者得以将所获得的影像学资料（三维重建、CT、MRI 或超声图像）与术野中的关键视觉信息进行整合。当仅导入虚拟模型时（图 6.8a），称为虚拟模型。此时仍需术者在脑海中将图像进行认知融合。更进一步的方法（图 6.8b）是将该三维图像直接映射于术野中，使这些图像输入得以增强腹腔镜术中对真实术野的认知。在这种情况下，需要对模型的位置实时调整以与术野进行匹配。

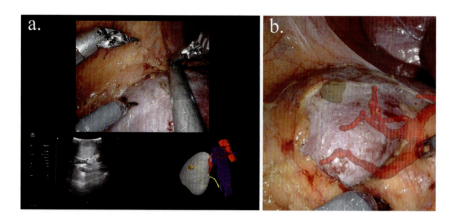

图 6.8　a. 使用 TilePro™ 软件导入虚拟模型，显示为部分内生性肿瘤。超声进一步明确了肿瘤的位置。b. 使用增强现实技术将同一三维模型叠加于腔镜术野中，同样可显示动脉位置，并显示肿瘤的内生部分。这一模型同样由 TilePro™ 功能导入所得，但目前系统尚不支持将这一图像接管作为术者端的主成像画面

　　为实现这一过程的自动化，需要将虚拟模型与现有的术中视野进行拟合与匹配。因此，图像拟合是临床成功应用 AR 的核心。

　　AR 图像拟合可分为两个主要类别：刚性拟合与非刚性拟合。前者并不支持因患者肢体位置调整或术中对肾脏的牵拉而出现的器官形变。一般对于高精度 AR 导航需要进行非刚性拟合。然而，腹腔内动态变化的环境使非刚性拟合的难度大大提高，特别是涉及肾门等解剖学结构时。一些与变形相关的拟合程序，如 3D splines、非线性参数模型、弹性有限元模型（FEM）与生物工程学模型等可用于弥补这一不足。

　　大多数腹腔镜 AR 导航系统需要通过手动或半自动拟合实现。手动拟合，即将虚拟模型与腔镜画面进行手动匹配的过程。每当操作术野出现变动时，必须在用户界面手动将模型重新拟合。半自动拟合需要在初始状态完成人工匹配，匹配后将自动进行图像跟踪。由于手动与半自动拟合需要术者或助手持续或间断地重新校准模型，因此会对手术流程造成影响。

　　自动拟合模式借术中设置的额外感应器，使用电磁或光学感应元件对腹腔镜进行定位，从而实现自动拟合。通过将基准点置入肾脏硅胶模型，Teber 与 Kong 等在腹腔镜肾部分切除术中实现了增强现实导航的自动拟合，且具有较高的导航精度。然而，这些工具尚无法实现模型的变形，并且由于这些置入标志点的有创性，该方法尚不适合临床应用。

　　为避免使用物理上的标志点，Wild 等提出了借助荧光染色剂，使用支持荧光成像的腹腔镜器械进行定位的方法。

　　其他解决方案还包括使用 3D 腹腔镜对腹腔内器官表面进行重建，以实现图像拟合。该方法可借助 3D 腹腔镜或机器人镜头的双目成像得到实时三维重建图像。然而，由于图像质量差、反光、暗影等因素存在，这一成像模式往往存在成像质量不高的问题。另外，由于腔镜成像角度的限制（通常腹腔镜成像角仅 70°），可能仅可对小部分器官平面进行重建。这使得整体三维解剖模型的拟合变得极为困难，并需要在初始进行手动校准。

　　最后，Bernhardt 与团队提出了一种无须依赖追踪设备或标志点的拟合算法。该算法通过在腔镜头端嵌入一术中 3D C 臂模块，识别腔镜与术中三维数据的相对位置。然而，这一方法不仅需要在手术室置入放射性 C 臂机，还需要在腔镜镜头中整合三轴加速器。总之，为更好地将 AR 与临床实际情况进行

整合，应满足如下条件：

（1）应使用传统术前影像较为简易地生成 3D 手术模型。

（2）该 3D 模型应可实时映射在手术画面中，这需要对 3D 模型进行拟合，并使用视觉信号及支持形变的模型。

（3）应能追踪手术器械与目标器官及邻近解剖结构的位置。

尽管近年来 AR 技术得到了飞速发展，但我们仍处在这一技术发展的起步阶段。

6.5　小结

RAPN 不再是"千人一面"的标准化流程，而是在实现精准 RAPN 的道路上不断发展。术者应为每一位患者制定个体化的肾门阻断与肿瘤切除策略，以最大限度减少肾脏缺血，保留患肾正常血供。3D 模型可辅助术前规划及术中导航，尤其对复杂病例更有意义。

参考文献

[1]Abdel Raheem A, Alowidah I, Capitanio U, Montorsi F, Larcher A, Derweesh I, Ghali F, Mottrie A, Mazzone E, G DEN, Campi R, Sessa F, Carini M, Minervini A, Raman JD, Rjepaj CJ, Kriegmair MC, Autorino R, Veccia A, Mir MC, Claps F, Choi YD, Ham WS, Tadifa JP, Santok GD, Furlan M, Simeone C, Bada M, Celia A, Carrion DM, Aguilera Bazan A, Ruiz CB, Malki M, Barber N, Hussain M, Micali S, Puliatti S, Alwahabi A, Alqahtani A, Rumaih A, Ghaith A, Ghoneem AM, Hagras A, Eissa A, Alenzi MJ, Pavan N, Traunero F, Antonelli A, Porcaro AB, Illiano E, Costantini E, Rha KH. Warm ischemia time length during on-clamp partial nephrectomy: dose it really matter? Minerva Urol Nephrol. 2021.

[2]Amir-Khalili A, Nosrati M, Peyrat J-M, Hamarneh G, Abugharbieh R. Uncertainty-encoded augmented reality for robot-assisted partial nephrectomy: a phantom study. In: Augmented reality environments for medical imaging and computer-assisted interventions. Springer Berlin Heidelberg; 2013.

[3]Anderson BG, Potretzke AM, Du K, Vetter JM, Bergeron K, Paradis AG, Figenshau RS. Comparing off-clamp and on-clamp robot-assisted Partial Nephrectomy: a prospective randomized trial. Urology. 2019;126:102–109.

[4]Antonelli A, Cindolo L, Sandri M, Bertolo R, Annino F, Carini M, Celia A, D'orta C, De Concilio B, Furlan M, Giommoni V, Ingrosso M, Mari A, Muto G, Nucciotti R, Porreca A, Primiceri G, Schips L, Sessa F, Simeone C, Veccia A, Minervini A, Group A. Safety of onvs off-clamp robotic partial nephrectomy: per-protocol analysis from the data of the CLOCK randomized trial. World J U. 2020;38:1101–1108.

[5]Antonelli A, Cindolo L, Sandri M, Veccia A, Annino F, Bertagna F, Carini M, Celia A, D'orta C, De Concilio B, Furlan M, Giommoni V, Ingrosso M, Mari A, Nucciotti R, Olianti C, Porreca A, Primiceri G, Schips I, Sessa F, Bove P, Simeone C, Minervini A, Group A. Is off-clamp robot-assisted partial nephrectomy beneficial for renal function? Data from the CLOCK trial. BJU Int. 2021.

[6]Baumert H, Ballaro A, Shah N, Mansouri D, Zafar N, Molinie V, Neal D. Reducing warm ischaemia time during laparoscopic partial nephrectomy: a prospective comparison of two renal closure techniques. Eur Urol. 2007;52:1164–1169.

[7]Becker F, van Poppel H, Hakenberg OW, Stief C, Gill I, Guazzoni G, Montorsi F, Russo P, Stockle M. Assessing the impact of ischaemia time during partial nephrectomy. Eur Urol. 2009;56:625–634.

[8]Bernhardt S, Nicolau SA, Agnus V, Soler L, Doignon C, Marescaux J. Automatic localization of endoscope in intraoperative CT image: a simple approach to augmented reality guidance in laparoscopic surgery. Med Image Anal. 2016;30:130–143.

[9]Bertolo R, Autorino R, Fiori C, Amparore D, Checcucci E, Mottrie A, Porter J, Haber GP, Derweesh I, Porpiglia F. Expanding the indications of robotic partial nephrectomy for highly complex renal tumors: urologists' perception of the impact of hyperaccuracy three-dimensional reconstruction. J Laparoendosc Adv Surg Tech A. 2019a;29:233–239.

[10] Bertolo R, Campi R, Klatte T, Kriegmair MC, Mir MC, Ouzaid I, Salagierski M, Bhayani S, Gill I, Kaouk J, Capitanio U, Young

Academic Urologists Kidney Cancer Working Group Of The European Urological A. Suture techniques during laparoscopic and robot−assisted partial nephrectomy: a systematic review and quantitative synthesis of peri−operative outcomes. BJU Int. 2019b;123:923−946.

[11] Bianchi L, Barbaresi U, Cercenelli L, Bortolani B, Gaudiano C, Chessa F, Angiolini A, Lodi S, Porreca A, Bianchi FM, Casablanca C, Ercolino A, Bertaccini A, Golfieri R, Marcelli E, Schiavina R. The impact of 3D digital reconstruction on the surgical planning of partial nephrectomy: a case−control study. Still time for a novel surgical trend? Clin Genitourin Cancer. 2020;18:e669−e678.

[12] Borofsky MS, Gill IS, Hemal AK, Marien TP, Jayaratna I, Krane LS, Stifelman MD. Nearinfrared fluorescence imaging to facilitate super−selective arterial clamping during zeroischaemia robotic partial nephrectomy. BJU Int. 2013;111:604−610.

[13] Cacciamani GE, Medina LG, Gill TS, Mendelsohn A, Husain F, Bhardwaj L, Artibani W, Sotelo R, Gill IS. Impact of renal hilar control on outcomes of robotic partial nephrectomy: systematic review and cumulative meta−analysis. Eur Urol Focus. 2019;5:619−635.

[14] Cacciamani GE, Okhunov Z, Meneses AD, Rodriguez−Socarras ME, Rivas JG, Porpiglia F, Liatsikos E, Veneziano D. Impact of three−dimensional printing in urology: state of the art and future perspectives. A systematic review by ESUT−YAUWP Group. Eur Urol. 2019;76:209−221.

[15] Campbell SC, Clark PE, Chang SS, Karam JA, Souter L, Uzzo RG. Renal mass and localized renal cancer: evaluation, management, and follow−Up: AUA guideline: Part I. J Urol. 2021;206:199−208.

[16] Cooperberg MR, Mallin K, Ritchey J, Villalta JD, Carroll PR, Kane CJ. Decreasing size at diagnosis of stage 1 renal cell carcinoma: analysis from the National Cancer Data Base, 1993 to 2004. J Urol. 2008;179:2131−2135.

[17] Crain DS, Spencer CR, Favata MA, Amling CL. Transureteral saline perfusion to obtain renal hypothermia: potential application in laparoscopic partial nephrectomy. JSLS J Soc Laparoendosc Surgeon. 2004;8:217−222.

[18] Dagenais J, Bertolo R, Garisto J, Maurice MJ, Mouracade P, Kara O, Chavali J, Li J, Nelson R, Fergany A, Abouassaly R, Kaouk JH. Variability in partial nephrectomy outcomes: does your surgeon matter? Eur Urol. 2019;75:628−634.

[19] de Backer P, Vangeneugden J, Van Praet C, Lejoly M, Vermijs S, Vanpeteghem C, Decaestecker K. Robot assisted partial nephrectomy using intra−arterial renal hypothermia for highly complex endophytic or hilar tumors: case series and description of surgical technique. 36th Annual EAU Congress, Virtual Edition, July 8−12. 2021 [Conference presentation].

[20] de Backer P, Vermijs S, Van Praet C, Vandenbulcke S, Lejoly M, Vanderschelden S, Debbaut C, Mottrie A, Decaestecker K. Selective arterial clamping in robot assisted partial nephrectomy using 3D nearest distance perfusion zones. American Urology Association Annual Meeting. Las Vegas, USA. 2021. [Conference presentation].

[21] Ficarra V, Novara G, Secco S, Macchi V, Porzionato A, de Caro R, Artibani W. Preoperative aspects and dimensions used for an anatomical (PADUA) classification of renal tumours in patients who are candidates for nephron−sparing surgery. Eur Urol. 2009;56:786−793.

[22] Gill IS, Abreu SC, Desai MM, Steinberg AP, Ramani AP, Ng C, Banks K, Novick AC, Kaouk JH. Laparoscopic ice slush renal hypothermia for partial nephrectomy: the initial experience. J Urol. 2003;170:52−56.

[23] Gill IS, Eisenberg MS, Aron M, Berger A, Ukimura O, Patil MB, Campese V, Thangathurai D, Desai MM. "Zero ischemia" partial nephrectomy: novel laparoscopic and robotic technique. Eur Urol. 2011;59:128−134.

[24] Gill IS, Patil MB, Abreu AL, Ng C, Cai J, Berger A, Eisenberg MS, Nakamoto M, Ukimura O, Goh AC, Thangathurai D, Aron M, Desai MM. Zero ischemia anatomical partial nephrectomy: a novel approach. J Urol. 2012;187:807−814.

[25] Greco F, Autorino R, Altieri V, Campbell S, Ficarra V, Gill I, Kutikov A, Mottrie A, Mirone V, van Poppel H. Ischemia techniques in nephron−sparing surgery: a systematic review and metaanalysis of surgical, oncological, and functional outcomes. Eur Urol. 2019;75:477−491.

[26] Gupta GN, Boris RS, Campbell SC, Zhang Z. Tumor enucleation for sporadic localized kidney cancer: pro and con. J Urol. 2015;194:623−625.

[27] Hamarneh G, Amir−Khalili A, Nosrati M, Figueroa I, Kawahara J, Al−Alao O. Towards multimodal image−guided tumour identification in robot−assisted partial nephrectomy. 2nd Middle East Conference on Biomedical Engineering, Doha, Qatar. 2014,

p. 159–162.

[28] Houshyar R, Glavis–Bloom J, Bui TL, Chahine C, Bardis MD, Ushinsky A, Liu H, Bhatter P, Lebby E, Fujimoto D, Grant W, Tran–Harding K, Landman J, Chow DS, Chang PD. Outcomes of artificial intelligence volumetric assessment of kidneys and renal tumors for preoperative assessment of nephron sparing interventions. J Endourol. 2021.

[29] Janetschek G, Abdelmaksoud A, Bagheri F, Al–Zahrani H, Leeb K, Gschwendtner M. Laparoscopic partial nephrectomy in cold ischemia: renal artery perfusion. J Urol. 2004;171:68–71.

[30] Kaczmarek BF, Tanagho YS, Hillyer SP, Mullins JK, Diaz M, Trinh QD, Bhayani SB, Allaf ME, Stifelman MD, Kaouk JH, Rogers CG. Off–clamp robot–assisted partial nephrectomy preserves renal function: a multi–institutional propensity score analysis. Eur Urol. 2013;64:988–993.

[31] Kijvikai K, Viprakasit DP, Milhoua P, Clark PE, Herrell SD. A simple, effective method to create laparoscopic renal protective hypothermia with cold saline surface irrigation: clinical application and assessment. J Urol. 2010;184:1861–1866.

[32] Kong SH, Haouchine N, Soares R, Klymchenko A, Andreiuk B, Marques B, Shabat G, Piechaud T, Diana M, Cotin S, Marescaux J. Robust augmented reality registration method for localization of solid organs' tumors using CT–derived virtual biomechanical model and fluorescent fiducials. Surg Endosc. 2017;31:2863–2871.

[33] Kutikov A, Uzzo RG. The R.E.N.A.L. nephrometry score: a comprehensive standardized system for quantitating renal tumor size, location and depth. J Urol. 2009;182:844–853.

[34] Leibovich BC, Lohse CM, Cheville JC, Zaid HB, Boorjian SA, Frank I, Thompson RH, Parker WP. Predicting oncologic outcomes in renal cell carcinoma after surgery. Eur Urol. 2018;73:772–780.

[35] Ljungberg B, Albiges L, Bedke J, Bex A, Capitanio U, Giles RH, Hora M, Klatte T, Lam T, Marconi L, Powles T, Volpe A. EAU guidelines on renal cell carcinoma; 2021.

[36] Marberger M, Eisenberger F. Regional hypothermia of the kidney: surface or transarterial perfusion cooling? A functional study. J Urol. 1980;124:179–183.

[37] Marconi L, Desai MM, Ficarra V, Porpiglia F, van Poppel H. Renal preservation and partial nephrectomy: patient and surgical factors. Eur Urol Focus. 2016;2:589–600.

[38] Michiels C, Khene ZE, Prudhomme T, Boulenger De Hauteclocque A, Cornelis FH, Percot M, Simeon H, Dupitout L, Bensadoun H, Capon G, Alezra E, Estrade V, Bladou F, Robert G, Ferriere JM, Grenier N, Doumerc N, Bensalah K, Bernhard JC. 3D–Image guided robotic–assisted partial nephrectomy: a multi–institutional propensity score–matched analysis (UroCCR study 51). World J Urol. 2021.

[39] Minervini A, Campi R, Di Maida F, Mari A, Montagnani I, Tellini R, Tuccio A, Siena G, Vittori G, Lapini A, Raspollini MR, Carini M. Tumor–parenchyma interface and long–term oncologic outcomes after robotic tumor enucleation for sporadic renal cell carcinoma. Urologic Oncol. 2018;36:527 e1–527 e11.

[40] Minervini A, Campi R, Kutikov A, Montagnani I, Sessa F, Serni S, Raspollini MR, Carini M. Histopathological validation of the surface–intermediate–base margin score for standardized reporting of resection technique during nephron sparing surgery. J Urol. 2015;194:916–922.

[41] Minervini A, Campi R, Lane BR, de Cobelli O, Sanguedolce F, Hatzichristodoulou G, Antonelli A, Noyes S, Mari A, Rodriguez–Faba O, Keeley FX, Langenhuijsen J, Musi G, Klatte T, Roscigno M, Akdogan B, Furlan M, Karakoyunlu N, Marszalek M, Capitanio U, Volpe A, Brookman–May S, Gschwend JE, Smaldone MC, Uzzo RG, Carini M, Kutikov A. Impact of resection technique on perioperative outcomes and surgical margins after partial nephrectomy for localized renal masses: a prospective multicenter study. J Urol. 2020;203:496–504.

[42] Minervini A, Campi R, Serni S, Carini M, Satkunasivam R, Tsai S, Syan S, et al. Robotic unclamped "Minimal–margin" partial nephrectomy: ongoing refinement of the anatomic zeroischemia concept. Eur Urol 2015;68:705–712. Eur Urol 2016;70:e47–50.

[43] Minervini A, Campi R, Sessa F, Derweesh I, Kaouk JH, Mari A, Rha KH, Sessa M, Volpe A, Carini M, Uzzo RG. Positive surgical margins and local recurrence after simple enucleation and standard partial nephrectomy for malignant renal tumors: systematic review of the literature and meta–analysis of prevalence. Minerva urologica e nefrologica = Italian J Urol Nephrol. 2017; 69:523–

538.

[44] Minervini A, Carini M. Tumor enucleation is appropriate during partial nephrectomy. Eur Urol Focus. 2019;5:923–924.

[45] Minervini A, Carini M, Uzzo RG, Campi R, Smaldone MC, Kutikov A. Standardized reporting of resection technique during nephron–sparing surgery: the surface–intermediate–base margin score. Eur Urol. 2014;66:803–805.

[46] Nahar B, Bhat A, Parekh DJ. Does every minute of renal ischemia still count in 2019? Unlocking the chains of a flawed thought process over five decades. Eur Urol Focus. 2019;5:939–942.

[47] Parekh DJ, Weinberg JM, Ercole B, Torkko KC, Hilton W, Bennett M, Devarajan P, Venkatachalam MA. Tolerance of the human kidney to isolated controlled ischemia. J Am Soc Nephrol. 2013;24:506–517.

[48] Peyronnet B, Baumert H, Mathieu R, Masson–Lecomte A, Grassano Y, Roumiguie M, Massoud W, Abd El Fattah V, Bruyere F, Droupy S, De La Taille A, Doumerc N, Bernhard JC, Vaessen C, Roupret M, Bensalah K. Early unclamping technique during robot–assisted laparoscopic partial nephrectomy can minimise warm ischaemia without increasing morbidity. BJU Int. 2014;114:741–747.

[49] Porpiglia F, Amparore D, Checcucci E, Manfredi M, Stura I, Migliaretti G, Autorino R, Ficarra V, Fiori C. Three–dimensional virtual imaging of renal tumours: a new tool to improve the accuracy of nephrometry scores. BJU Int. 2019;124:945–954.

[50] Porpiglia F, Bertolo R, Checcucci E, Amparore D, Autorino R, Dasgupta P, Wiklund P, Tewari A, Liatsikos E, Fiori C, Group ER. Development and validation of 3D printed virtual models for robot–assisted radical prostatectomy and partial nephrectomy: urologists' and patients' perception. World J Urol. 2018a;36:201–207.

[51] Porpiglia F, Checcucci E, Amparore D, Piramide F, Volpi G, Granato S, Verri P, Manfredi M, Bellin A, Piazzolla P, Autorino R, Morra I, Fiori C, Mottrie A. Three–dimensional augmented reality robot–assisted partial nephrectomy in case of complex tumours (PADUA >/=10): a new intraoperative tool overcoming the ultrasound guidance. Eur Urol. 2020;78:229–238.

[52] Porpiglia F, Fiori C, Checcucci E, Amparore D, Bertolo R. Hyperaccuracy three–dimensional reconstruction is able to maximize the efficacy of selective clamping during robot–assisted partial nephrectomy for complex renal masses. Eur Urol. 2018;74:651–660.

[53] Ramirez D, Caputo PA, Krishnan J, Zargar H, Kaouk JH. Robot–assisted partial nephrectomy with intracorporeal renal hypothermia using ice slush: step–by–step technique and matched comparison with warm ischaemia. BJU Int. 2016;117:531–536.

[54] Rosen DC, Paulucci DJ, Abaza R, Eun DD, Bhandari A, Hemal AK, Badani KK. Is off clamp always beneficial during robotic partial nephrectomy? A propensity score–matched comparison of clamp technique in patients with two kidneys. J Endourol. 2017;31:1176–1182.

[55] Satkunasivam R, Tsai S, Syan S, Bernhard JC, De Castro Abreu AL, Chopra S, Berger AK, Lee D, Hung AJ, Cai J, Desai MM, Gill IS. Robotic unclamped "minimal–margin" partial nephrectomy: ongoing refinement of the anatomic zero–ischemia concept. Eur Urol. 2015;68:705–712.

[56] Schiavina R, Bianchi L, Chessa F, Barbaresi U, Cercenelli L, Lodi S, Gaudiano C, Bortolani B, Angiolini A, Bianchi FM, Ercolino A, Casablanca C, Molinaroli E, Porreca A, Golfieri R, Diciotti S, Marcelli E, Brunocilla E. Augmented reality to guide selective clamping and tumor dissection during robot–assisted partial nephrectomy: a preliminary experience. Clin Genitourin Cancer. 2021;19:e149–155.

[57] Schneider C, Nguan C, Longpre M, Rohling R, Salcudean S. Motion of the kidney between preoperative and intraoperative positioning. IEEE Trans Biomed Eng. 2013;60:1619–1627.

[58] Shirk JD, Thiel DD, Wallen EM, Linehan JM, White WM, Badani KK, Porter JR. Effect of 3–dimensional virtual reality models for surgical planning of robotic–assisted partial nephrectomy on surgical outcomes: a randomized clinical trial. JAMA Netw Open. 2019;2: e1911598.

[59] Silberstein JL, Maddox MM, Dorsey P, Feibus A, Thomas R, Lee BR. Physical models of renal malignancies using standard cross–sectional imaging and 3–dimensional printers: a pilot study. Urology. 2014;84:268–272.

[60] Su LM, Vagvolgyi BP, Agarwal R, Reiley CE, Taylor RH, Hager GD. Augmented reality during robot–assisted laparoscopic partial

nephrectomy: toward real-time 3D-CT to stereoscopic video registration. Urology. 2009;73:896–900.

[61] Tang SL, Kwoh CK, Teo MY, Sing NW, Ling KV. Augmented reality systems for medical applications. IEEE Eng Med Biol Mag Q Mag Eng Med Biol Soc. 1998;17:49–58.

[62] Teber D, Guven S, Simpfendorfer T, Baumhauer M, Guven EO, Yencilek F, Gozen AS, Rassweiler J. Augmented reality: a new tool to improve surgical accuracy during laparoscopic partial nephrectomy? Preliminary in vitro and in vivo results. Eur Urol. 2009;56:332–338.

[63] Thompson RH, Lane BR, Lohse CM, Leibovich BC, Fergany A, Frank I, Gill IS, Blute ML, Campbell SC. Renal function after partial nephrectomy: effect of warm ischemia relative to quantity and quality of preserved kidney. Urology. 2012;79:356–360.

[64] Tsivian M, Packiam VT, Thompson RH. Tumor enucleation is appropriate during partial nephrectomy: against. Eur Urol Focus. 2019;5:925–926.

[65] Ukimura O, Nakamoto M, Gill IS. Three-dimensional reconstruction of renovascular-tumor anatomy to facilitate zero-ischemia partial nephrectomy. Eur Urol. 2012;61:211–217.

[66] Vermooten V. Indications for conservative surgery in certain renal tumors: a study based on the growth pattern of the cell carcinoma. J Urol. 1950;64:200–208.

[67] von Rundstedt FC, Scovell JM, Agrawal S, Zaneveld J, Link RE. Utility of patient-specific silicone renal models for planning and rehearsal of complex tumour resections prior to robotassisted laparoscopic partial nephrectomy. BJU Int. 2017;119:598–604.

[68] Wake N, Rude T, Kang SK, Stifelman MD, Borin JF, Sodickson DK, Huang WC, Chandarana H. 3D printed renal cancer models derived from MRI data: application in pre-surgical planning. Abdom radiol (New York). 2017;42:1501–1509.

[69] Wild E, Teber D, Schmid D, Simpfendorfer T, Muller M, Baranski AC, Kenngott H, Kopka K, Maier-Hein L. Robust augmented reality guidance with fluorescent markers in laparoscopic surgery. Int J Comput Assist Radiol Surg. 2016;11:899–907.

第七章
机器人肾部分切除术围术期并发症

Riccardo Tellini, Giovanni Enrico Cacciamani, Michele Marchioni, Andrea Minervini, Andrea Mari

7.1 简介

对于有手术适应证的局限性肾肿瘤患者，肾部分切除术（PN）是主流治疗方式。相比于肾癌根治术，PN 可更好保留肾功能，术后慢性肾脏病及心血管疾病发病率、死亡率的风险也更低。其他手术方式（如微创技术）同样在 PN 中得到了应用。机器人肾部分切除术（RAPN）由 Gettman 等于 2004 年首次报道，在泌尿外科得到了迅速普及与推广，已成为欧美国家肾部分切除术的主流术式。的确，机器人平台具有无可比拟的优势，包括放大的三维视野、Endowrist 技术以及对手部抖动的消除，可使分离与重建操作更精确，从而使切缘阳性率更低，周围正常肾实质损伤更少，并保证热缺血时间处于安全范围。事实上，相比于开放及腹腔镜肾部分切除术，目前研究多表明 RAPN 的围术期数据（如"三连胜"率）更优。

此外，机器人手术可将诸多新技术整合其中，获得更好的围术期结果，包括增强现实（AR）与术中吲哚菁绿注射等。

然而，尽管肾部分切除术具有诸多优势，抛开手术方式不谈，肾部分切除术通常仍是一个复杂的高难度手术，且并发症的发生率与严重程度也不可忽视。

本章内容将对机器人肾部分切除术术中及术后并发症、相应发生率、预测因子、特点及处置原则进

R. Tellini (✉) · A. Minervini · A. Mari
Department of Experimental and Clinical Medicine, University of Florence – Unit of Oncologic
Minimally–Invasive Urology and Andrology, Careggi Hospital, Florence, Italy
e–mail: riccatello@gmail.com

G. E. Cacciamani
University of Southern California Institute of Urology & Catherine and Joseph Aresty Department
of Urology, Keck School of Medicine, University of Southern California, Los Angeles, CA, USA

M. Marchioni
Department of Medical, Oral and Biotechnological Sciences, Laboratory of Biostatistics,
University "G. D'Annunzio" Chieti–Pescara, Chieti, Italy

Department of Urology, SS Annunziata Hospital, "G. D'Annunzio" University of Chieti, Chieti,
Italy

© The Author(s), under exclusive license to Springer Nature Switzerland AG 2022
S. S. Goonewardene et al. (eds.), *Robotic Surgery for Renal Cancer*,
Management of Urology, https://doi.org/10.1007/978–3–031–11000–9_7

行描述。

7.2 定义与发生率

在讨论 RAPN 围术期并发症前，首先要明确在定义、记录及分级这些并发症方面的共性标准。Cacciamani 等发现现有文献缺少对 RAPN 术中并发症的标准化定义，且多年来在死亡率、死因等术后并发症的定义、严重程度与风险因素等方面的报告均有更新的情况下，并未见到术中并发症的记录及分级标准有所更新。

因此，我们强烈推荐采用标准指南及标准化定义对并发症进行记录与分级。欧洲泌尿外科学会（EAU）从 2012 年起发布了泌尿外科手术并发症记录与分级的指南。总体而言，术中并发症定义为：任何发生在麻醉诱导与患者术后苏醒期间，可能造成潜在损伤，并需要对其临时制定医学或手术相关处置的相关意外情况。术后并发症的定义为：任何因手术造成，可能改变正常术后恢复进程和 / 或导致出院延迟的术后事件。

近年来，文献报道的 RAPN 术中与术后并发症发生率见表 7.1。如前文所述，RAPN 术中并发症的发生率与描述通常未被当代研究报道，中转开放手术 / 中转根治性肾切除率较低（0.3% ~ 2%）。近年来发表研究的术后并发症发生率为 5.1% ~ 24.3%，Clavien 评分 > 2 级并发症发生率为 0.7% ~ 10.2%。

表 7.2 按时间发生先后总结了具体手术并发症与具体处置措施。

7.3 并发症的术前预防

并发症的术前预防，主要应基于准确的影像学阅片及仔细的术前规划。腹部 CT 对肾脏、肿瘤及血管解剖是必备检查。CT 可提供动脉期、实质期、静脉期与排泄期显像，以准确评估病情。在可能的情况下，应进一步对肿瘤、肾内动脉分支及肾脏进行三维重建。3D 打印模型可进一步协助术者提高对局部解剖的认识。

应详细评估肾脏、患者及肿瘤相关的多个参数，以实现充分的手术规划。在患者方面，应着重关注患者的体质指数（BMI）及既往腹部手术史，评估肾周脂肪及粘连情况等可能影响通道置入及手术入路（经腹腔或经腹膜后入路）的相关因素。

清晰认识肾脏血管解剖（包括动脉、静脉数量以及肾动静脉与肿瘤的解剖关系），可帮助术者更好地制定阻断策略，避免血管损伤。系统认识肿瘤特征与边界，可避免肿瘤侵犯，预测潜在并发症。因此，RENAL 评分、PADUA 评分及接触表面区域（CSA）等肿瘤评分可作为实用工具，综合考量肿瘤体积、临床分级、肿瘤位置（腹侧、背侧、外侧，或位于上极、中极或下极）、内生 / 外生比、与肾门邻近程度、与集合系统的关系等。这些评分系统均得到了许多研究的验证，可实现多个围术期结果（包括术后并发症）的预测。

此外，许多研究也提出并验证了各类临床诺莫图（Nomogram），可预测肾部分切除术后总体及重大并发症的发生风险。

表 7.1　机器人肾部分切除术后并发症相关文献汇总

作者，发表年份	患者数 (n)	术中并发症，n(%)	术后并发症，n(%)	重大 (CL>2 级) 术后并发症 n(%)	备注
Tanagho, 2013	886	23(2.6%)	139(15.6%)	32(3.6%)	RENAL 评分可预测 RAPN 并发症发生率
Moskowitz, 2017	1139	未报道	130(11.3%)	42(3.7%)	Clavien V 级：1(0.09%)
Mari, 2016	117	1(0.9%)	6(5.1%)	1(0.9%)	机器人手术与合并症是术后更低并发症发生率的独立预测因子
Veeratterapillay, 2017	250	未报道	41(16.4%)	15(6%)	5 例 (2%) 中转为开放或肾癌根治术
Bertolo, 2018	298	16(5.4%)	62(21%)	15(5%)	临床 T2 期肿瘤，1 例 (0.3%) 中转肾癌根治术
Connor, 2019	395	未报道	22(5.6%)	10(2.5%)	术后假性动脉瘤发生率为 2.3%，尿漏率为 0.25%
Khene, 2019	1342	未报道	326(24.3%)	137(10.2%)	男性，肿瘤复杂程度与合并症是重大并发症的独立预测因子
Mari, 2019	981	未报道	79(8.0%)	7(0.7%)	3 例 (0.3%) 中转开放手术
Rosen, 2019	1770	未报道	205(11.6%)	60(3.4%)	肥胖与并发症发生率的增加无相关性
Diana, 2020	536	未报道	66(12.3%)	19(3.5%)	8 例 (1.5%) 中转开放 / 肾癌根治术
Carbonara, 2021	447	7(1.6%)	101(22.6%)	3(0.67%)	经腹腔与经腹膜后入路围术期并发症无显著差异

表 7.2 机器人肾部分切除相关并发症，按发生先后顺序排列，附处置原则及分级

术并发症	描述	处置原则	分级*
	出血	- 取决于出血部位与器官 - 视情况采用缝扎止血/血管夹关闭/电灼/止血材料 - 可能需要术中输血 - 可能需要中转开放手术 - 可能需要中转肾癌根治术（如遇持续出血）	1/2 1/2 3 4A
	血管损伤	- 视情况采用缝扎止血/血管夹关闭/电灼/止血材料 - 可能需要术中输血（当失血较多时） - 中转肾癌根治术（当出现大血管损伤或大量出血时）	1/2 1/2 4A
	术中肿瘤侵犯 (ITV)	- 扩大切除范围及深度（如侵犯较轻时） - 中转肾癌根治术，并移除所有肉眼可见的肿瘤残余组织	1/2/3 4A
	肠管损伤	- 缝合创面（当损伤较小时） - 节段切除（当损伤较大时）	1/2 4A
	脾脏损伤	- 电灼止血/覆盖止血材料 - 脾切除（出血无法控制时）	1/2 4A
	肝脏损伤	- 电灼止血/止血材料 - 肝段切除（出血无法控制/损伤严重时）	1/2 4A
	胸膜损伤/气胸	- 即刻修补缺损 - 必要时留置胸腔引流管	1/2 1/2
	输尿管/盆腔损伤	- 即刻修补缺损，留置输尿管导管	1/2

术后并发症	描述	处置原则	分级#
	出血	- 取决于出血部位与器官 - 保守治疗（监测红细胞比积及生命体征） - 可能需要输血 - 选择性血管栓塞 - 手术探查（±肾切除）	1 2 3a 3b/4
	肾动脉假性动脉瘤 (RAP)/动静脉瘘 (AVF)	- 选择性血管栓塞	3a
	尿漏	- 留置输尿管支架和/或经皮肾穿刺造瘘	3a/3b

*: 根据欧洲泌尿外科学会并发症发生指南专家组制定的术中不良事件分级

\#: 根据 Clavien-Dindo 手术并发症分级

7.4 术中并发症

7.4.1 出血相关术中不良事件

术中意外出血可能是 RAPN 最常出现并可能导致严重后果的术中并发症。出血主要发生于肾部分切除后的创面、肾门血管、下腔静脉（IVC）或主动脉等部位。显而易见，出血的处置应取决于出血部位。如前所述，准确认识患者的血管解剖特征是预防并预测潜在并发症的必备条件。对结肠 / 十二指肠向内侧充分游离以充分暴露肾脏，识别肾动脉、静脉及其属支至关重要。通常应自远端向近端分离肾门结构，对肾静脉与肾动脉仔细游离，必要时应使用血管带辅助牵拉与定位。在此过程中，应分层面分离组织，避免过度牵拉血管结构。当出现血管损伤时，应迅速识别出血点。此时可根据气腹基线水平或根据麻醉医生评估，暂时增加气腹压 2 ~ 3 mmHg，以协助减少出血，并更好地识别出血点。床旁助手应提供充分的吸引或冲洗，并及时反馈患者情况。此外，助手应做好置入额外通道及迅速更换手术器械的准备。通常可使用小尺寸腔镜纱布（5 cm × 5 cm 或 7 cm × 5 cm）压迫出血点，去除血凝块。在准确识别出血点后，应视情夹持血管夹或缝扎止血。出血的类型通常取决于出血源的性质（动脉或静脉出血），以及受损血管的直径。无论是动脉还是静脉出血，一般均可使用金属夹或 Hem-o-lok 血管夹夹闭。术者应仔细权衡夹闭每根血管造成的结果以及风险 – 获益比。当出现肾静脉或其节段分支血管损伤时，术者应设法控制出血，并使用单股 3-0 缝线修补缺损，也可根据出血程度选择夹闭上游或下游血管。因下腔静脉下游来源的血液反流，通常右肾静脉的出血量更大。另外也应在夹闭肾静脉前夹闭肾动脉主干，封堵肾脏上游来源的出血。动脉出血由于通常程度更重，其外科干预往往更为复杂。因间断缝合或连续缝合对于动脉出血往往更为困难，夹闭动脉通常仅作为最后手段。如遇来自肾动脉或主动脉的严重出血，使用补片对合可在关闭缺损的同时不影响管腔血流灌注，此时可能需要血管外科医生介入。尽管在理论上，一位有经验的机器人术者可在机器人术野下处置这些意外情况，但当出现严重出血、出现血流动力学不稳定或无法定位出血点时，应考虑及时中转开放手术。

术中出血是肾部分切除术中在肿瘤切除或缝合阶段可能造成潜在严重后果的临床并发症。当出现这些情况时，术者应考虑对所有出血点进行仔细电灼止血，使用可吸收性血管夹夹闭创基表面较大的血管断端，或单独对其进行缝合，亦可使用不同的止血材料充分压迫出血点进行止血。

最后，当在肿瘤切除阶段出现难以控制的出血且无法清晰显露手术区域时，可尝试如下策略：

●如最初采用了免阻断技术，应考虑对肾动脉进行阻断（应事先对动脉进行定位及游离）。

●如已夹闭肾动脉，应重新确认血管夹的夹闭效果（如未充分游离血管周围组织导致夹闭不完全等）。此外，还应确认所夹闭动脉确实是主干而非二级分支，并确认是否存在多支肾动脉。在动脉夹闭及肿瘤切除前预防性应用吲哚菁绿具有较高的应用价值。

●如已采取以上预防措施，但仍出现持续出血时，术者应考虑额外夹闭肾静脉，尤其是在右侧内生性肿瘤和 / 或肾门部肿瘤可能存在下腔静脉血反流的情况下。

●当出现无法控制或危及生命的出血时，应改行肾癌根治术。

预防创面出血的手术技巧包括在内层缝合时将髓质缺损处连同可见出血点一并缝扎（如采用水平褥式缝合技术）。另外，应进一步缝合皮质创面，提高缝合止血效果。在大多数情况下采用"夹闭 – 滑动"技巧（如前文所述）可以快速有效地封闭创面。

7.4.2 术中肿瘤侵犯（ITV）

肾肿瘤通常质地较为脆弱。当假包膜不连续、较薄、缺如，或瘤体存在坏死组分时，可能在肾部分切除术中切破肿瘤，造成肿瘤侵犯（ITV），应尽量小心避免。ITV 可能增加切缘阳性的风险或造成肿瘤组织外溢，尤其是在气腹存在的情况下，可能影响肿瘤学预后。

RAPN 术中可通过小心处理肿瘤、避免过度牵拉或直接钳夹肿瘤表面预防 ITV 的发生。此外，避免完全去除肿瘤外生部分的表面脂肪，可利用这层脂肪组织移动或牵拉瘤体进行切除操作。利用术中超声（US）也可精确识别肿瘤形状、深度及切缘，尤其是对于内生性肿瘤，以帮助标记手术定位点。当出现轻微 ITV 时，应立即识别该情况，保守处置包括及时吸走溢出的肿瘤组织，并扩大切除范围与深度。当瘤体侵犯较多，造成较多肿瘤组织外溢或无法保持清晰切除平面视野时，可能需要改行肾癌根治术，并仔细对肾窝及周围器官进行探查，去除残留的肿瘤组织。对于所有 ITV，应尽快完成手术步骤，并立即将肿瘤置入标本袋，避免造成进一步的肿瘤种植。

7.4.3 内脏损伤

肠道损伤发生率较低，约为 0.25%。这一并发症可能出现在置入 Trocar 或分离肠道时。

及时识别肠道损伤并进行术中处置非常重要，以避免术后因肠穿孔出现更严重的术后并发症。当出现术后肠穿孔时，可能因损伤严重而难以识别损伤位置，无法通过微创方法处理。

置入 Trocar 的操作应在直视下完成。此外，在术中分离肠道时应使用无创器械，最好是仅牵拉系膜组织，避免器械与肠道直接接触。

较轻的肠管损伤（无肠内容物外溢入腹腔），如术中及时发现，可即刻缝合修补。应对浆膜层损伤进行修补，以免因浆膜层解剖支撑结构缺失而造成肠壁局部缺血损伤，这一结构的缺失程度决定了是否会出现肠穿孔或形成瘘管。

较大的损伤，如肠管全层破损，或术后诊断的肠道损伤，可能需要在普通外科医师的参与下行肠管切除。在切除右肾肿瘤时，应特别注意避免损伤十二指肠。

RAPN 术中发生脾损伤的概率约为 0.08%，处置方案取决于损伤程度。通常可使用电灼止血或覆盖止血材料。如止血效果不佳，可能需要行脾切除术。

肝脏损伤常见原因为热损伤或过度牵拉引起的包膜撕裂。通常热损伤不需要特殊干预。包膜撕裂通常需要使用电灼或使用止血材料立即处理出血。较大的撕裂可能导致出血无法控制，或出现胆道系统损伤（包括胆囊撕裂），此时需要肝外科医师的介入。

胰腺损伤通常较为罕见（多发生于左侧肿瘤术中）。胰腺包膜损伤可一期修补缝合。如出现胰瘘，可能需要行胰腺部分切除术，术后应密切监测胰腺炎发生风险。这些情况通常需要留置腹腔引流管，监测术后胰液引流情况。

7.4.4 胸腔并发症

胸膜损伤和气胸可能发生在 Trocar 置入时，或出现在术中分离过程中。

有时，术中牵拉肝脏也可能导致发生气胸。如牵拉膈肌，可能导致膈肌损伤，并因气腹压力高导致二氧化碳漏入胸腔。

对胸膜破损与气胸的处置包括立即汇报麻醉医师，调节气道压力与流量，有助于术者更好地修补破损。通常，降低气腹压有助于恢复膈肌的正常位置，可更好地处理并发症。对于小的破损可立即修补，通常不需要额外处置。对于较大破损以及气胸继发血流动力学不稳定或呼吸障碍，应立即留置胸管引流，术后复查胸部 X 线片，排除治疗失败或持续性气胸的存在。当出现这些情况时，建议寻求胸外科医生会诊。

7.5　术后并发症

7.5.1　术后出血

术后即刻或早期出血是 RAPN 术后较为常见并可能有潜在致命风险的并发症。术后出血的处置取决于出血量及患者病情，包括保守治疗、输血以至需要急诊手术探查等。血流动力学不稳定、红细胞比积降低、少尿或无尿、腹胀腹痛可能是提示术后严重出血的症状与体征，需要立即判断病情，及时干预。血性引流液是出血显著且可量化的表现。出血通常源自创面，也可能源自肾血管、肾上腺、腰静脉、腹壁下血管或 Trocar 孔等处。

一旦怀疑严重出血，应首先设法稳定血流动力学，进行液体复苏。CT 肾动脉造影通常可正确识别活动性出血的位置，并可为选择性动脉栓塞提供指导（图 7.1），在这种情况下栓塞可作为优先处置方案。如出现急性贫血和 / 或血流动力学不稳定表现，须行输血治疗。

如血流动力学持续无法稳定，无法定位出血点，或动脉栓塞失败，须行手术探查。通常需要剖腹探查，清除血块，控制出血。如出血源自肾部分切除术后的创面且无法控制，则可能需要行肾癌根治术。

肾动脉假性动脉瘤（RAP）或动静脉瘘（AVF）可能导致迟发性出血（通常术后 > 14 天）。文献报道 RAPN 术后上述并发症的发生率约为 2.3%。RAP 可能因术中动脉损伤，造成与血管外间隙或与集合系统相通，导致瘘管形成。患者通常可表现为血尿和 / 或腰腹部疼痛。AVF 通常较肾动脉假性动脉瘤发生率更低。多数 AVF 无明显症状，亦可表现为疼痛、血尿、高血压或高排量性心衰。选择性动脉栓塞可有效治疗约 95% 的 AVF 与 RAP。

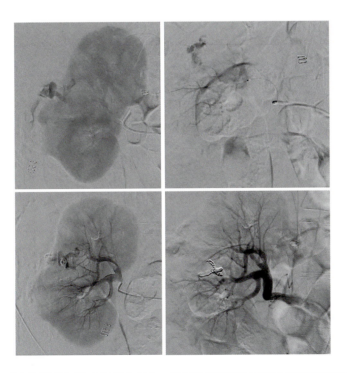

图 7.1　肾动脉造影提示机器人肾部分切除术后瘤床出血。使用微弹簧圈对出血血管行超选择性栓塞后，出血即刻停止。栓塞后血管成像未见瘤床继续出血，且周边区域血供得到保留

7.5.2 尿漏

尿漏（UL）是 RAPN 术后较罕见的并发症，当代文献报道的发生率为 0.5% ~ 4%。尿漏通常与较大体积、内生性、位于肾中央部或靠近集合系统的肿瘤相关。肾盂评分（Renal Pelvic Score）是肾肿瘤评分中最能有效预测尿漏的评分系统。术中置入输尿管支架并不能降低术后尿漏的发生率，因此不作为常规推荐方法。尿漏的症状体征包括引流量增加、发热、腹痛、腹膜炎相关征象等。通常因尿漏就医的时间范围较大，中位时间为 13 天。当切除时明确发现打开了集合系统，须在缝合时仔细修补缺损。当出现较大缺损时，应在内镜下置入输尿管支架（并留置 2 ~ 5 天），使集合系统保持在低压状态以促进愈合。与此类似，如在术中任何阶段出现输尿管损伤，也应行一期缝合，并留置输尿管双 J 管。通常，强烈建议在这些情况下留置腹腔引流管，以监测术后尿漏情况及病情转归。

当出现术后尿漏和 / 或尿性囊肿时，创造集合系统的低压力环境非常重要，可通过留置输尿管支架和 / 或留置肾造瘘管实现。由于存在尿漏，肾盂通常不会出现扩张、积水，因此为这些患者行经皮肾穿刺造瘘往往较为困难。

7.5.3 急性肾损伤

急性肾损伤（AKI）是 RAPN 术后较为普遍的并发症，常见预测因素包括女性、年龄、基线肾小球滤过率水平、肾蒂阻断情况与肿瘤复杂性等。急性肾损伤往往继发于全肾缺血导致的急性肾小管坏死。减轻肾缺血的方法包括缩短热缺血时间（WIT），以及早期解除动脉阻断以减轻肾灌注下降造成的相关影响。通常，WIT 不应超过 25 min，更长的 WIT 可对术后肾功能造成不良影响。如可能需要较长 WIT，应在术前规划考虑采用冷缺血技术，如在预计缺血时间 > 25 min 时可考虑采用冰屑对肾脏进行降温。

治疗术后 AKI 的方案包括保证充足灌注，避免低血压，避免使用肾毒性药物，以避免对肾脏造成进一步损伤。如患者无严重术前肾功能不足，通常无须行透析治疗。

7.6 小结

RAPN 的围术期并发症尚未得到充分报道，且缺乏对并发症的标准化记录与分级系统。术中最常见的并发症包括源自创面或腹部动静脉的出血、瘤体侵犯、内脏损伤等。术后最常见的并发症包括出血、尿漏和急性肾损伤等。尽管相比于开放手术，RAPN 可大幅降低术后并发症发生率，但仍应充分认识到 RAPN 是一类复杂大手术，以及出现术中与术后严重并发症的可能性。机器人术者应意识到 RAPN 术中及术后可能出现的所有不良事件以及机器人手术的相应处置措施，以尽量避免中转开放手术。

参考文献

[1]Albiges L, et al. European association of urology guidelines on renal cell carcinoma: The 2019 Update 2019. https://doi.org/10.1016/j.eururo.2019.02.011.

[2]Antonelli A, et al. Role of clinical and surgical factors for the prediction of immediate, early and late functional results, and its relationship with cardiovascular outcome after partial nephrectomy: results from the prospective multicenter RECORd 1 Project. J Urol. 2018;199(4). https://doi.org/10.1016/j.juro.2017.11.065.

[3]Benway BM, et al. Robotic partial nephrectomy with sliding−clip renorrhaphy: technique and outcomes. Eur Urol (Switzerland).

2009;55(3):592–599. https://doi.org/10.1016/j.eururo.2008. 12.028.

[4]Bertolo R, et al. Outcomes of robot–assisted partial nephrectomy for clinical T2 renal tumors: a multicenter analysis (ROSULA Collaborative Group). Eur Urol (Switzerland). 2009;74(2):226–232. https://doi.org/10.1016/j.eururo.2018.05.004.

[5]Biyani CS, et al. Intraoperative adverse incident classification (EAUiaiC) by the European association of urology ad hoc complications guidelines panel. Eur Urol. 2020;77(5):601–610. https://doi.org/10.1016/j.eururo.2019.11.015.

[6]Bravi CA, et al. Perioperative outcomes of open, laparoscopic, and robotic partial nephrectomy: a prospective multicenter observational study (The RECORd 2 Project). Eur Urol Focus (Netherlands). 2021;7(2):390–396. https://doi.org/10.1016/j.euf.2019.10.013.

[7]Cacciamani GE, Medina LG, et al. Impact of implementation of standardized criteria in the assessment of complication reporting after robotic partial nephrectomy: a systematic review. Eur Urol Focus (Netherlands). 2020;6(3):513–517. https://doi.org/10.1016/j.euf.2018.12.004.

[8]Cacciamani GE, Tafuri A, et al. Quality assessment of intraoperative adverse event reporting during 29 227 robotic partial nephrectomies: a systematic review and cumulative analysis. Eur Urol Oncol (Netherlands). 2020;3(6):780–783. https://doi.org/10.1016/j.euo.2020.04.003.

[9]Cadeddu JA, et al. American Urological Association (AUA) Renal mass and localized renal cancer: aua guideline american urological association (AUA) Renal Mass and Localized Renal Cancer. Am Urol Assoc 2017;1–49. http://auanet.org/guidelines/renal–mass–and–locali zed–renal–cancer–new–(2017).

[10] Capitanio U, et al. Hypertension and cardiovascular morbidity following surgery for kidney cancer. Eur Urol Oncol (Netherlands). 2020;3(2):209–215. https://doi.org/10.1016/j.euo.2019. 02.006.

[11] Carbonara U, et al. Retroperitoneal versus transepritoneal robot–assisted partial nephrectomy for postero–lateral renal masses: an international multicenter analysis. World J Urol (Germany). 2021. https://doi.org/10.1007/s00345–021–03741–2.

[12] Connor J, et al. Postoperative complications after robotic partial nephrectomy. J Endourol (United States). 2020;34(1):42–47. https://doi.org/10.1089/end.2019.0434.

[13] Diana P, Lughezzani G, et al. Multi–institutional retrospective validation and comparison of the simplified PADUA REnal nephrometry system for the prediction of surgical success of robotassisted partial nephrectomy. Eur Urol Focus (Netherlands). 2020. https://doi.org/10.1016/j. euf.2020.11.003.

[14] Diana P, Buffi NM, et al. The role of intraoperative indocyanine green in robot–assisted partial nephrectomy: results from a large, multi–institutional series. Eur Urol. 2020;78(5):743–749. https://doi.org/10.1016/j.eururo.2020.05.040.

[15] Dindo D, Demartines N, Clavien P–A. Classification of surgical complications: a new proposal with evaluation in a cohort of 6336 patients and results of a survey. Ann Surg. 2004;205–213. https://doi.org/10.1097/01.sla.0000133083.54934.ae.

[16] Gettman MT, et al. Robotic–assisted laparoscopic partial nephrectomy: technique and initial clinical experience with DaVinci robotic system. Urology (United States). 2004;64(5):914–918. https://doi.org/10.1016/j.urology.2004.06.049.

[17] Hung AJ, et al. "Trifecta" in partial nephrectomy. J Urol (United States). 2013;189(1):36–42. https://doi.org/10.1016/j.juro.2012.09.042.

[18] Hyams ES, et al. Iatrogenic vascular lesions after minimally invasive partial nephrectomy: a multi–institutional study of clinical and renal functional outcomes. Urology (United States). 2011;78(4):820–826. https://doi.org/10.1016/j.urology.2011.04.063.

[19] Khalifeh A, et al. Comparative outcomes and assessment of trifecta in 500 robotic and laparoscopic partial nephrectomy cases: a single surgeon experience. J Urol (United States). 2013;189(4):1236–1242. https://doi.org/10.1016/j.juro.2012.10.021.

[20] Khene Z–E, et al. A preoperative nomogram to predict major complications after robot assisted partial nephrectomy (UroCCR–57 study). Urol Oncol Seminars Original Investigat. 2019;37(9):577.e1–577.e7. https://doi.org/10.1016/j.urolonc.2019.05.007.

[21] Kyung YS, et al. Application of 3–D printed kidney model in partial nephrectomy for predicting surgical outcomes: a feasibility study. Clin Genitourin Cancer. 2019;17(5):e878–e884. https://doi.org/10.1016/j.clgc.2019.05.024.

[22] Di Maida F, et al. Clinical predictors and significance of adherent perinephric fat assessed with Mayo Adhesive Probability (MAP) score and Perinephric Fat Surface Density (PnFSD) at the time of partial nephrectomy for localized renal mass. A single

high-volume referral ce. Minerva urologica e nefrologica = Italian J Urol Nephrol (Italy). 2020. https://doi.org/10.23736/ S0393-2249.20.03698-X.

[23] Mari A, et al. Predictive factors of overall and major postoperative complications after partial nephrectomy : results from a multicenter prospective study (The RECORd 1 project). Eur J Surgical Oncol (Elsevier Ltd.). 2016. https://doi.org/10.1016/ j.ejso.2016.10.016.

[24] Mari A, et al. Nomogram for predicting the likelihood of postoperative surgical complications in patients treated with partial nephrectomy: a prospective multicentre observational study (the RECORd 2 project). BJU Int. 2019. https://doi.org/10.1111/ bju.14680.

[25] Mari A, et al. Perioperative and mid-term oncological and functional outcomes after partial nephrectomy for complex (PADUA Score ≥ 10) renal tumors: a prospective multicenter observational study (the RECORD2 Project). Eur Urol Focus (Netherlands). 2020. https://doi.org/ 10.1016/j.euf.2020.07.004.

[26] Minervini A, et al. The occurrence of intraoperative complications during partial nephrectomy and their impact on postoperative outcome: results from the RECORd1 project. Minerva urologica e nefrologica = Italian J Urol Nephrol (Italy). 2019;71(1):47-54. https://doi.org/10. 23736/S0393-2249.18.03202-2.

[27] Mitropoulos D, et al. Reporting and grading of complications after urologic surgical procedures: an ad hoc EAU guidelines panel assessment and recommendations. Eur Urol (Switzerland). 2012;61(2):341-349. https://doi.org/10.1016/j.eururo.2011.10.033.

[28] Moskowitz EJ, et al. Predictors of medical and surgical complications after robot-assisted partial nephrectomy: an analysis of 1139 patients in a multi-institutional kidney cancer database. J Endourol (United States). 2017;31(3):223-228. https://doi.org/10.1089/end.2016.0217.

[29] Porpiglia F, et al. Development and validation of 3D printed virtual models for robot-assisted radical prostatectomy and partial nephrectomy: urologists' and patients' perception. World J Urol. 2018;36(2):201-207. https://doi.org/10.1007/s00345-017-2126-1.

[30] Porpiglia F, et al. Three-dimensional augmented reality robot-assisted partial nephrectomy in case of complex tumours (PADUA ≥ ; 10): a new intraoperative tool overcoming the ultrasound guidance. Eur Urol (Elsevier). 2020;78(2):229-238. https://doi.org/10.1016/j.eururo. 2019.11.024.

[31] Potretzke AM, et al. Urinary fistula after robot-assisted partial nephrectomy: a multicentre analysis of 1791 patients. BJU Int (England). 2016;117(1):131-137. https://doi.org/10.1111/bju. 13249.

[32] Rogers CG, et al. Robotic partial nephrectomy with cold ischemia and on-clamp tumor extraction: recapitulating the open approach. Eur Urol. 2013;63(3):573-578. https://doi.org/10.1016/j. eururo.2012.11.029.

[33] Rosen DC, et al. The impact of obesity in patients undergoing robotic partial nephrectomy. J Endourol (United States). 2019;33(6):431-437. https://doi.org/10.1089/end.2019.0018.

[34] Ryan J, et al. A systematic management algorithm for perioperative complications after robotic assisted partial nephrectomy. Can Urological Associat J = Journal de l' Association des urologues du Canada (Canadian Medical Association). 2019;13(11):E371-E376.https://doi.org/ 10.5489/cuaj.5750.

[35] Scosyrev E, et al. Renal function after nephron-sparing surgery versus radical nephrectomy: results from EORTC Randomized Trial 30904. Eur Urol (European Association of Urology). 2013;1-6. https://doi.org/10.1016/j.eururo.2013.06.044.

[36] Shah PH, et al. The temporal association of robotic surgical diffusion with overtreatment of the small renal mass. J Urol (United States). 2018;200(5):981-988. https://doi.org/10.1016/j.juro. 2018.05.081.

[37] Tanagho YS, et al. Perioperative complications of robot-assisted partial nephrectomy: analysis of 886 patients at 5 United States centers. Urology (United States). 2013;81(3):573-579. https:// doi.org/10.1016/j.urology.2012.10.067.

[38] Tellini R, et al. Positive surgical margins predict progression-free survival after nephronsparing surgery for renal cell carcinoma: results from a single center cohort of 459 cases with a minimum follow-up of 5 years. Clinic Genitour Cancer (Elsevier). 2019;17(1):e26-e31. https:// doi.org/10.1016/j.clgc.2018.08.004.

[39] Tomaszewski JJ, et al. Renal pelvic anatomy is associated with incidence, grade, and need for intervention for urine leak following

partial nephrectomy. Eur Urol (Switzerland). 2014;66(5):949–955. https://doi.org/10.1016/j.eururo.2013.10.009.

[40] Veccia A, Antonelli A, Hampton LJ, et al. Near–infrared fluorescence imaging with indocyanine green in robot–assisted partial nephrectomy: pooled analysis of comparative studies. Eur Urol Focus (Netherlands). 2020;6(3):505–512. https://doi.org/10.1016/j.euf.2019.03.005.

[41] Veccia A, Antonelli A, Uzzo RG, et al. Predictive value of nephrometry scores in nephronsparing surgery: a systematic review and meta–analysis. Eur Urol focus (Netherlands). 2020;6(3):490–504. https://doi.org/10.1016/j.euf.2019.11.004.

[42] Veeratterapillay R, et al. Early surgical outcomes and oncological results of robot–assisted partial nephrectomy: a multicentre study. BJU Int (England). 2017;120(4):550–555. https://doi.org/ 10.1111/bju.13743.

[43] Zargar H, et al. Urine leak in minimally invasive partial nephrectomy: analysis of risk factors and role of intraoperative ureteral catheterization. Int braz j urol : Official J Brazil Soc Urol (Brazil). 2014;40(6):763–771. https://doi.org/10.1590/S1677–5538.IBJU.2014.06.07.

[44] Zargar H, et al. Trifecta and optimal perioperative outcomes of robotic and laparoscopic partial nephrectomy in surgical treatment of small renal masses: a multi–institutional study. BJU Int (John Wiley & Sons Ltd.). 2015;116(3):407–414. https://doi.org/10.1111/bju.12933.

第八章
左利手术者如何更好地开展机器人肾脏手术：上尿路机器人手术的左利手操作技巧

Mylle Toon, Challacombe Ben, Uvin Pieter, Mottrie Alexandre

8.1 简介

　　利手（或优势手）的概念，代表着人类存在双手精细运动能力不均衡分布的特点。尽管一般认为右利手在人群中占据主导地位，左利手人群仍占全球人口的 9.3% ~ 18.1%。近期研究发现左利手人群占比正在升高。对左利手在文化上的禁忌与施压放松，可能是造成这一现象的原因之一。在过去数百年里，在右利手主导的世界里，左利手人群承受着不同程度的歧视。从字面意义上来说，"右"的英文"Right"也有"正确"之意，而"邪恶"（Sinister）的词源意思是"左侧"（Left）或"不祥的"（Omnious）。左利手仍被许多人认为是一种异常或生理学的非正常状态。然而，这也可能成为左利手的潜在优势，因其可能具备更好利用非优势手的能力，且许多左利手可同等灵活地使用双手，以更灵活地应对复杂手术，并具备在必要时更好地利用处于更优位置的非优势手的能力。

　　左利手医生每日都可能在使用专为右利手人群设计的各类工具过程中遇到困难，从简单的手术剪到手术室内的许多器械都是如此。左利手外科住院医师往往对其的左利手存在焦虑，包括在手术配合时存在的各种不方便，以及缺少针对性的手术培训指导。即使对于高年资右利手医生而言，带教左利手医生

M. Toon (✉)
University Hospital of Ghent, Corneel Heymanslaan 10, 9000 Gent, Belgium
e-mail: toon.mylle@ugent.be

C. Ben
Guy's Hospital, Guy's and St Thomas' Trust (GSTT), London, UK
e-mail: benchallacombe@doctors.org.uk

U. Pieter
AZ Sint-Jan, Ruddershove 10, 8000 Brugge, Belgium
e-mail: Pieter.uvin@azsintjan.be

M. Alexandre
O.L.V. Clinic, Moorselbaan 164, 9300 Aalst, Belgium

S. S. Goonewardene et al. (eds.), Robotic Surgery for Renal Cancer,
Management of Urology, https://doi.org/10.1007/978-3-031-11000-9_8

也可能是一项较难的任务。目前默认的情况是按照培训右利手医生的模式培训左利手医生开展手术，但这对左利手医生是不利的。对于带教或学员，无论是开放手术还是微创手术，均存在一定的困难。

随着左利手人群数量增加，为其调整与扩展外科培训与手术项目的需求也与日俱增。目前专为左利手术者设计的教学素材很少，技巧类文献报告的数量更少，因此有必要为术者的优势手制定个体化培训内容。由于大多数腹腔镜与机器人术者为右利手，专为左利手术者制定的指南也十分短缺。

本章内容的目的在于向左利手术者分享手术相关技巧与经验，重新思考在开展上尿路机器人手术中使用手术器械的不同可能性，对每位上尿路手术术者都有借鉴意义。这部分内容似乎尚未见于其他专著，因此本章内容基于术者经验与专家意见，填补了现有文献空白。

8.2 上尿路机器人手术

由直觉外科公司（Intuitive Inc.）推出的达芬奇机器人手术系统将泌尿外科手术带到了新纪元，为微创手术带来了多方面革新，包括具备 7 个运动自由度的器械、三维视野、震颤过滤以及更高的器械精度等。机器人系统可供术者在非无菌条件下进行符合人体工程学的操作，且理论上可实现远程手术。

达芬奇机器人系统的设计可实现尽可能多的操作自由度，相比于术者双手及手腕不仅可提供更大的运动幅度，近期研究还表明可最大限度消除术者内在的优势手影响，但还需更多研究进一步探明这一现象。

da Vinci Xi 系统的第二个优势在于术者可在腔镜下自行更换镜头位置，为术者在术中更换视角提供更多可能性。当正确使用 Xi 系统时，不会对左利手术者造成任何影响。左利手术者利用他们的优势手可实现一系列独特的操作技巧，我们将相关技巧与经验总结如下。

8.2.1 手术器械

根据直觉外科公司的产品说明，所有达芬奇手术器械可同时满足左利手与右利手术者使用。许多机器人手术器械（如马里兰双极镊、单极弯剪、双极弯钳等）末端带有弧度，其设计初衷主要是为具体的手术目的服务，而并未考虑术者优势手的不同。器械头端的弧度可根据术者喜好，通过手件控制器将器械旋转为弧度向上或向下，以使术者操作时更舒适。直觉外科公司会同时邀请左利手与右利手术者对器械进行测试，并由工程师观察术者使用情况，以评估手术器械是否对于术者而言是安全且直观的。截至 2021 年，直觉外科公司仍未出售专供左利手或右利手术者的特殊器械。所有器械均可同时满足两类人群使用。

8.2.2 机器人肾脏手术：患者体位与通道置入

左利手术者在开展机器人肾脏手术时，患者体位与右利手术者相同。将患者置于 45° 半侧卧位并妥善固定，确保将患者紧贴手术床床沿，同侧手臂尽可能置于低位，以使机器人各机械臂的移动范围最大化。

通道置入布局对于左利手术者则存在差异。一般首先使用 Hasson 技术直接切开腹壁置入助手孔。在建立气腹后，应首先探查腹腔内情况，排除腹膜损伤与粘连，随后将其余 4 个通道沿腹直肌外侧缘呈一直线置入，最佳 Trocar 布局见图 8.1 与图 8.2 所示。在手术开始时，首先将电剪置入最头端通道，将镜头置入第二靠近头端的通道，大力抓钳与持针器（或开窗双极镊）可分别置入第三通道与第四通道。

值得注意的是，当右利手术者行右肾手术时，通常需要额外置入一 5 mm 通道，并经该通道置入器械以辅助牵拉肝脏，而左利手术者通常并不需要额外置入通道进行牵拉。借助通道 4 的大力抓钳的头端可轻易将肝脏推开，获得视野及所需空间。

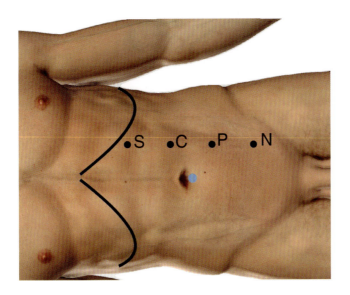

图 8.1　左利手术者使用达芬奇 Xi 机器人行左肾手术的 Trocar 布局。C：镜头孔；N：持针器；S：电剪刀；P：大力抓钳；蓝点：助手孔

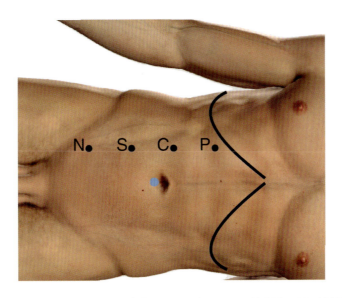

图 8.2　左利手术者使用达芬奇 Xi 机器人行右肾手术的 Trocar 布局。C：镜头孔；N：持针器；S：电剪刀；P：大力抓钳；蓝点：助手孔

8.2.3　肾部分切术中更换通道

对于达芬奇 Xi 系统，在肾部分切除术中可便捷地更换镜头与不同器械。更换通道可获得更好的肿瘤视角，辅助对肾脏进行牵拉，对于近头端、尾端或背侧肿瘤可获得更安全的入路。如图 8.3 与图 8.4 所示的通道更换方法中，可使用持针器夹持肾周组织，将肾脏绕肾蒂自由拨动。

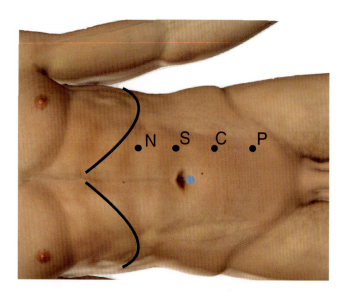

图 8.3　左利手术者使用达芬奇 Xi 机器人行左肾手术时，在肾缺血时更换通道：C：镜头孔；N：持针器；S：电剪刀；P：大力抓钳；蓝点：助手孔

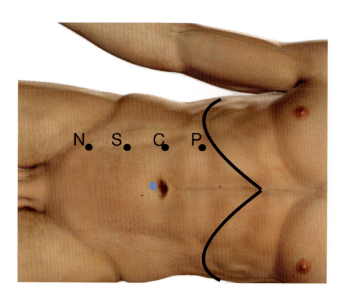

图 8.4　左利手术者使用达芬奇 Xi 机器人行右肾手术时，在肾缺血时更换通道：C：镜头孔；N：持针器；S：电剪刀；P：大力抓钳；蓝点：助手孔

8.2.4　肾输尿管切除术

在肾切除阶段，无论是否行淋巴结清扫，左利手术者可使用与上文相同的 Trocar 布局与起始位置（图 8.1、图 8.2）。

在完成第一部分手术后，可采用另一 Trocar 布局完成输尿管切除。此时可能需要暂时解除泊机，以便定位盆腔位置。此时应旋转吊臂并调整机械臂角度。将镜头孔置于更尾端的位置，以满足对输尿管的分离，直达输尿管膀胱连接部。在膀胱袖状切除后，将标本装入标本袋内并取出。可使用任左手或右手缝合打开的膀胱。

8.2.5　膀胱输尿管造口术 / 输尿管膀胱连接处手术

对于远端输尿管修补及盆腔区域的上尿路手术，其手术布局与其他盆腔手术类似，可参考标准前列腺癌根治术的 Trocar 布局。如助手为左利手，可将 12 mm 助手孔置于右侧。左利手术者习惯的 Trocar 布局见图 8.5。

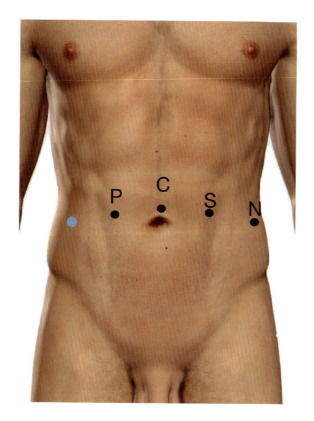

图 8.5　左利手术者使用达芬奇 Xi 行上尿路手术盆部区域操作时的 Trocar 布局。C：镜头孔；N：持针器；S：电剪刀；P：大力抓钳；蓝点：助手孔

笔者所在团队的镜头孔置于脐水平，置于左侧单极电剪与右侧大力抓钳之间。左侧手术外侧臂的理想情况为置入持针器。通过这一布局，术者可在使用左手进行操作的同时，通过最外侧器械暴露邻近组织。将镜头置于双极镊旁，以使器械尽可能偏向外侧。

8.3　上尿路机器人手术的辅助

机器人手术的成功依靠的是成功的团队合作。然而，文献大多只关注术者表现，一项研究表明床旁助手的经验几乎同等重要，可缩短总手术时间。我们相信助手对术者右利手或左利手的适应十分重要，需要进一步研究对 Trocar 调整的影响加以评估。

对于上尿路手术，助手孔的调整是有必要的。对于左利手助手，右肾手术时可将助手孔置于更偏头侧的位置，而左肾手术时则应更偏足侧。图 8.6 可进一步展示这一情况。将器械台置于左利手助手的右侧，可使更换器械或置入施夹器的过程更顺畅。

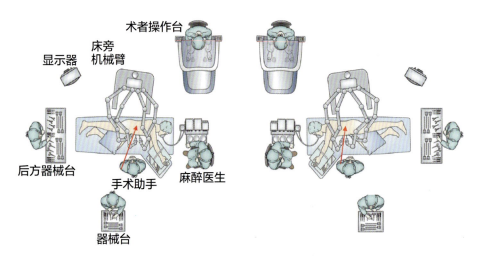

图8.6　根据床旁助手的惯用手调整辅助端口

8.4　小结

经验丰富的术者往往会建立自己个性化的手术习惯，充分利用其优势手，开展理论上所谓最优的技术。当尝试"最优"技术时，可能无法在所有情况下满足术者期望，当尝试不同技巧或布局时，应跳出标准化流程限制，这可能是一个不太舒适的过程。上文提到的每一种可选的布局均可根据个体情况进行调整。应在术者接受训练的一开始就养成基于优势手开展正确的技术的习惯。因此，不仅应开展基于个体情况的研究，颁布相应指南，也应根据不同优势手的实际情况在培训时区分这些差异。人们过去常说，左撇子可能是唯一"右"脑清醒的人，但也许这些旁门"左"道的外科医生，确实更适合开展上尿路机器人手术。

参考文献

[1]Adusumilli PS, Kell C, Chang JH, Tuorto S, Leitman IM. Left-handed surgeons: are they left out? Curr Surg. 2004;61:587–591.

[2]Badalato GM, Shapiro E, Rothberg MB, Bergman A, Roychoudhury A, Korets R, Patel T, Badani KK. The da vinci robot system eliminates multispecialty surgical trainees' hand dominance in open and robotic surgical settings. JSLS J Soc Laparoendosc Surg. 2014;18(e2014):00399.

[3]Cimen HI, Atik YT, Altinova S, Adsan O, Balbay MD. Does the experience of the bedside assistant effect the results of robotic surgeons in the learning curve of robot assisted radical prostatectomy? Int Braz J Urol. 2019;45:54–60.

[4]FLATT, A. E. Is being left-handed a handicap? The short and useless answer is "yes and no." Proc (Bayl Univ Med Cent). 2008;21:304–307.

[5]Leveillee RJ, Ashouri K. Robot-assisted pyeloplasty. In: SU L-M, editor. Atlas of robotic urologic surgery. Cham: Springer International Publishing; 2017. p. 148.

[6]LIESKE B. The left handed surgical trainee. BMJ. 2008;337:a2883.

[7]Mucksavage P, Kerbl DC, Lee JY. The da Vinci(Ⓡ) Surgical system overcomes innate hand dominance. J Endourol. 2011;25:1385–1388.

[8]Papadatou-Pastou M, Ntolka E, Schmitz J, Martin M, Munafò MR, Ocklenburg S, Paracchini S. Human handedness: a meta-analysis. Psychol Bull. 2020;146:481–524.

[9]Tchantchaleishvili V, Myers PO. Left-handedness-a handicap for training in surgery? J Surg Educ. 2010;67:233–236.

第九章
新机器人手术平台的培训及不同机器人手术平台间的转换

Kenneth Chen, Kae Jack Tay, John Shyi Peng Yuen, Nathan Lawrentschuk

9.1 简介

在微创手术领域，机器人手术的出现是外科手术发展进程的一个重要里程碑。其精准、灵活和可控性高等多重优势可帮助克服各种技术挑战，对于空间受限的手术更是如此。自从 2000 年机器人首次问世以来，机器人辅助手术在多个学科的各类手术中得到了广泛应用，泌尿外科医师也是最早应用该项技术的先行者之一。

美国加州桑尼韦尔市直觉外科公司推出的达芬奇手术系统首次亮相于 1999 年，并于 2000 年获美国食品药品监督管理局（FDA）批准用于人体手术。近 20 年来，达芬奇机器人一直是机器人辅助手术的标杆。这一平台强大的专利系统，包括多个组分技术的知识产权、持续升级的产品系列、监管部门批件的更新、完备的全球培训中心网络及完善的分销商与技术支持网络等，均使其得以保持该领域的主导地位。

竞争是所有产品领域发展必备的催化剂。由于专利权最长年限为 20 年，直觉外公司最初持有的专利权已到期，这为竞争者提供了有利机会，也让业内其他公司伺机而动，许多公司在过去 10 年间开始投资开展独家研究，许多新的机器人平台应运而生（表 9.1）。然而，面对达芬奇机器人平台厚重的历

K. Chen (✉) · K. J. Tay · J. S. P. Yuen
Department of Urology, Singapore General Hospital, Singapore, Singapore
e-mail: Kenneth.chen@singhealth.com.sg

K. J. Tay
e-mail: tay.kae.jack@singhealth.com.sg

J. S. P. Yuen
e-mail: john.yuen.s.p@singhealth.com.sg

K. Chen · N. Lawrentschuk
Division of Cancer Surgery, Peter MacCallum Cancer Centre, Melbourne, Australia
e-mail: lawrentschuk@gmail.com

N. Lawrentschuk
Department of Surgery, University of Melbourne, Royal Melbourne Hospital, Melbourne, Australia

EJ Whitten Prostate Cancer Research Centre, Epworth Healthcare, Melbourne, Australia

© The Author(s), under exclusive license to Springer Nature Switzerland AG 2022
S. S. Goonewardene et al. (eds.), Robotic Surgery for Renal Cancer,
Management of Urology, https://doi.org/10.1007/978-3-031-11000-9_9

表 9.1 市面现有获批的机器人系统及各自特点

机器人系统	获批年份	批准机构	术者主机模式	显像系统	床旁机械臂	术者控制模式	触觉反馈	镜头直径 (mm)	器械直径/DOF	专用训练模拟器
达芬奇 Xi	2014	FDA	封闭式	固定屏幕	单个	指环	无	8	8 mm/7°	达芬奇技能模拟器，SimNow®
Senhance	2017	FDA	开放式	3D 偏振眼镜	多个	腹腔镜手柄	有	10	10 mm/7° 5 mm/6° 3 mm/6°	NA
Revo-I	2017	KMFDS	封闭式	固定屏幕	单个	指环	有	10	7.4 mm/7°	Revo-Sim
达芬奇 SP	2018	FDA	封闭式	固定屏幕	单个	指环	无	12×10	6 mm/7°	NA
Versius	2019	CE 认证	开放式	3D 偏振眼镜	多个	摇杆	有	10	5 mm/7°	Versius 训练器
Avatera	2019	CE 认证	半封闭式	固定屏幕	单个	指环	有	10	5 mm/7°（一次性使用）	Avatera VR 模拟器
Hinotori	2020	JMHLW	半封闭式	固定屏幕	单个	指环	无	NA	NA	hi-Sim™

FDA：美国食品药品监督管理局；3D：三维；NA：数据不可供；CE 认证：CE 欧盟认证；JMHLW：日本卫生劳动福利部；TM：商标。

史地位与强大的存在感，当这一代在达芬奇系统上接受培训的术者转而使用下一机器人系统时，又将面对怎样的挑战呢？

9.2 主机模式与显像技术

直觉外科公司建立了达芬奇机器人标志性的封闭式主机，具有减少干扰、提高术者专注度并提供更为沉浸式体验等优势。然而，对手术环境的感知不足也可能影响术者与手术及麻醉团队的沟通。开放式主机虽令人耳目一新，但这一设计的局限性在于人体工程学与手术视野的差异。诚然，主机的设计本质上与光学成像及呈现给术者的画面模式相伴而生（图9.1）。

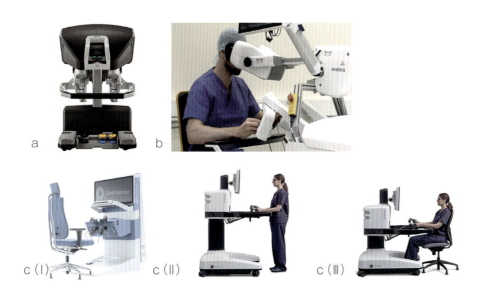

图9.1 机器人系统各类主机模式。a. 达芬奇机器人的封闭式主机与固定式3D立体视觉系统。b. Avatera 机器人的半封闭式主机。c. 开放式主机与3D偏振光眼镜，（Ⅰ）Senhanse 机器人（Senhance 外科系统），（Ⅱ）Versius 机器人，站立位，（Ⅲ）Versius 机器人，坐位（CMR 外科公司，Versius）

光学成像的进展为术野的实景三维成像铺平了道路，这也是机器人手术的一个主要吸引点。对手术区域真实的双目立体画面捕获，是术者获得高分辨率立体图像至关重要的组成部分。三维手术系统由两个主要部分构成：图像捕获与映射系统。传统腹腔镜的镜体 – 镜头成像模式将术野图像捕获后传输至镜体外部的相机，并随后将图像以电信号传输至图像处理器。新一代的数字技术则在微型相机头端装有芯片，直接在腹腔镜头端将图像转换为电信号并向外传输至图像处理器。单通道系统将单一图像分为两个视角，而双通道系统可提供两个独立视角，为术者提供真实的三维视觉。目前，市面上有两个主要的三维成像系统。达芬奇机器人可提供固定屏幕的三维立体设计，通过内镜头端的两个镜头分别捕捉画面获得三维成像，并将各自画面分别显示在主机端的两个目镜中，这免去了额外佩戴笨重的主动快门式3D眼镜的需要。主动快门式投影是一项在单个平面投影屏幕上高频交错式呈现左右眼图像的技术，需要借助偏振镜片保证双眼能分别接收相应的图像。这种形式的3D偏振投影可应用于开放式机器人主机中，如 Senhance 机器人（美国北卡罗来纳州莫里斯维尔 TransEnterix 外科公司）、Versius 机器人（英国剑桥郡剑桥医疗机器人有限公司）、Hugo 机器人（美国明尼苏达州美敦力公司）（发文时尚未上市）。

关于3D成像相比于2D视觉在手术时间、术中差错、器械额外移动等可量化参数方面的优势已得到了充分研究。虽然 3D 显像技术已得到了长足发展，上文提到的两种 3D 模式仍存在显著差异。在不同机器人平台间转换时，术者应意识到固定（封闭式）主机屏幕与需要佩戴偏振光眼镜的开放式主机在术野立体成像原理方面的本质区别。具体而言，后者可能需要承受眼镜本身额外重量带来的不适以及因偏振镜片滤光造成的画面亮度下降等；更重要的是，相比于高分辨率的 3D 立体高保真系统，偏振式 3D 成像的水平分辨率更低。此外，开放式眼镜可能无法完全屏蔽周围的视觉干扰，且术者可能因视觉传入信号与体位改变之间的感官冲突，出现头痛、前庭功能紊乱等不适。

9.3　人体工程学

机器人主机本质上是一个人机交互枢纽。视觉信息流持续不断地提供给术者，术者随即通过主机控制器移动视野或对体内组织进行操控。基于此，我们得以认识到主 – 仆式动态匹配、手眼协调、主机人体工程学之间相互作用的重要性，以及对术者舒适性与手术沉浸感的直接影响。机器人主机设计的一个主要原则是确保人体工程学相关设计与主 – 仆动态匹配之间达到最佳平衡。

对于封闭式主机，如达芬奇和 Revo–I 机器人，术者头部位置与眼屏距都是固定的（图 9.1）。这种模式虽如前文所述，具有减少周围环境对感官干扰等优势，但术者一直保持这种姿势可能会对颈椎造成压力。对于开放式主机，如 Versius 和 Senhance 机器人等，虽然可允许术者自由活动，但也未必能减轻对术者肌肉与骨骼的压力。一些具备眼球追踪功能的机器人，如 Senhance 机器人，如果屏幕与眼球匹配位置未处于最佳，同样可能对术者颈部造成压力。研究表明，造成眼部疲劳的因素可能包括术者眼部与屏幕的距离，以及观察屏幕的倾斜角等。当术者向下方斜视观察屏幕时，更有可能造成对颈部的压力，达芬奇系统的主机也可能如此。另外，当主机缺少支撑点时，可允许术者坐姿更加自由，从而可能出现不良坐姿。Versius 机器人的一个特点是其开放式主机可供术者采用站立位或坐位进行手术，这样既可更加灵活，也可使术者更加舒适（图 9.1）。这些与手术姿势相关的细微差别对于术者从封闭式主机向开放式主机转换时较为重要。应在开展新系统培训时，早期安排合适的与人体工程学内容相关的引导课程，以强调正确的手术姿势对改进人体工程学的重要性，提高术者的认识。下文除探讨术者姿势与机器人主机的位置之外，还进一步探讨主机控制器的相关内容。

9.4　主机控制器

机器人主机控制器的设计至关重要，舒适的控制器可提高手术精度、改善术者体验。目前机器人平台的控制器主要包含两种类型，即捏合式与握持式（图 9.2）。二者间存在本质区别，捏合式适用于精确操控，但可能增加手部小肌群的张力与疲劳；而握持式虽对肌肉张力影响较小，但精度也较低，主要通过手臂大肌群进行控制，而由于术者须抓握手柄，而导致手指的活动受限。Jeong 和 Tadano 研究了主 – 仆式握持 – 手柄混合式控制器的设计，在手术时表现更好，并可在更低的比例系数下实现更精准的操控。

基于上述认识，术者应体会到从捏合式向握持式手柄转换时最大的差异。这也可能成为转换过程中最大的阻力。捏合式的手部运动相对更加自然，并可还原开放手术使用镊子或双极镊时的捏合方式。腹腔镜术者对握持式的手柄则更有亲切感，因这种设计与腹腔镜器械更为相似。由于这一代机器人术者基本都在配备捏合式操纵器的达芬奇系统上进行过培训，他们在使用握持式控制器时可能学习曲线更长，且在操作时可能需要学习完全不同的技巧。

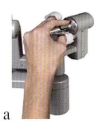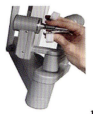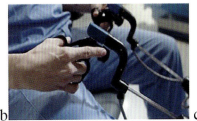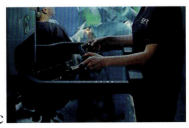

图 9.2 机器人平台的控制器类型 a. 捏合式（da Vinci 机器人）。b. 握持式（Senhance 机器人）。c. 手柄式（Versius 机器人）。

9.5 触觉反馈

机器人手术系统的一大难题是缺少触觉反馈。这一安全性配置的缺失，加上机械臂能在较小区域施加极大力量的特性，可能导致术中组织损伤及潜在事故的风险升高。因此，新的机器人平台致力于在这个方面提供解决方案也就不足为奇了。

在过去 10 余年中，在触觉反馈领域，尤其是在动觉力反馈（kinesthetic force feedback，KFF）方面，已开展多个研究。动觉力反馈涉及肌肉相关受体的激活，以制造对人体肌肉骨骼系统位置觉与运动觉的感知。然而，仅对单个方面的关注与研究是对人类触觉的过度简化，因为人类的触觉反馈还涉及皮肤机械受体激活等一系列复杂机制。研究表明，多模态触觉反馈涉及多个受体的协同性同步激活，以尽可能比拟人类的天然触觉与表现。达芬奇系统目前仍无法提供触觉反馈，术者目前需要依靠视觉方面的信号，如当牵拉组织时出现组织变形、苍白等，但这并不是一个万无一失的方法，且当施力不当时仍有可能出现不必要的损伤。Senhance 和 Versius 机器人带来了显著进步，为主机手柄安装了触觉反馈模块，但目前仍只具备单模块反馈功能，且研究尚未表明这一功能可改善手术与临床结果。即便如此，这仍是一个令人欣喜的功能，但需要术者从达芬奇系统向其他机器人系统过渡时有一个重新学习与适应的过程。触觉反馈目前看来大体是一个具有建设性的新功能，由于术者不再需要仅靠组织张力变化提供视觉反馈，这一新功能的加入有望缩短机器人手术的学习曲线。

9.6 培训与教学法

在各机器人平台技术与设计的竞争发展之余，新兴机器人平台的研发者也需要将同样多的精力放在技能培训方面。毕竟，对于一个新系统，充分的培训周期以克服学习曲线最陡峭的阶段必不可少。这也是相关行业能够发挥更大作用的地方。诚然，某种角度上，我们可以认为机器人术者适应新系统的水平完全取决于其接受培训时的表现。

培训一名新术者完成机器人系统的操作可分为两大阶段。首先，干箱模拟器训练必不可少，可帮助术者适应新系统的不同概念、设计与功能。新兴的机器人系统可能在许多方面存在差异（如本章前文所述），因此对于一名新术者，需要一定时间帮助其建立肌肉记忆，并改变其既往的思维定式，以便能在为真实患者手术前具备最低限度的操作熟练度。模拟式学习法（simulation based learning，SBL）已经改变了既往普遍用于外科培训的"看一个，做一个，教一个（see one，do one，teach one）"的旧方法，这一传统模式已无法达到今天严格的医疗评价标准。如今，对于机器人术者，模拟式学习法循证等级较高，可帮助我们从达芬奇技能模拟器（da Vinci Skills Simulator，dVSS，美国加州桑尼韦尔直觉外科公司）

为新手所设置的系统性技能培训课程中总结成功经验。新的机器人平台应致力于提供高仿真度、内容丰富、结构效度高的模拟器，以便新术者度过学习曲线早期，在一个安全、受控的环境下掌握基本的操作技能。特别值得一提的是，对于肾脏手术，Mimic dV-Trainer（MdVT，美国华盛顿州 Mimic 科技公司）这一市面上可购买的系统内置肾部分切除术的增强化模拟器，可提供机器人肾部分切除术的 3D 视频，并通过虚拟现实叠加技术帮助学员在手术的每一步获得手术技术与肾脏解剖方面的知识。该系统经全球机器人技能评价系统（global evaluative assessment of robotic skills，GEARS）认证，在所有的评价维度中均具有很高的结构效度。体内试验研究表明，该系统在从虚拟模拟器向实体组织手术转换过渡时具有很高的 GEARS 相关性。不仅如此，dV-Trainer 还可借助 Mimic M 评分（美国西雅图 Mimic 技术公司），借助资深机器人术者的水平检测和客观评估等相关数据，为学员提供有意义的个体化培训计划表（图 9.3）。

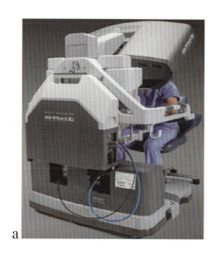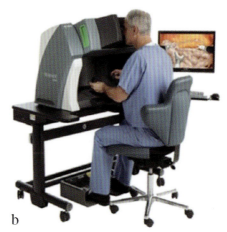

图 9.3　虚拟模拟器 a.da Vinci 技能模拟器。b. dV-Trainer 模拟器。

学员一旦通过模拟器初步掌握了基本操作，达到了一定熟练度，即可开展基于手术的湿箱训练，或在真实患者上进行手术训练。多个系统综述研究了机器人手术的学习曲线，发现在学习曲线长度方面存在巨大差异，这可能是由于业内尚缺乏学习曲线构筑的相关术语与相关参数的共识。相比于机器人前列腺癌根治术（RARP）的系统性训练模式，对于肾脏手术同样需要开展更多研究，以建立并验证更多的系统性培训课程。这一领域最近也取得了一些进展，即对术者在进行机器人肾部分切除术时，可对手术表现进行自动化评分与验证，评分涉及手术的 7 个主要步骤，即游离结肠、辨认并分离输尿管、暴露肿瘤、肾门分离、术中超声定位肿瘤边缘、肿瘤切除以及创面缝合。这些数据有助于建立培训评估的正式参数，应纳入所有机器人肾脏手术的培训大纲。

9.7　小结

培养新一代的机器人术者是一项重要任务。然而，我们应认识到，在过去 20 余年里，有一大批机器人术者经历了达芬奇机器人的时代，并成长为今天的机器人专家。对于一个已在某一机器人平台取得资深水平的术者，当他转换至另一机器人平台时，又将意味着什么？他在新平台的经验是否能够与其在达芬奇平台的经验相提并论？当向新平台过渡时，是否一定存在更短的学习曲线？市面上各类新机器人平台层出不穷，这些都是需要关注的重要问题。

由于目前仍只有一个机器人系统占据主导，针对不同机器人平台间技能的转换能力尚未得到充分研究。将机器人手术技能进行拆解，并评估何种技能在教学上存在更有利的特点，如在不同机器人间存在更高的可转换率及更平缓的学习曲线等，均可为术者在平台转换时提供更多信息。这也可能为未来机器人系统的设计与重点研发指明方向，以便能进一步在机器人术者中得到认可与推广。新兴机器人平台也应更多与现在的机器人术者接触，了解他们的需求，并为早期模拟器培训的应用提供支持与帮助。

机器人手术的未来存在着无限的发展潜能。随着不同系统的问世，机器人新术者将迎来更加直观、术者友好的用户界面，而老一辈的术者们也将面对在不同平台间转换时的各种挑战。新兴平台不仅会带来更多临床有效性和手术结果方面的问题，这些技术革命也将带来对机器人术者培训、认证及经济学影响方面的思考。有一点是较为明确的，即与竞争相伴而来的必定是行业的整体进步。随着更多新兴机器人平台的出现，机器人手术必将在未来数十年内得到进一步改良与提高。

参考文献

[1]Abiri A, Pensa J, Tao A, Ma J, Juo YY, Askari SJ, Bisley J, Rosen J, Dutson EP, Grundfest WS. Multi−modal haptic feedback for grip force reduction in robotic surgery. Sci Rep. 2019;9(1):5016.

[2]Avatera System. https://www.avatera.eu/en/avatera−system/#c3151. Accessed 8 Aug 2021.

[3]Bauer W, Wittig T. Influence of screen and copy holder positions on head posture, muscle activity and user judgement. Appl Ergon. 1998;29(3):185−192.

[4]Benali−Khoudja M, Hafez M, Alexandre J−M, Kheddar A. Tactile Interfaces: a state−of−the−art survey. Inform Syst Res—ISR. 2004.

[5]Bethea BT, Okamura AM, Kitagawa M, Fitton TP, Cattaneo SM, Gott VL, Baumgartner WA, Yuh DD. Application of haptic feedback to robotic surgery. J Laparoendosc Adv Surg Tech A. 2004;14(3):191−195.

[6]Bholat OS, Haluck RS, Murray WB, Gorman PJ, Krummel TM. Tactile feedback is present during minimally invasive surgery. J Am Coll Surg. 1999;189(4):349−355.

[7]Da Vinci systems and simulation—Press Resources. 2017. https://www.intuitive.com/en−us/ about−us/press/press−resources. Accessed 8 Aug 2021.

[8]Demi B, Ortmaier T, Seibold U. The touch and feel in minimally invasive surgery. In: IEEE international workshop on haptic audio visual environments and their applications, 1 October 2005, 6 pp.

[9]Du Z, Wang W, Yan Z, Dong W. Variable admittance control based on fuzzy reinforcement learning for minimally invasive surgery manipulator. Sensors (Basel). 2017;17(4).

[10] 10. Enayati N, De Momi E, Ferrigno G. Haptics in robot−assisted surgery: challenges and benefits. IEEE Rev Biomed Eng. 2016;9:49−65.

[11] Fries Svensson H, Svensson OK. The influence of the viewing angle on neck−load during work with video display units. J Rehabil Med. 2001;33(3):133−136.

[12] Ghodoussipour S, Reddy SS, Ma R, Huang D, Nguyen J, Hung AJ. An objective assessment of performance during robotic partial nephrectomy: validation and correlation of automated performance metrics with intraoperative outcomes. J Urol. 2021;205(5):1294−1302.

[13] Hertz AM, George EI, Vaccaro CM, Brand TC. Head−to−head comparison of three virtualreality robotic surgery simulators. JSLS. 2018;22(1).

[14] Hung AJ, Shah SH, Dalag L, Shin D, Gill IS. Development and validation of a novel robotic procedure specific simulation platform: partial nephrectomy. J Urol. 2015;194(2):520−526.

[15] Intuitive Surgical, I. 'da Vinci Xi skills simulator manual'. https://manuals.intuitivesurgical. com/c/document_library/get_ file?uuid=75bf45ec−9595−0b19−4ff3−c2cf0a90be89&groupId= 73750789. Accessed 8 Aug 2021.

[16] Jaschinski W, Heuer H, Kylian H. Preferred position of visual displays relative to the eyes: a field study of visual strain and individual differences. Ergonomics. 1998;41(7):1034−1049.

[17] Jaschinski−Kruza W. Eyestrain in VDU users: viewing distance and the resting position of ocular muscles. Hum Fact. 1991;33(1):69−83.

[18] Jeong S, Tadano K. Manipulation of a master manipulator with a combined−grip−handle of pinch and power grips. Int J Med Robot. 2020;16(2): e2065.

[19] Kelly DC, Margules AC, Kundavaram CR, Narins H, Gomella LG, Trabulsi EJ, Lallas CD. Face, content, and construct validation of the da Vinci skills simulator. Urology. 2012;79(5):1068−1072.

[20] Kirkpatrick K. Surgical robots deliver care more precisely. Commun ACM. 2014;(8):14−16.

[21] Koukourikis P, Rha KH. Robotic surgical systems in urology: what is currently available? Investig Clin Urol. 2021;62(1): 14−22.

[22] Kumar A, Smith R, Patel VR. Current status of robotic simulators in acquisition of robotic surgical skills. Curr Opin Urol. 2015;25(2):168−174.

[23] Lee MR, Lee GI. Does a robotic surgery approach offer optimal ergonomics to gynecologic surgeons?: a comprehensive ergonomics survey study in gynecologic robotic surgery. J Gynecol Oncol. 2017;28(5):e70.

[24] Lovegrove C, Novara G, Mottrie A, Guru KA, Brown M, Challacombe B, Popert R, Raza J, Van der Poel H, Peabody J, Dasgupta P, Ahmed K. Structured and modular training pathway for robot−assisted radical prostatectomy (RARP): validation of the RARP assessment score and learning curve assessment. Eur Urol. 2016;69(3):526−535.

[25] MacCraith E, Forde JC, Davis NF. Robotic simulation training for urological trainees: a comprehensive review on cost, merits and challenges. J Robot Surg. 2019;13(3):371−377.

[26] Martell J, Elmer T, Gopalsami N, Park YS. Visual measurement of suture strain for robotic surgery. Comput Math Methods Med. 2011;2011:879086.

[27] Mazzon G, Sridhar A, Busuttil G, Thompson J, Nathan S, Briggs T, Kelly J, Shaw G. Learning curves for robotic surgery: a review of the recent literature. Curr Urol Rep. 2017;18(11):89.

[28] Mimic Technologies, I. Mimic marketing brochure. Accessed 8 Aug 2021.

[29] Mitchell TN, Robertson J, Nagy AG, Lomax A. Three−dimensional endoscopic imaging for minimal access surgery. J R Coll Surg Edinb. 1993;38(5):285−292.

[30] Nayyar R, Gupta NP. Critical appraisal of technical problems with robotic urological surgery. BJU Int. 2010;105(12): 1710−1713.

[31] Niemeyer G, Nowlin W, Guthart G. Alignment of master and slave in a minimally invasive surgical apparatus. 2002.

[32] Santos−Carreras L, Hagen M, Gassert R, Bleuler H. Survey on surgical instrument handle design: ergonomics and acceptance. Surg Innov. 2012;19(1):50−59.

[33] Schostek S, Schurr MO, Buess GF. Review on aspects of artificial tactile feedback in laparoscopic surgery. Med Eng Phys. 2009;31(8):887−898.

[34] Schwab K, Smith R, Brown V, Whyte M, Jourdan I. Evolution of stereoscopic imaging in surgery and recent advances. World J Gastrointest Endosc. 2017;9(8):368−377.

[35] Seghers J, Jochem A, Spaepen A. Posture, muscle activity and muscle fatigue in prolonged VDT work at different screen height settings. Ergonomics. 2003;46(7):714−730.

[36] Soomro NA, Hashimoto DA, Porteous AJ, Ridley CJA, Marsh WJ, Ditto R, Roy S. Systematic review of learning curves in robot−assisted surgery. BJS Open. 2020;4(1):27−44.

[37] The Senhance Surgical System. https://www.senhance.com/us/digital−laparoscopy. Accessed 8 Aug 2021.

[38] Versius For Surgeons—CMR Surgical. https://cmrsurgical.com/versius/surgeon. Accessed 8 Aug 2021.

[39] Wagner CR, Stylopoulos N, Jackson PG, Howe RD. The benefit of force feedback in surgery: examination of blunt dissection. Presence. 2007;16(3):252–262.

[40] Walliczek–Dworschak U, Mandapathil M, Förtsch A, Teymoortash A, Dworschak P, Werner JA, Güldner C. Structured training on the da Vinci skills simulator leads to improvement in technical performance of robotic novices. Clin Otolaryngol. 2017;42(1):71–80.

第十章
新兴机器人平台对肾癌手术技巧的改变

Christopher Soliman, Marc A. Furrer, Nathan Lawrentschuk

10.1　简介

　　自 20 世纪 90 年代以来，腹腔镜手术经历了前所未有的改变与发展。微创手术吸引了患者与术者双方，为他们带来了福祉，促进了行业增长，也使越来越多复杂疾病通过腹腔镜开展手术成为必要。可以预见的是，腹腔镜技术终将到达某一顶峰，外科发展也可能到达某一平台期。为应对这个问题，机器人手术应运而生，发展至今已在全球范围内为微创手术（MIS）带来了革命性变化。机器人手术领域的市场迅速增长，重新定义了许多主要泌尿系肿瘤的外科治疗金标准。2000 年达芬奇手术系统问世，改变了现代微创手术的面貌。

　　相比于腹腔镜手术，机器人手术具有显著优势，包括可供术者控制的镜头、放大的三维高分辨率手术视野、具备 7 个自由度与 90° 成角关节的 EndoWrist，显著提高了手术的可操作性。此外，机器人手术自然的操作方式，进一步提高了手术操作的灵活性，使术者手眼协调更为精准，过滤了生理上的手部震颤，成比例放大的操作幅度可进行更精确的组织分离与缝合等。这些优势使术者得以开展更多复杂的微创手术，也可使更多专家在接受培训的过程中能够缩短学习曲线，并从中获益。因此，机器人肾脏和前列腺手术在全球范围内得到了迅速认可与快速发展。

10.2　背景

机器人手术和直觉外科公司的起源

　　美国直觉外科公司（Intuitive Surgical, Inc.）成立于 1995 年，但目前的达芬奇平台实际上起源更早，20 世纪 80 年代末诞生于斯坦福国际研究院下属的一家非盈利机构，并最终成为科研与创新的集大成者。通过各方面的联合努力，Phil Green 与 Richard Satava 最早研制了机器人手术系统原型。在发展进程中，

C. Soliman (✉) · M. A. Furrer · N. Lawrentschuk
Department of Urology, The University of Melbourne, The Royal Melbourne Hospital, Parkville,
VIC, Australia
e-mail: chrissol1312@gmail.com

© The Author(s), under exclusive license to Springer Nature Switzerland AG 2022
S. S. Goonewardene et al. (eds.), *Robotic Surgery for Renal Cancer*,
Management of Urology, https://doi.org/10.1007/978-3-031-11000-9_10

远程手术系统的理念吸引了美国国防部高级研究计划局（Defence Advanced Research Projects Agency，DARPA）的注意，其"高级生物医学技术（Advanced Biomedical Technologies，ABMT）"项目的工作方向指向了对提高作战伤员外科急救水平的研究，将远程技术与医疗前沿高级外科治疗（medical forward advanced surgical treatment，MEDFAST）进行整合，并融合了 IBM 和麻省理工学院（MIT）的核心技术，彻底颠覆了专科远程手术的理念，也为 John Freund、Frederick Moll 和 Bob Younge 带来了灵感，他们共同创立了直觉外科公司。

在生产了数个原型机后，标志性的达芬奇外科系统于 1999 年研制成功，并于 2000 年得到了美国食品药品监督管理局（FDA）批准用于普通外科腹腔镜手术。2001 年，FDA 批准该系统用于前列腺手术，并在随后彻底改变了泌尿系肿瘤的外科治疗及肾癌手术的外科技术。

然而，在官方发布后不久，直觉外科公司却因侵犯专利问题被计算机运动（Computer Motion）公司控告，因后者在达芬奇系统发布之前便已经发布了宙斯机器人手术系统（ZEUS Robotic Surgical System，ZRSS），并已得到欧洲相关部门批准，只是尚未得到美国 FDA 批准。随后数年官司的悬而未决遏制了双方的发展，2003 年直觉外科公司和计算机运动公司同意合并，随后这个插曲以 ZEUS 成全达芬奇系统，淡出市场而告一段落（图 10.1）。

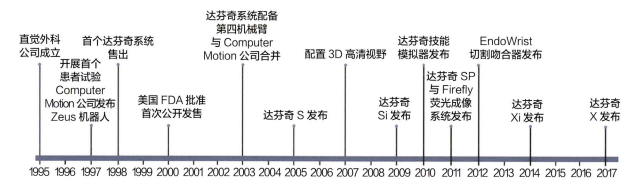

图 10.1　直觉外科公司里程碑事件时间表

10.3　达芬奇机器人手术系统

自 2000 年达芬奇手术系统首次官方发布以来，又陆续向市场推出了 4 代达芬奇机器，即达芬奇 S、达芬奇 Si、达芬奇 Xi 以及达芬奇 X（图 10.2）。每一代平台都进行了独特的技术升级，不断改良硬件技术，提高产品表现力。此外，随着每一代新平台设计的推出，都伴随着市场份额扩增，手术器械、系统附件与产品服务的更替与升级，以及全球范围对机器人手术的推广、认可与整合。截至 2020 年，全球已有超过 67 个国家配置了 5989 台达芬奇系统，成功开展超过 850 万例手术。

在创立之初，相比于原型机与 ZEUS 平台，最早的"经典"达芬奇外科系统已得到了大幅改良与强化。达芬奇系统由 3 个部分——术者控制台、床旁机械臂与成像台车组成。所有机械臂均安装于单个床旁机械车中，免除了需要将多个机械臂分别泊机于手术床的需要，并可按需要将台车摆放于最佳位置。术者控制台可提供三维视觉及标志性的双目式立体成像，可使术者在视觉上能更好适应其成像模式与对焦距离，更加集中注意力，减轻手术疲劳。此外，达芬奇机器人特征性的 EndoWrist 器械具备 7 个自由度、2 个方向的轴向旋转能力，加上直观的操控与良好的人体工程学设计，均使外科医生能更加精准地开展手术。标准的床旁机械臂最初由单个内镜臂和两个机械臂组成，不久后，于 2003 年引入了第 4 机械臂，以弥补暴露不足的问题。第4机械臂可为术者提供更好的牵拉控制效果，改善术区暴露，减少对助手辅助的需求。

达芬奇手术机器人

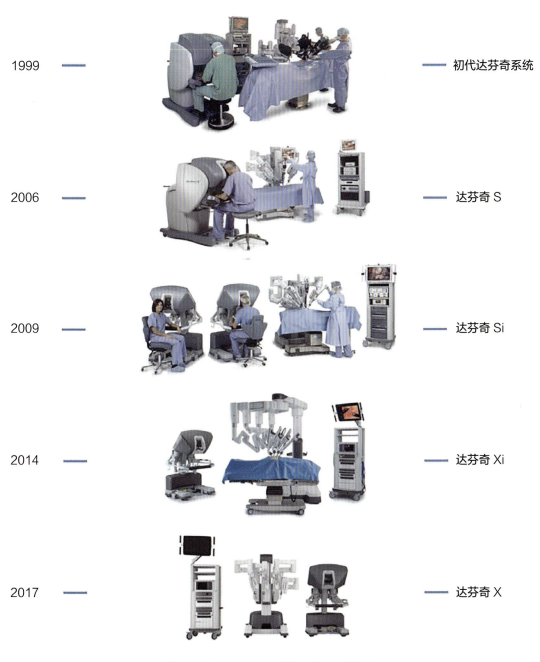

1999	——	——	初代达芬奇系统
2006	——	——	达芬奇 S
2009	——	——	达芬奇 Si
2014	——	——	达芬奇 Xi
2017	——	——	达芬奇 X

图 10.2　达芬奇手术机器人的 5 代产品

　　到了 2006 年，直觉外科公司发布了首代升级产品，即达芬奇 S。新平台进行了适度升级，如高分辨率（HD）镜头、交互性触控屏、改良的装机模式等。2009 年，公司又在更高要求的前提下推出了达芬奇 Si 平台，可支持双控制台操作，从而能够满足更高的协同手术与手术培训的需求。此外，整合 TilePro 软件，通过 Firefly 技术增加了实时荧光成像功能，使达芬奇系统的成像功能更加现代化。这些升级使达芬奇 Si 系统成为直觉外科公司创立以来全球最为普及的平台之一。尽管 Si 平台风靡一时，但仍存在一些较为明显的硬件不足，如该设备较大的单一垂直圆柱体基台结构，注定会对机械车的方向有很高的依赖性，加上较为庞大的机械臂结构，可能会出现较频繁的外部器械碰撞，为术者带来麻烦。此外，当需要开展多象限手术时，需要在术中完全重新摆放体位并重新泊机，增加了总体手术与麻醉时间。

5 年后，直觉外科公司开发了达芬奇 Xi 系统，至今仍是功能最强大的机器人手术旗舰平台。2014 年推出的 Xi 平台重新设计了床旁机械臂，大大增加了机器人的机动性、灵活性与功能性。Xi 平台推出了更新、更先进的手术器械，改良的成像模式，重新设计的机械车、改良的移动方式和自动泊机功能，基本彻底解决了既往型号床旁机械臂的缺陷。Xi 系统的吊臂式机械臂结构设计可允许全角度、全象限旋转，并且可实现任意角度泊机。重新设计的框架可将器械直接悬吊于手术台上方进行安装，使得机械臂基台位置能够大体独立于术区朝向，增加了总体的内部运动幅度，改良了手术入路，并最大限度避免了外部器械碰撞。此外，重新设计的机械臂关节使整体机械臂更加纤细与紧凑，不同于既往型号需要较大的外部工作空间。此外，Xi 平台的半自动泊机过程更加流畅，仅需通过内镜简单瞄准术区位置即可轻松将机械臂移动至最佳工作位置，并可与患者身体保证足够的安全距离。除机械臂得到巨大升级外，术者控制台也更加现代化，在人体工程学方面更先进、控制更精准，且成像技术也得到提升。内镜较既往型号进一步缩小为 8 mm 直径，使得镜头在更加纤细的同时仍能提供更高分辨率的三维高清视野，并且亮度更高、显像更具沉浸式，镜体长度更长。此外，Xi 系统的镜头可不通过床旁助手辅助，由术者直接控制转换头端 30° 朝向。Xi 系统 4 个相同的机械臂可满足在任意时间将任意器械置入任意机械臂通道，大大提高了手术适配性。Xi 系统内置的 Firefly 荧光成像技术可在注射吲哚菁绿后实现实时术中组织灌注染色，辅助术中决策。此外，厂家还为 Xi 系统专门研发了额外的手术器械（如机器人吸引器、冲洗器、施夹器等），并增加了现有能量平台的功率（如增强版的血管闭合器）。

2017 年，直觉外科公司发布了最新的达芬奇 X 平台，为预算有限的全球客户提供了更为经济的解决方案。这一造价更低的平台从达芬奇 Xi 系统中汲取宝贵经验，实现了多个关键性技术升级。尽管其床旁机械臂在结构上与 Si 系统更为相似，也未配备吊臂式结构，但相比于 Si 可实现 1.5 倍的工作空间，而 Xi 平台相比于 Si 平台可实现 3 倍工作空间（图 10.3），这使得 X 平台可开展更优化、聚焦特定象限的手术（如前列腺癌根治术、肾部分切除术等），术者也同样可使用更加纤细的手术器械。此外，X 系统还与 Xi 系统共用同一型号的成像台车、术者控制台，以及许多相同的进阶器械与附件，且客户可根据需求进行定制升级。

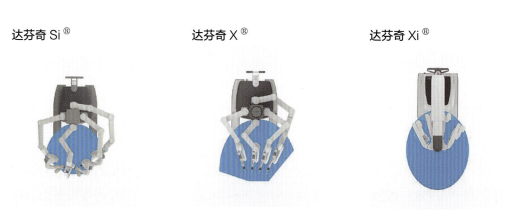

达芬奇 Si®　　　　　达芬奇 X®　　　　　达芬奇 Xi®

相比于 Si 系统工作范围为其 1.5 倍　　相比于 Si 系统工作范围为其 3 倍

图 10.3　最新 3 代达芬奇手术机器人工作空间对比（图片来源：直觉外科公司）

10.4　开展肾癌手术的新机器人平台

机器人辅助手术已成为肾脏手术的重要组成部分，现有文献也体现了其重要临床价值。然而，肾脏手术主要聚焦在对技术要求很高的术式（如复杂肾手术、肾部分切除术、肾输尿管切除术，伴或不伴下腔静脉癌栓、复杂肾移植手术，以及因肥胖或腹壁粘连导致的复杂解剖），而对简单的单纯性肾切除术关注较少。如前所述，最新型号的手术机器人层出不穷的硬件优势可辅助实现技术上的各种需求，如：①三维高清立体视野；②精细的组织操控与高质量器械使用；③在无须重新泊机的情况下开展多象限手术（如肾输尿管切除术）的能力，以减少手术时间；④内置便捷的 Firefly 荧光成像技术，可评估组织灌注情况，辅助切除肿瘤。这些进展可显著缩短非腹腔镜术者的学习曲线。

腹腔镜手术因在肿瘤切除与体腔内缝合等步骤时难度较高而限制了其推广应用。对于未配备机器人的医疗中心，开放手术可能是唯一的替代选择，而开放手术可能面临住院时间更长、出血量更多等问题。目前，成本更高、术前准备时间和总体手术时间更长仍是机器人手术面对质疑最多的几个方面。常规机器人肾癌根治术（robotic-assisted radical nephrectomy，RARN）的价值仍存在争议，主要在于相比于腹腔镜肾癌根治术（laparoscopic nephrectomy，LN），其在费用与手术时间方面存在劣势。然而，一项纳入 150 例肾癌根治术的综述表明，在已配备机器人的中心，RARN 和 LN 在费用方面并无显著差异。此外，一项回顾性单中心研究表明，LN 术中一次性手术耗材与 RARN 所用相当，作者认为机器人肾脏手术并不总是与更高的费用挂钩。这些研究是否具有普适性仍不明确，但如果费用问题在将来能在某种程度上得到解决，机器人肾癌手术将毋庸置疑地变成基本的金标准术式。

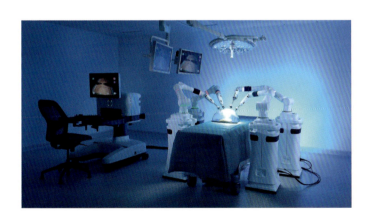

图 10.4　CMR 外科公司推出的 Versius 手术机器人（图片来源：CMR 外科公司）

Versius 手术机器人系统（英国剑桥 CMR 外科公司）是一种新型远程机器人手术系统，用于辅助术者开展微创手术，并克服现有机器人存在的各种不足（如前文所述）（图 10.4）。Versius 手术机器人可模仿人手臂的关节运动，配有 V-wrist 技术的末端可弯器械在患者体内实现 7 个自由度，开展更高级的手术入路。手术器械与镜头臂分别安装于彼此独立的带轮台车，共同组成一个便携、机动性强的床旁单元。术者操作类似游戏手柄的控制器与系统互动，并接收来自术者控制台的视觉反馈。控制台将来自内镜镜头的 3D 图像中继传入，以抬头显示方式叠加于显示屏。这一开放式设计使术者可根据需要选择坐位或站立位，以获得最佳人体工程学效果，确保随时可获得良好的工作模式，并可使术者与手术团队之间的沟通更简单，并更好地辅助培训与教学活动。手术室团队可控制床旁成像单元及多达 3 个床旁器械单元，从中获得反馈信号，并在副显示屏上观察二维内镜图像与叠加显示。机器人系统的模块化设计提高了使用的灵活性，床旁单元的体积足够放入一个标准大小的手术室，并可轻易在手术室内或不同手术室间移动。一项可行性研究显示，使用该平台在尸体标本上成功开展了 24 例机器人肾癌手术，展示了其安全性与有效性。

相比于腹腔镜手术，机器人手术主要优势在于学习曲线更短，肾创面缝合更加高效。快速缝合可缩短夹闭肾动脉造成的肾缺血，在最大化保护肾实质方面具有关键作用。因此，机器人手术满足了更大体积与更复杂肾肿瘤的手术需求，尤其是对于孤立肾患者更具重要意义。

值得注意的是，达芬奇系统的进一步完善与发展使机械臂位置布局更加优化，为肾脏手术提供了更灵活的通道设计。这一布局可实现手术器械更大范围的移动，在满足多象限手术需求的同时避免器械碰撞，并可使许多手术步骤（如游离肠管）更加简易。新系统的这些优势在更复杂肾肿瘤手术（如上尿路尿路上皮癌行腹膜后淋巴结清扫，或腔静脉癌栓切除、肾移植术等）中尤为明显。

对于肾脏手术的通道布局，达芬奇 X 和 Xi 系统可将各 Trocar 排布成一直线，而无须排成 L 形成角。相比之下，S 与 Si 系统通道布局范围更窄，可能使床旁操作更困难且不适。另外，更新一代的达芬奇机器人可允许镜头标记、镜头旋转，提供了更好的空间感知，提高了术野暴露的灵活性。

下文总结了现有文献中比较机器人 RN 和 PN 相比于开放入路及腹腔镜入路的临床数据。

10.5　现有临床证据

10.5.1　肾癌根治术（RN）——机器人对比腹腔镜入路

一项大型回顾性队列研究对比了机器人肾癌根治术（RARN）与腹腔镜肾癌根治术（LRN）的数据，表明相比于 LRN，RARN 未增加严重并发症的发生风险，但手术时间更长，住院费用更高。另一项系统综述表明，相比于 LRN，RARN 在局部复发率或全因癌症特异性死亡率方面并无显著差异。相比于腹腔镜入路，机器人肾输尿管切除术灵活性更高，在分离远端输尿管、袖状切除膀胱和缝合膀胱方面具有显著优势。然而，纯粹从外科角度看，RARN 相比于腹腔镜入路并未见明显优势。这是因为这一根治性手术方式的技术难度并不高。尽管缺乏明确证据表明 RARN 与腹腔镜入路相比具有优势，在过去 10 年中，机器人手术入路的占比还是出现了上升。发生这一趋势的主要原因，在于术者更愿意在根治术中获取肾门阻断的手术经验，以弥补肾部分切除术的学习曲线。此外，这些手术技巧也是在开展更复杂肾脏手术（如供肾切除或肾癌根治术伴下腔静脉瘤栓切除术）之前应掌握的。

10.5.2　肾部分切除术（PN）——机器人对比开放入路

一项单术者前瞻性研究比较了机器人 PN 和开放 PN 的围术期结果，表明 RAPN 组出血量更低，住院时间更短。两组间并发症发生率、手术时间、热缺血时间、肌酐变化及切缘阳性率相似。另一项来自法国数据库的多中心前瞻性研究比较了接受 RAPN 或 OPN 的 1800 名患者数据，表明 RAPN 队列致病率更低、输血率更低、严重并发症发生率及总体并发症发生率更低，且住院时间明显更短。

10.5.3　肾部分切除术（PN）——机器人对比腹腔镜入路

一项采用倾向性评分匹配法的回顾性研究表明，在 5 年中位随访时间下，RAPN、LPN 与 OPN 在局部复发率、远处转移率和癌症相关死亡率方面相似。另一项荟萃分析比较了 RAPN 对比 LPN 的围术期数据，表明 RAPN 组中转开放或中转根治性切除的概率显著更低，且热缺血时间更短、术后 eGFR 变化率更低、住院时间更短。两组间并发症发生率、术后血清肌酐变化率、手术时间、出血量与切缘阳性率等方面无显著差异。

10.5.4　手术体量、切缘阳性与 RAPN

一项来自美国、纳入 18 724 名患者的回顾性研究评估了医院手术体量对 RAPN 术后结果的影响，表明手术体量高的医院可能围术期数据更好（体现在中转开放率与住院时间上），且切缘阳性率更低。另一项来自法国、纳入 1222 名 RAPN 患者的研究表明，医院手术体量是影响术后"三连胜"率的主要预测因子。

10.6　未来挑战

可以确定的是，未来的挑战仍将持续出现。能否改进对关键解剖结构的识别精度，仍是决定手术成功与否的关键。这个问题可通过机器人相关技术进步加以辅助解决，如应用吲哚菁绿（indocyanine green，ICG）（静脉注射或经经皮肾造瘘管或导尿管等体外通路注射）以识别血管灌注情况。

在达芬奇系统更新换代的辅助下，机器人外科的下一个挑战将是常规应用机器人行根治性肾切除＋下腔静脉瘤栓切除术。在高度专科化的医疗中心，这一手术可用于高达Ⅲ级瘤栓的治疗。由于开放手术需要较长的手术切口，机器人手术有望显著减少并发症，缩短手术时间，并降低患者经济负担。

其他有望借助机器人完成的手术还包括肾移植术，相关的手术技巧仍在不断发展。重要的是，不光是肾移植术，供肾切除术由于需要最佳的手术条件，也可通过机器人安全开展。文献证据表明机器人肾移植术可行性高，相比于开放手术可在保证功能学结果相近的同时，减少手术并发症。

随着学科经验积累，泌尿外科医生和机器人系统都将继续得到稳步发展。未来技术上更复杂的机器人手术可能将局限于三级专科中心开展，而低手术体量和相对欠缺经验的中心将开展更为常见和复杂程度较低的手术。

10.7　小结

目前，机器人时代已在泌尿肿瘤学，特别是肾癌手术领域产生了巨大影响。手术机器人在全球范围的普及与融入，清晰表明机器人手术将持续对微创手术发展进程进行塑造，并持续扮演重要角色。最新一代的达芬奇系统以及具有潜在发展前景的其他机器人平台（如 Versius 外科机器人等），已成为外科技术的领头羊，克服了既往腹腔镜手术的固有局限，为经验丰富的术者提供强有力的支持，不断打破技术壁垒，使术者有条件开展更加复杂的上尿路手术。费用问题仍是这些平台的限制因素，并可能在未来数年里仍然如此。然而，与既往任何技术革新与进步相似，这些一开始被认为是负担过重的新技术，很有可能在未来研究中证明它们的成本效益。

参考文献

[1]Rukstalis DB, Chodak GW. Laparoscopic retroperitoneal lymph node dissection in a patient with stage 1 testicular carcinoma. J Urol. 1992;148:1907–1909; discussion 1909–1910.

[2]Berkman DS, Taneja SS. Laparoscopic partial nephrectomy: technique and outcomes. Curr Urol Rep. 2010;11:1–7.

[3]Yates DR, Vaessen C, Roupret M: From Leonardo to da Vinci: the history of robot–assisted surgery in urology. BJU Int. 2011;108:1708–1713; discussion 1714.

[4]McGuinness LA, Prasad Rai B. Robotics in urology. Ann R Coll Surg Engl. 2018;100:38–44.

[5]Lanfranco AR, Castellanos AE, Desai JP, Meyers WC. Robotic surgery: a current perspective. Ann Surg. 2004;239:14–21.

[6]Hanna T, Imber C. Robotics in HPB surgery. Ann R Coll Surg Engl. 2018;100:31–37.

[7]Cwach K, Kavoussi L. Past, present, and future of laparoscopic renal surgery. Investig Clin Urol. 2016;57:S110–S113.

[8]Babbar P, Hemal AK. Robot–assisted urologic surgery in 2010—advancements and future outlook. Urol Ann. 2011;3:1–7.

[9]Pal RP, Koupparis AJ. Expanding the indications of robotic surgery in urology: a systematic review of the literature. Arab J Urol. 2018;16:270–284.

[10] Finkelstein J, Eckersberger E, Sadri H, Taneja SS, Lepor H, Djavan B. Open versus laparoscopic versus robot–assisted laparoscopic prostatectomy: the European and US experience. Rev Urol. 2010;12:35–43.

[11] Ishii H, Rai BP, Stolzenburg JU, Bose P, Chlosta PL, Somani BK, Nabi G, Qazi HA, Rajbabu K, Kynaston H, et al. Robotic or open radical cystectomy, which is safer? A systematic review and meta–analysis of comparative studies. J Endourol. 2014;28:1215–1223.

[12] George E, Brand T, LaPorta A, Marescaux J, Satava R. Origins of robotic surgery: from Skepticism to standard of care. JSLS: J Soc Laparoendosc Surg. 2018;22:e2018.00039.

[13] Satava RM. Robotic surgery: from past to future–a personal journey. Surg Clin North Am. 2003;83(1491–1500):xii.

[14] Azizian M, Liu M, Khalaji I, Sorger J, Oh D, Daimios S. 3—The da Vinci Surgical System. In: Abedin–Nasab, editor. Handbook of robotic and image–guided surgery. MH: Elsevier;2020. p. 39–55. https://doi.org/10.1016/B978–0–12–814245–5.00003–7.

[15] Satava RM. Surgical robotics: the early chronicles: a personal historical perspective. Surg Laparosc Endosc Percutan Tech. 2002;12:6–16.

[16] Intuitive History on World Wide Web. https://www.intuitive.com/en–us/about–us/company/his tory.

[17] Takács Á, Nagy D, Rudas I, Haidegger T. Origins of surgical robotics: from space to the operating room. 2016;13:13–30.

[18] Damle A, Damle RN, Flahive JM, Schlussel AT, Davids JS, Sturrock PR, Maykel JA, Alavi K. Diffusion of technology: trends in robotic–assisted colorectal surgery. Am J Surg. 2017;214:820–824.

[19] Wirth GJ, Hauser J, Caviezel A, Schwartz J, Fleury N, Tran SN, Iselin CE. Roboterassistierte Operationen in der Urologie. Urologe. 2008;47:960–963.

[20] Hanzly M, Frederick A, Creighton T, Atwood K, Mehedint D, Kauffman EC, Kim HL, Schwaab T. Learning curves for robot–assisted and laparoscopic partial nephrectomy. J Endourol. 2015;29:297–303.

[21] Gill IS, Kavoussi LR, Lane BR, Blute ML, Babineau D, Colombo JR Jr, Frank I, Permpongkosol S, Weight CJ, Kaouk JH, et al. Comparison of 1,800 laparoscopic and open partial nephrectomies for single renal tumors. J Urol. 2007;178:41–46.

[22] Yang DY, Monn MF, Bahler CD, Sundaram CP. Does robotic assistance confer an economic benefit during laparoscopic radical nephrectomy? J Urol. 2014;192:671–676.

[23] Roos FC, Thomas C, Neisius A, Nestler S, Th ü roff JW, Hampel C. Robot–assisted laparoscopic partial nephrectomy: functional and oncological outcomes. Urologe A. 2015;54:213–218.

[24] Petros FG, Angell JE, Abaza R. Outcomes of robotic nephrectomy including highestcomplexity cases: largest series to date and literature review. Urology. 2015;85:1352–1358.

[25] Thomas BC, Slack M, Hussain M, Barber N, Pradhan A, Dinneen E, Stewart GD. Preclinical evaluation of the versius surgical system, a new robot–assisted surgical device for use in minimal access renal and prostate surgery. Eur Urol Focus. 2021;7:444–452.

[26] Laviana AA, Hu JC. Current controversies and challenges in robotic–assisted, laparoscopic, and open partial nephrectomies. World J Urol. 2014;32:591–596.

[27] Gill IS, Kamoi K, Aron M, Desai MM. 800 Laparoscopic partial nephrectomies: a single surgeon series. J Urol. 2010;183:34–41.

[28] Leow JJ, Heah NH, Chang SL, Chong YL, Png KS. Outcomes of robotic versus laparoscopic partial nephrectomy: an updated meta–analysis of 4,919 patients. J Urol. 2016;196:1371–1377.

[29] Jeong IG, Khandwala YS, Kim JH, Han DH, Li S, Wang Y, Chang SL, Chung BI. Association of robotic–assisted vs laparoscopic

radical nephrectomy with perioperative outcomes and health care costs, 2003 to 2015. JAMA. 2017;318:1561−1568.

[30] Asimakopoulos AD, Miano R, Annino F, Micali S, Spera E, Iorio B, Vespasiani G, Gaston R. Robotic radical nephrectomy for renal cell carcinoma: a systematic review. BMC Urol. 2014;14:75.

[31] Masson−Lecomte A, Yates DR, Hupertan V, Haertig A, Chartier-Kastler E, Bitker MO, Vaessen C, Roupr ê t M. A prospective comparison of the pathologic and surgical outcomes obtained after elective treatment of renal cell carcinoma by open or robot−assisted partial nephrectomy. Urol Oncol. 2013;31:924−929.

[32] Peyronnet B, Seisen T, Oger E, Vaessen C, Grassano Y, Benoit T, Carrouget J, Prad è re B, Khene Z, Giwerc A, et al. Comparison of 1800 robotic and open partial nephrectomies for renal tumors. Ann Surg Oncol. 2016;23:4277−4283.

[33] Chang KD, Abdel Raheem A, Kim KH, Oh CK, Park SY, Kim YS, Ham WS, Han WK, Choi YD, Chung BH, et al. Functional and oncological outcomes of open, laparoscopic and robotassisted partial nephrectomy: a multicentre comparative matched−pair analyses with a median of 5 years' follow−up. BJU Int. 2018;122:618−626.

[34] Choi JE, You JH, Kim DK, Rha KH, Lee SH. Comparison of perioperative outcomes between robotic and laparoscopic partial nephrectomy: a systematic review and meta−analysis. Eur Urol. 2015;67:891−901.

[35] Xia L, Pulido JE, Chelluri RR, Strother MC, Taylor BL, Raman JD, Guzzo TJ. Hospital volume and outcomes of robot−assisted partial nephrectomy. BJU Int. 2018;121:900−907.

[36] Peyronnet B, Tondut L, Bernhard JC, Vaessen C, Doumerc N, Sebe P, Pradere B, Guillonneau B, Khene ZE, Nouhaud FX, et al. Impact of hospital volume and surgeon volume on robotassisted partial nephrectomy outcomes: a multicentre study. BJU Int. 2018;121:916−922.

[37] Diana P, Buffi NM, Lughezzani G, Dell'Oglio P, Mazzone E, Porter J, Mottrie A. The role of intraoperative indocyanine green in robot−assisted partial nephrectomy: results from a large. Multi−inst Ser Eur Urol. 2020;78:743−749.

[38] Gill IS, Metcalfe C, Abreu A, Duddalwar V, Chopra S, Cunningham M, Thangathurai D, Ukimura O, Satkunasivam R, Hung A, et al. Robotic level III inferior Vena Cava Tumor Thrombectomy: initial series. J Urol. 2015;194:929−938.

[39] Territo A, Mottrie A, Abaza R, Rogers C, Menon M, Bhandari M, Ahlawat R, Breda A. Robotic kidney transplantation: current status and future perspectives. Minerva Urol Nefrol. 2017;69:5−13.

第十一章
肾癌机器人手术中吲哚菁绿（ICG）的应用

Geert De Naeyer, Carlo Andrea Bravi, Alexandre Mottrie

11.1　简介

机器人外科技术使开展更加复杂的泌尿外科手术成为可能，且相比于腹腔镜或开放手术更加精准、使用器械更加小型化、切口也更微创。影像导航外科是机器人手术的重要进展之一，其理念在于增强光学成像可以改善体腔内解剖结构或病理特征的显影效果，起到辅助手术的作用。术中实时鉴别良恶性组织可改善手术效果，在降低切缘阳性率及局部复发率的同时，避免过度分离重要解剖结构。Firefly 技术在吲哚菁绿（ICG）的辅助下进行近红外荧光成像（NIRF），是在肿瘤和非肿瘤手术均得到广泛应用的一类影像导航外科技术。相比于白光，NIRF 通过添加荧光基团，可提高光子穿透力、增加光学对比度、减少散射、提高信噪比。使用 ICG–NIRF 的光学增强技术，可辅助开展肿瘤和非肿瘤手术。ICG 在 1959 年得到了美国 FDA 批准（NDA 011525）。基于 2015 年最新版的产品说明书，目前 ICG 获 FDA 批准的适应证包括测量心排出量、肝功能、肝血流以及眼科血管成像。

自 2006 年，ICG 就超适应证用于泌尿外科手术，最早文献报道将其用于开放肾部分切除术，研究显示在 15 名患者中，静脉注射 ICG 可对血管结构及对肿瘤边界进行荧光显影。这一技术随后也借助内镜 SPY 成像系统，在腹腔镜与机器人队列中得到了发展。达芬奇手术机器人（美国加利福尼亚州桑尼韦尔直觉外科公司）配备有 Firefly 技术（加拿大安大略省密西沙加市 Novadaq 技术公司），可在术者操作下实现 NIRF。NIRF 最初在机器人手术中用于肾细胞癌治疗，随后在前列腺、膀胱与肾上腺等泌尿肿瘤与非肿瘤疾病治疗中得到了充分应用。对于肿瘤手术，分子影像学手术可辅助上尿路、上 – 下尿路

G. De Naeyer (✉) · C. A. Bravi · A. Mottrie
Department of Urology, Onze Lieve Vrouw Hospital, Aalst, Belgium
e–mail: geert.de.naeyer@olvz–aalst.be

A. Mottrie
e–mail: alex.mottrie@olvz–aalst.be

ORSI, Academy, Melle, Belgium

C. A. Bravi
Unit of Urology, Division of Experimental Oncology, Urological Research Institute (URI),
IRCCS San Raffaele Scientific Institute, Vita–Salute San Raffaele University, Milan, Italy

S. S. Goonewardene et al. (eds.), Robotic Surgery for Renal Cancer,
Management of Urology, https://doi.org/10.1007/978–3–031–11000–9_11

混合、下尿路以及腹膜后与盆腔淋巴结清扫。对于非肿瘤手术，尤其是重建手术，ICG-NIRF 可实现深部组织穿透，了解实时灌注状态，辅助输尿管狭窄修补时对吻合口血供及重要血管结构的识别。尽管已在泌尿外科得到广泛应用，泌尿外科指南仍未收录 ICG 具体的应用推荐。

11.2　药代动力学

ICG 是一种三碳菁类水溶性分子，峰值光谱吸收波长为 806 nm，峰值荧光激发波长为 830 nm。ICG 仅在近红外荧光（如达芬奇手术系统配备的 Firefly® 技术）下显影。在静脉注射后，ICG 迅速与白蛋白结合（95%），通过近红外荧光镜头系统在血管内部和靶器官几近实时显影。新的 Firefly® 系统整合了近红外荧光镜头系统，即 SPY 成像系统（加拿大安大略省密西沙加市 Novadaq 技术公司），可直接整合在达芬奇 Si 和 Xi 平台内，供术者在可见光与荧光增强视野间实时切换。

在使用 ICG 前，应采用与其他静脉药物一样的通用消毒技术进行消毒。可能产生药物相互作用并减弱 ICG 峰值吸收值的药物包括肝素及含硫酸氢钠的相关药物（见 2021 版说明书，NDA 011525 美国 FDA Suppl-27 标签）。ICG 为妊娠期 C 类化合物，因此妊娠期妇女用药资料尚不充分（见 2021 版说明书，NDA 011525 美国 FDA Suppl-27 标签）。根据美国 FDA 规定，ICG 的常用剂量根据年龄不同而有所不同，最大总剂量为 5.0 mg，儿童及婴儿最大总剂量分别为 2.5 mg 和 1.25 mg，或将总剂量控制在 < 2 mg/kg，并根据靶器官情况调整用量。ICG 几乎全部经肝脏与胆汁代谢，根据肝功能情况，半衰期 3 ~ 4 min。

11.3　Firefly® 技术

Firefly® 系统的荧光显影技术整合在机器人主机内，在注射 ICG 后，术者可通过手柄上的开关切换至荧光显像模式。随后，在特殊红外光源照射下，术区注入染料的区域便可显影。在达芬奇 Xi 系统下，可由术者在面板上，或由任何人在台车的屏幕上手动调节荧光成像的敏感度（图 11.1）。

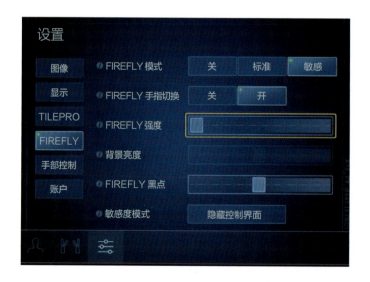

图 11.1　达芬奇 Xi 系统中，Firefly 模块可通过选择"敏感度"进行调节

11.4　不良反应

不应将 ICG 用于对碘剂过敏的患者。既往曾有在心脏相关手术中应用 ICG 出现过敏导致死亡的报道。尚无 ICG 致癌、致畸及对生育造成影响的相关报道。ICG 非肾毒性药物，主要经肝脏代谢，因此可用于慢性肾脏病患者。

11.5　机器人肾癌手术 ICG 使用适应证

11.5.1　识别血管结构

肾血管解剖可能存在许多变异情况。ICG 技术最普遍的应用之一，是在肾癌手术中用于识别血管结构，相关应用包括在肾部分切除术中识别肾门血管用于选择性阻断，或评估动脉和 / 或静脉阻断情况。

11.5.1.1　血管定位

肾门部血管定位，尤其是对经验不足的术者而言，可能存在难度。在适当情况下，使用 ICG 技术可帮助准确描述与定位肾血管，指导手术分离操作。

11.5.1.2　选择性阻断

ICG 可辅助肾门血管的选择性阻断，通过提高对肾血管解剖与供应肿瘤动脉的血流识别，缩短正常肾脏及非肿瘤健康肾实质的缺血时间。诚然，如拟采用选择性阻断或怀疑因存在未发现的副肾动脉而出现阻断不完全时，可通过目标切除区域 ICG 显影消失情况加以证实。

此外，ICG 技术可用于检查肾脏特定区域的血供情况。从技术角度而言，在所有肾血管夹闭后，可通过逐一移除血管夹观察血供恢复的相应区域，以达到保留肾脏灌注的目的，这对于孤立肾患者或肾功能受损的患者尤其重要。

11.5.1.3　检查肾部分切除术血管阻断是否充分

当肾门解剖较为复杂时，如不具备行 3D 重建条件，术者可能不确定是否完全识别或游离所有动脉，或目标区域在阻断后是否仍存在灌注（如肾下极肿瘤的下极灌注情况）。在这种情况下，ICG 可用于评估待切除区域是否仍有血供。

11.5.2　确定肿瘤边界

肿瘤在荧光成像下表现为低荧光区域，而正常肾组织为富血供区域（表现为高荧光区域）。通过对比可更准确地切除肿瘤，并更好地保留肾实质。这是由于肾细胞癌缺少胆移位酶（bilitranslocase），一种存在于正常近曲小管细胞的 ICG 载体蛋白，由此可清晰鉴别肿瘤与正常肾组织。相比之下，嗜酸细胞瘤和嫌色细胞性肾细胞癌均可表达胆移位酶，因此在 ICG 灌注后与正常肾组织显示同样强度荧光。

作为拓展应用，在肿瘤切除后，术者可进一步评估切缘情况，并检查是否存在肉眼肿瘤残留（R2 切除）。虽然这一应用尚未得到验证，ICG 技术可能在完成切除后仍具有额外的应用价值。

11.5.3　检查肾脏缝合后的组织活性

ICG 也可用于检查血管灌注的完整性，评估剩余活性肾实质的数量，而正常肾实质可能因肾创面缝合后失活。在移除血管夹，恢复肾脏灌注后，可使用 ICG 荧光用于检查组织灌注情况（图 11.2）。如切缘未出现 ICG 摄取，术者应将缝线松开，以恢复充分灌注。

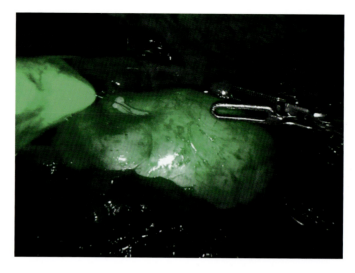

图 11.2　肾脏缝合后，ICG 荧光显影下肾实质灌注完整

11.5.4　机器人肾脏手术 ICG 的其他适应证及新应用

ICG 技术在肾部分切除术和肾癌根治术的其他可能的应用，包括术中前哨淋巴结清扫，或在内生性肿瘤肾部分切除术中，通过超选择灌注 ICG 进行肿瘤定位。近期这一新技术得到了发展，包括对支配肾肿瘤的三级和四级动脉分支进行超选择介入。介入泌尿影像学医生可经股动脉入路将 ICG 靶标递送至支配肿瘤的三级动脉，对肿瘤进行标记，减少对周围肾实质的缺血性损伤。对于乏血供性肾占位，可将混合物递送至占位邻近区域，在 ICG 标记下识别肿瘤周围的正常肾实质。

11.6　小结

ICG 是一项安全、可行的新技术，可提高手术体验。ICG 在肾癌机器人手术中主要用于识别血管结构，改变了手术范式。ICG 技术的多面性为其他方面的应用提供了可能，但其效果仍需要进一步验证。尽管 ICG 在肾脏手术中的应用前景广阔，患者的实际临床获益仍需要进一步确定，并需要开展更多研究，以提高人们对 ICG 临床价值的认识。

参考文献

[1]Angell JE, Khemees TA, Abaza R. Optimization of near infrared fluorescence tumor localization during robotic partial nephrectomy. JURO. 2013;190(5):1668–1673.

[2]Bjurlin MA, McClintock TR, Stifelman MD. Near–infrared fluorescence imaging with intraoperative administration of indocyanine green for robotic partial nephrectomy. Curr Urol Rep. 2015;1–7.

[3]Cacciamani GE, et al. Best practices in near–infrared fluorescence imaging with indocyanine green (NIRF/ICG)–guided robotic urologic surgery: a systematic review–based expert consensus. World J Urol. 2019;38(4):883–896.

[4]Chu W, et al. Anaphylactic shock after intravenous administration of indocyanine green during robotic partial nephrectomy. Urol Case Rep. 2017;12:37–38.

[5]Diana P, et al. The role of intraoperative indocyanine green in robot–assisted partial nephrectomy: results from a large, multi–institutional series. Eur Urol. 2020;1–7.

[6]Gadus L, et al. Robotic partial nephrectomy with indocyanine green fluorescence navigation. Cont Media Mol Imaging. 2020;1–8.

[7]Gioux S, Choi HS, Frangioni JV. Image–guided surgery using invisible near–infrared light: fundamentals of clinical translation. Mol Imaging. 2010;1–31.

[8]Golijanin DJ, et al. Bilitranslocase (BTL) is immunolocalised in proximal and distal renal tubules and absent in renal cortical tumors accurately corresponding to intraoperative near infrared fluorescence (NIRF) expression of renal cortical tumors using intravenous indocyanin green (ICG). J Urol. 2008;1.

[9]Harke N, et al. Selective clamping under the usage of near–infrared fluorescence imaging with indocyanine green in robot–assisted partial nephrectomy: a single–surgeon matched–pair study. World J Urol. 2014;1–7.

[10] Krane LS, Manny TB, Hemal AK. Is near infrared fluorescence imaging using indocyanine green dye useful in robotic partial nephrectomy: a prospective comparative study of 94 patients. Urology. 2012;80(1):110–118.

[11] Malthouse T. The future of robotic–assisted partial nephrectomy. 2017;1–9.

[12] Manny TB, Krane LS, Hemal AK. Indocyanine green cannot predict malignancy in partial nephrectomy: histopathologic correlation with fluorescence pattern in 100 patients. J Endourol. 2013;1–4.

[13] NDA 011525 Food and Drug Administration Suppl–27 Labeling–Packaging Insert, 2021.

[14] Pandey A, et al. Usefulness of the indocyanine green (ICG) immunofluorescence in laparoscopic and robotic partial nephrectomy. Arch Esp Urol. 2019;1–6.

[15] Pathak RA, Hemal AK. Intraoperative ICG–fluorescence imaging for robotic–assisted urologic surgery: current status and review of literature. Int Urol Nephrol. May 2019;51(5):765–771. https://doi.org/10.1007/s11255–019–02126–0. Epub 2019 Mar 22. PMID: 30903392.

[16] Rao AR. Occlusion angiography using intraoperative contrast–enhanced ultrasound scan (CEUS): a novel technique demonstrating segmental renal blood supply to assist zeroischaemia robot–assisted partial nephrectomy. Eur Urol. 2013;1–7.

[17] Sentell KT, Ferroni MC, Abaza R. Near–infrared fluorescence imaging for intraoperative margin assessment during robot–assisted partial nephrectomy. BJU Int. 2020;1–6.

[18] Simone G, et al. "Ride the Green Light" : indocyanine green–marked off–clamp robotic partial nephrectomy for totally endophytic renal masses. Eur Urol. 2018;1–7.

[19] Tobis S. Robot–assisted and laparoscopic partial nephrectomy with near infrared fluorescence imaging. J Endourol. 2012;1–6.

[20] Tobis S, et al. Near infrared fluorescence imaging after intravenous indocyanine green: initial clinical experience with open partial nephrectomy for renal cortical tumors. Urology. 2012;79(4):958–964.

[21] van den Berg NS. Fluorescence guidance in urologic surgery. Curr Opinion Urol. 2012;1–12.

第十二章
机器人肾部分切除术三维成像与增强现实技术的应用

E. Checcucci, P. Verri, G. Cacciamani, S. Pulliatti, M. Taratkin, J. Marenco, J. Gomez Rivas, D. Veneziano, F. Porpiglia

12.1　简介

　　目前，泌尿外科的手术特点已转向为患者量身定制个体化治疗方案，尤其是在治疗恶性肿瘤方面。新的手术方式力求达到肿瘤安全性与功能学结果间的平衡。就肾癌和肾癌相关手术而言，维持生理功能至关重要，肾功能是维持机体稳态和保证许多药物治疗顺利进行的关键。基于这些特点，采用保留肾单位的手术治疗肾占位，甚至是治疗复杂性肿瘤，都变得日益普及，也更好地利用了技术创新，尤其是机器人手术，通过制订个体化治疗方案可达到最佳的肿瘤学和功能学预后，影像导航手术在其中发挥了关键作用。在这些新兴技术中，三维（3D）影像导航是最引人注目的技术之一，具有良好的临床应用

E. Checcucci (✉)
Department of Surgery, Candiolo Cancer Institute, FPO–IRCCS, Candiolo, Turin, Italy
e–mail: checcu.e@hotmail.it

G. Cacciamani · M. Taratkin · J. Marenco · J. G. Rivas · D. Veneziano
Uro–Technology and SoMe Working Group of the Young Academic Urologists (YAU) Working
Party of the European Association of Urology (EAU), Arnhem, The Netherlands

E. Checcucci · P. Verri · F. Porpiglia
Division of Urology, Department of Oncology, University of Turin, Turin, Italy

G. Cacciamani
USC Institute of Urology, University of Southern California, Los Angeles, CA, USA

S. Pulliatti
ORSI Academy, Melle, Belgium

Department of Urology, OLV Hospital, Aalst, Belgium

Department of Urology, University of Modena and Reggio Emilia, Modena, Italy

M. Taratkin
Institute for Urology and Reproductive Health, Sechenov University, Moscow, Russia

J. Marenco
Department of Urology, Hospital Instituto Valenciano de Oncología, Valencia, Spain

前景。

本章将从 3D 模型建立、术前规划及术中导航 3 个方面探讨 3D 导航外科在肾癌机器人手术中的应用。

12.2 什么是 3D 模型?

3D 模型是对物体的虚拟或实体化呈现,可通过特定软件(虚拟模型)或实体制作(3D 模型打印)加以呈现。操作者(如制模人员)使用现有技术将某一理念(如虚拟模型)或某一实体转化为不同产物。在过去,第一批 3D 建模者为雕塑家或画家等艺术家,他们有能力使用各类工具把不同物料按各自的想法(虚拟模型)转化为特定形状的实体(打印模型)进行塑形。计算机和信息化技术的出现,带来了重大革新,使艺术家和科学家得以创造并从新技术中获益,改变了各自学科领域的现状。电影工业是其中一个代表,3D 渲染软件可将人体轮廓从电影片场中勾勒出来,彻底改变了行业模式。

在医疗领域,尤其是外科环境中,3D 模型的出现代表了"外科 4.0 时代"的里程碑。

每一位患者独特的解剖特点与其他患者既有相同之处也有不同之处,因此为实现向患者提供个体化治疗的目标,研究每一个独立的病例都至关重要。

需要强调的是,从标准术前 2D 影像(增强 CT)中获取 3D 信息并进行正确解读需要足够的解剖学知识与临床经验。此外,从 2D 向 3D 的思维模式转化不是一个容易的过程。因此,3D 技术在遵循相应原则并试图克服这些问题的前提下找到了其角色定位,在日常临床工作中成为了日益重要的工具。

12.3 3D 模型的制作过程

对于大部分泌尿外科疾病,CT、MRI 等影像学图像学习都是为每位患者进行最佳治疗规划的基本步骤。这些影像学检查主要局限在于它们均以 2D 图像形式呈现,这需要医生具备准确的解剖学知识以避免误读图像,尤其是对于经验不足的年轻术者更是如此。事实上,术者需要一定的学习曲线与适应时间,才能建立在脑海里形成解剖学图像的模式。相比于 2D 的 CT/MRI 图像,3D 重建可提供即时、直观的信息,术者对病灶与邻近脏器的大小比例、毗邻关系也更易理解,并可通过不同形式呈现各类良恶性病灶的组织学特征。

3D 模型的建立一般始于 2D 图像处理。通常,DICOM 识图软件基本都会默认配备 3D 重建模块并可对图像进行自动渲染。然而,这种重建通常分辨率较低,且所得模型往往缺少细节。

尽管质量不高,但基于对器官的显影和疾病特征的更好呈现,这些 3D 模型较 2D 图像仍可提供更多信息与细节。

然而,术者无法依赖这些质量较低的模型开展手术。为了实现更好的重建效果,可使用 Bioengineer 这一新的专用软件。术者与工程师合作创造了更令人满意、细节更好、解剖准确性更高的模型。

医生和工程师这两方面的互动与交流至关重要,为创造准确的计算机项目,工程师应当了解外科医生的需求,反之亦然。

J. G. Rivas
Department of Urology, Hospital Clinico San Carlos, Madrid, Spain

D. Veneziano
Department of Urology and Renal Transplantation, Bianchi–Melacrino–Morelli Hospital, Reggio Calabria, Italy

3D 模型的建立实际上始于 2D 图像获取，最具实用价值的材料是从 CT（以多排为佳）或 MRI 图像中获得，这些图像很容易被导出为 DICOM 格式。图像质量十分重要，决定着 3D 重建的精确度，两者呈线性相关。为建立高质量重建模型，平面图像的层厚不应超过 5 mm。

首先，当使用 DICOM 图像软件时，应首先分析待研究对象，选择最有用的图像范围，并根据对象需求对特定参数（如图像对比度、亮度等）进行调节。这一阶段被称为"预处理期"。

随后，进行体积渲染，此时软件将使用图像相关体素参数提供的信息自动生成一个 3D 模型的原始版本。体素（voxel）是 3D 模型的基本体积单元，可等同于 2D 系统中像素的概念。通过初步渲染，工程师可获得研究对象的整体概念，并识别其关键信息。

在渲染后，通过特定软件完成被称为"分割化"（segmentation）的过程。分割化的定义是将特定兴趣区域（ROI）或兴趣对象（OOI）所包含的像素分离出来，并基于主观相似性标准（如颜色）进行选择的过程。识别不同 ROI/OOI 的最佳方法是阈值法（thresholding），它基于选择特定参数（如灰阶）的某一范围实现。在确定选择范围后，软件即可识别符合所选参数特征的所有区域，生成特定算法，而自动舍弃其他区域或对象。该过程代表了实现 3D 模型的基本步骤：在某些情况下，软件无法正确识别并描绘不同特征，而需要手动完成该步骤。工程师的经验在该步骤中显得尤为重要，需要完成精确剪裁，就像裁缝在时尚工坊所做的工作一样。

当分割化过程完成后，即可将对象导出并以 .stl 格式（标准三角语言）存储，并在需要时使用特定软件对前期渲染进行进一步修改。在完成以上步骤后，即可完成最终的虚拟 3D 模型（图 12.1）。

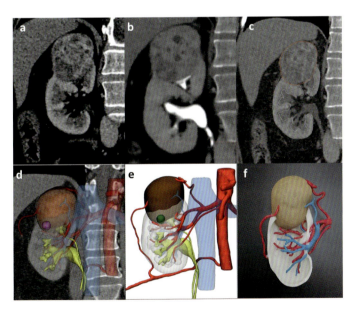

图 12.1　3D 模型建立过程：a. CT 图像；b. 增强 CT 图像；c. 分割化过程，以识别不同的解剖结构；d. 生成的 3D 模型可重叠显示于 CT 图像上；e. 高精度 3D 虚拟模型；f. 使用 FDM 技术生成的 3D 打印模型

当建立 3D 模型完成后,可将数据上传至几乎任一电子设备(见下文),实现虚拟 3D 成像。除此之外,还可使用特定硬件,通过不同的 3D 打印技术将 3D 模型进行打印,得到不同特征的模型,以供在不同场景中应用(图 12.2)。

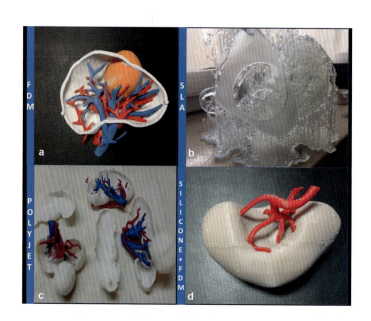

图 12.2 不同的 3D 打印技术:a. 熔融沉积制造(Fused Deposition Modeling, FDM)技术;b. 立体光固化(Stereolitography, SLA)技术;c. 多材料聚合物喷射成形(Polyjet)技术;d. 硅胶倒模结合 FDM 打印

12.4 3D 模型的分析

目前有两种分析 3D 重建模型的方法,包括将其显示在电子屏幕上(虚拟模型),或将其以实体形式呈现(打印模型)。目前,虚拟模型在两种方法中更具吸引力,可以显示在任何电子设备(如智能手机、平板电脑、笔记本电脑等)上,并提供直观的使用经验。将 .stl 格式的 3D 模型导出为 .pdf 格式后可轻易地通过电子邮件或特定平台发送(如 MyMedics–Medics Srl©),可供不同医院的不同人员进行团队合作。

3D 模型根据术者的需求与硬件功能的不同,可通过不同形式进行呈现(表 12.1):

表 12.1 各类 3D 虚拟模型显示系统

	视野	显示环境	成像形式	临床应用
2D 平面屏幕	2D	实景 + 虚拟显示器	2D 显示器(平板电脑、智能手机)	术前规划
混合现实(MR)	3D	虚拟 + 实景	头戴式显示器(如 HoloLens®)	术前规划与术中导航
虚拟现实(VR)	3D	虚拟	沉浸式头戴式显示器(如 Oculus Rift)	术前规划与培训
增强现实(AR)	2D/3D	虚拟 + 实景	机器人主机	术中导航与培训

2D 屏幕(如电视、平板电脑等):将虚拟模型显示在 2D 平面屏幕上,操作者可根据需要使用触屏、摇杆或鼠标进行放大、倾斜、旋转或平移。

根据不同软件功能的兼容情况，可对模型的各项参数进行调节（如透明度、颜色等）。缺少 3D 视野是最主要的局限因素（图 12.3）。

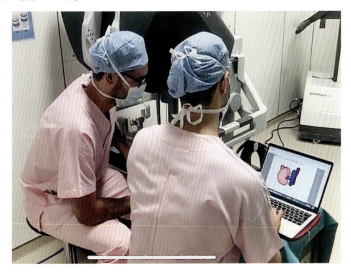

图 12.3　机器人肾部分切除术前将 3D 模型显示在 2D 平面屏幕上

●混合现实（Mixed Reality，MR）：这种模式通过使用特定设备（如 HoloLens® 等头戴式显示器）可实现在实景图像上叠加虚拟图像的效果。在实际环境中叠加三维虚拟图像主要可用于术前规划阶段，操作者可围绕模型行走，并通过多种手势与模型进行互动。这些设备通常兼具直播功能，以供观察者实时体验操作者通过镜头所看到的画面（图 12.4）。

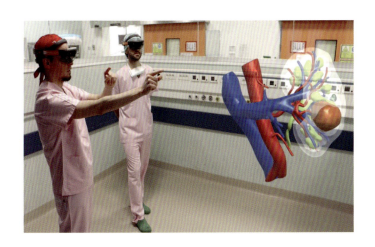

图 12.4　开展术前规划时对 3D 虚拟模型进行混合现实呈现

●虚拟现实（Virtual Reality，VR）：通过虚拟现实技术，操作者可使用特定的面屏与完全虚拟的环境进行互动。在这种条件下，术者可沉浸在完全虚拟的现实中，并有机会通过预设手势与 3D 模型进行交互操作。需要强调的是，这种技术可在操作者视野中完全阻隔周围环境。VR 还可通过虚拟模拟器进行使用［如机器人手术使用的 dV-Trainer（美国华盛顿州西雅图市 Mimic 公司）、达芬奇操作模拟器（美国加利福尼亚州桑尼韦尔直觉外科公司）等］。这些机器作为培训设备，为不同经验等级的术者提供了沉浸在完全虚拟环境平台练习特定操作（如缝合、移动物体等）或练习整个手术过程（如肾部分切除术或肾癌根治术）的机会。最高级的设备还可提供触觉反馈，更好地模拟真实术中场景。

●增强现实（Augmented Reality，AR）：增强现实即将电脑生成的数码内容叠加于用户的真实世界环境，以对现实世界物体特征进行增强的技术。手术是该技术的最佳使用场景之一，术者可将虚拟重建图像叠加于术中视野，将重要的信息（如肿瘤边界、血管解剖等）显示在手术过程中（图 12.5）。

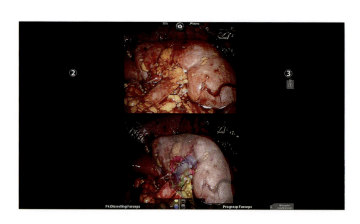

图 12.5　在机器人肾部分切除术中，将 3D 增强现实图像叠加于实体解剖术野中

最近发表的一项调查分析了前文提到的所有方法，研究要求不同经验等级的术者对每种技术在不同领域中的应用进行评估。对于肾脏手术的术中导航与培训，最具吸引力的是 AR 技术（58.3% 和 40%），而在手术规划与患者宣教时，HoloLens 设备和打印模型分别在 60% 和 61.8% 的患者心中认为最有效。研究的另一个有趣的发现是，被访者对 3D 模型的成本和制作时间认识不足。

12.5　3D 模型在机器人肾部分切除术中的应用

12.5.1　患者宣教

在这一具有全球普及性的手术中，患者宣教具有重要作用，但基于患者的文化水平和社会文化地位差异，医患沟通有时可能较为困难和棘手。而图像则是一个直观、直接、易于理解的工具，可以更容易将医生的想法传递给患者。

3D 模型，无论是虚拟还是打印模型，都可精确且宏观地展现器官和病灶的解剖学表现，因此可用于为患者提供其病变的即时显示，帮助他们理解。

Porpiglia 等和 Checcucci 等发表的报道表明，无论是患者还是医师都对使用虚拟或 3D 打印模型抱有兴趣且认为它们相当实用。2017 年在意大利圣路易吉贡扎加医院举办的德科诺泌尿外科会议（Techno Urology Meeting，TUM）中，向患者和操作者发放了问卷，调查结果显示从医生及患者角度，两种 3D 模式都令人满意。

Atalay 等发表的一项研究强调了 3D 模型在术前规划阶段的重要性。作者通过向患者发放问卷进行调查，结果表明相比于基本检查，在使用 3D 模型后，患者对总体解剖、疾病病情、治疗方案及相关风险的认识提高了 64%，这再次证明了 3D 模型在促进医患沟通方面具有强大实力。

尽管相比于虚拟模型而言，3D 打印模型成本更高，但这种形式似乎更受患者欢迎。

12.5.2　手术培训

手术培训与模拟可能是 3D 模型应用最吸引人的领域。流行病学研究显示，美国每年约有 40 万例死亡因医疗失误引起，而其中部分原因是手术失误。经典的霍尔斯特德模式，即"看一个，做一个，教一个（see one，do one，teach one）"的传统，在更新、更安全的手术教学模式下必须要得到改变。此外，为将评估受训者的方法标准化，研究者创造了基于虚拟练习内容的工具，如对于机器人手术，最广为人知的评价工具是"全球机器人技能评价系统（Global Evaluative Assessment of Robotic Skills，GEARS）"。该系统通过对 6 个不同模块（深度感知、双手灵活性、操作效率、自主性、力度敏感性和机器人控制）进行评估，可帮助试验者验证这一工具的效能，而该评价系统也被整合进许多机构的培训课程中。

关于机器人手术模拟器，在市场上最为普及、最受欢迎的设备是达芬奇技能模拟器（dVSS）（美国加利福尼亚州桑尼韦尔市直觉外科公司）、Mimic dV-Trainer 训练器（美国华盛顿州西雅图市 Mimic 公司）、机器人手术模拟器（ROSS）（美国纽约州布法罗市 Simulated 手术系统）、SimSurgery 手术模拟教学平台（SEP）（挪威 SimSurgery 公司）以及 RobotiX Mentor（美国俄亥俄州克利夫兰市 Simbionix USA 公司）。达芬奇技能模拟器是唯一基于达芬奇机器人操作台，可模拟真实机械操作的培训平台。得益于以上这些平台，培训学员可根据其既往经验，在完全虚拟 3D 环境下进行基本手术技能练习（如缝合）或模拟完整手术（如 RARP）。为了将所习得的技巧实际应用于真实环境，不同平台间的不同技术特征及不同培训效能也成为讨论焦点。所有这些培训平台都经过验证，可为受训学员提供最佳培训经验，也为提升他们外科技能起到关键作用。

Portelli 等发表了一项关于腹腔镜和机器人手术模拟训练的荟萃分析。研究纳入了 24 个随机对照临床研究（RCT），并分析了不同模拟器之间在培训时间、课程安排、器械与组织操控及技巧评分的区别，最终结果表明：使用虚拟培训在提高手术操作效率的同时，也提高了手术本身的质量，体现在手术失误率降低及组织操控改进等方面。

12.5.3　手术规划

判断手术治疗适应证是医生与患者所需要共同面临的重要抉择。对于复杂病情的治疗，术者应在个人经验与国际指南和推荐间找到平衡，并且在必要的情况下组织多学科讨论，从而为患者制定最佳临床决策。在这种场景下，3D 重建有着十分重要的作用，可供外科医生共同探讨临床病例，根据患者及肿瘤的特点确定最佳治疗方案（如选择微创抑或开放手术）及最适合的手术入路。

在 Porpiglia 等的研究中，高精度三维（hyper accuracy three-dimentional，HA3D）成像重建可实现对血管解剖及支配肿瘤肾实质内血管的清晰显影。借助这一精确技术及特定算法，可在肾部分切除术中模拟选择性阻断过程，并标记缺血肾实质区域，证明该技术可有效于避免全肾缺血（图 12.6）。

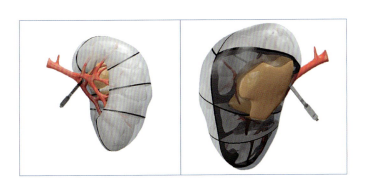

图 12.6　3D 虚拟模型可显示支配肿瘤的血管及相应血管灌注的肾实质区域，以帮助规划选择性阻断方案

这些研究结果在后续一项 RCT 研究中得到了进一步印证，表明接受 3D 模型辅助治疗的患者手术时间更短、出血量更少、阻断时间更短，且住院天数更少。

如前文所述，3D 虚拟模型可在混合现实场景中以全息影像形式呈现。Antonelli 等使用 zSpace 工作站开发了一个可显示在立体屏幕上，并与 Windows 笔记本电脑连接的混合现实工具。该工作站专门基于混合现实成像设计，可在实景中叠加呈现虚拟环境。基于这一体验，作者认为混合现实可提高肾部分切除术的术前规划效果，相比于 CT 图像可提供更高质量的成像细节。

Checcucci 等发表的另一项研究也评估了混合现实的使用场景。该研究聚焦于器官的高分辨率 3D 解剖图像及与模型的虚拟交互。借助 HoloLens® 设备，可供多名术者观察复杂病例的 3D 重建图像，显示为"悬浮"在空间中的 3D 模型。受访医生对该模型在术前规划（8 分）和解剖准确性（9 分）方面，均给予了正面反馈（满分 10 分），并肯定了该技术在术前规划与了解手术难度方面的潜在价值。通过询问医生对每个临床病例最佳手术方式的选择，研究进一步评估了该技术对治疗决策的影响。相比于仅用传统 CT 图像，借助由 HoloLens® 和 MR 提供的第一手资料，分别有 64.4% 和 44.4% 的术者改变了阻断和切除方式，并且是改向更具选择性的阻断和切除方式。

12.6　术中导航

虽然在相关领域发表的研究数量与日俱增，但聚焦 AR 在肾部分切除术中应用的文献还相当有限，且多为探索性临床研究。

Su 等于 2009 年基于术前 CT 图像开发了术中无痕图像跟踪系统，供机器人保留肾单位手术中进行实时 AR 立体成像。在术中对系统校准并进行 3D-3D 拟合后，可将所叠加的 3D 图像与实时术野间的误差缩小至 1 mm。

Nostrati 等在内镜手术中为可见和隐藏结构的定位开发了另一项技术。在难度较高的机器人保留肾单位手术中，相比于标准技术，他们采用的特殊技巧提高了 45% 的术中操作精确度。他们开发的这一技术可通过特殊器械对动脉搏动节律进行识别，从而实现对手术的辅助。

2018 年 Wake 等发表的研究分步骤详细描述了在机器人保留肾单位手术中使用 Unity® 软件生成 3D 打印及 AR 肾脏模型的过程，将这些模型成功导出到微软 HoloLens® 系统中，并在术中使用 3D 模型及 AR 技术辅助术者开展手术。研究表明 AR 及 3D 模型安全、可行，并可影响术者的决策过程，且不显著改变手术本身结果。

2017 年 Singla 等在模拟机器人保留肾单位手术时开发并应用了 AR 导航系统，辅助进行超声引导下的病灶定位，拟合精度约 1 mm。作者通过进一步评估与测试表明系统可显著减少术中切除的健康肿瘤旁肾实质（30.6 cm^3 vs 17.5 cm^3）。

Porpiglia 等发表的探索性研究使用 Tile-Pro 将 HA3D 模型与达芬奇软件融合，并测试了其在肾部分切除术中的应用价值。在选择性缺血方面，AR 导航与认知导航效果相当，可帮助术者持续聚焦于术野，避免干扰造成失误。这一初步经验提示，使用刚性 3D 虚拟模型无法模拟术中组织变形情况。基于这个原因，研究小组与意大利都灵 Politecnico 公司工程师进行合作，开发了使用弹性 AR 技术的软件。该系统对于识别和切除隐藏内生性肿瘤，特别是当肿瘤位于肾脏背侧时尤其有效。为证明 3D 叠加显示的准确性，研究人员通过术中超声证明了虚拟模型和病灶间的完美匹配度。此外，AR 图像还可显示实质内部的血管及肾盏等结构，而仅靠术中超声无法显示它们（图 12.7）。

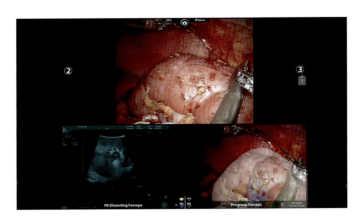

图 12.7 3D 增强现实图像与实时超声图像完美对应

然而，AR 如今仍处于新生阶段，仍存在许多需要克服的不足之处。主要局限之一为需要手动完成图像叠加过程，这通常需要专业助手在术中帮助操作者完成。为克服这一不足，理论上可采用两种不同策略，其一是识别内镜下的标志并通过 AR 系统进行识别，另一种策略则是采用难度更大且更为昂贵的免标记方法。

Porpiglia 教授团队最先探索了这一创新方法。得益于与工程师的长期合作，该团队开发了基于算法的计算机视觉成像软件，以实现 3D 虚拟图像与内镜下图像的自动拟合。通过注射吲哚菁绿（ICG）后的增强视野，软件可实现术中对肾脏精确定位，并成功得到 3D 点阵与术中实景的自动重叠（图 12.8）。一项纳入 10 名患者的探索性研究表明，所有病例均实现了图像自动跟踪，可供术者在不损伤肿瘤假包膜，且不造成切缘阳性的前提下实现对肿瘤病灶的剜切。

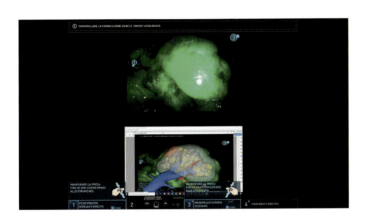

图 12.8 得益于吲哚菁绿提供的增强视野，计算机视觉成像软件可识别肾脏的形状，并与肾脏虚拟 3D 图像自动匹配

即使这些发现令人鼓舞，但这项技术仍存在局限性。事实上，当把肾脏进行旋转以处理背侧病灶时，器官形状将发生巨大改变，此时软件无法再将图像覆盖。为克服这一问题，人工智能的开发与深度学习算法，可能是未来工作重点，通过训练软件可识别肾脏的特征与质地，以在整个手术过程中均可实现准确与稳定自动追踪能力的效果。

12.7　小结

在这一推崇个体化手术的时代，影像导航手术将扮演重要角色，尤其是对于肾部分切除术等复杂疑难手术。目前，得益于 3D 模型的出现，诊疗模式已发生巨大改变。对患者的特征性解剖进行三维显影，带来了对手术难度前所未有的认识，也带来了更聚焦于患者的手术规划。此外，使用增强现实系统可在整个手术过程中把虚拟 3D 重建图像作为术者额外的虚拟之眼。

参考文献

[1]Amir–Khalili A, et al. Auto localization and segmentation of occluded vessels in robot–assisted partial nephrectomy. In: Lecture notes in computer science (including subseries Lecture notes in artificial intelligence and Lecture notes in bioinformatics). Springer;2014. p. 407–414. https:// doi.org/10.1007/978–3–319–10404–1_51.

[2]Amparore D, et al. 3D imaging technologies in minimally–invasive kidney and prostate cancer surgery: which is the urologists' perception? Minerva Urol Nephrol. 2021. https://doi.org/10. 23736/S2724–6051.21.04131–X.

[3]Amparore D, Checcucci E, Piazzolla P, Piramide F, De Cillis S, Piana A, Verri P, Manfredi M, Fiori C, Vezzetti E, Porpiglia F. Indocyanine Green Drives Computer Vision Based 3D Augmented Reality Robot Assisted Partial Nephrectomy: The Beginning of Automatic Overlapping Era. Urology. 2022 Jun;164:e312–e316. doi: https://doi.org/10.1016/j.urology.2021. 10.053. Epub 2022 Jan 19. PMID: 35063460.

[4]Antonelli A, et al. Holographic reconstructions for preoperative planning before partial nephrectomy: a head–to–head comparison with standard CT scan. Urologia Internationalis S Karger AG. 2019;102(2):212–217. https://doi.org/10.1159/000495618.

[5]Aoun F, et al. Indocyanine greenfluorescence–guidedsentinel lymph node identification in urologic cancers: a systematic review and meta–analysis. Minerva Urologica e Nefrologica. Edizioni Minerva Medica 2018;361–369. https://doi.org/10.23736/S0393–2249.17.02932–0.

[6]Atalay HA, et al. Impact of personalized three–dimensional (3D) printed pelvicalyceal system models on patient information in percutaneous nephrolithotripsy surgery: a pilot study. Braz Soc Urol. 2017;43(3):470–475. https://doi.org/10.1590/S1677–5538. IBJU.2016.0441.

[7]Autorino R, et al. Precision surgery and genitourinary cancers. Eur J Surg Oncol (W.B. Saunders Ltd.). 2017;43(5):893–908. https://doi.org/10.1016/j.ejso.2017.02.005.

[8]Basile G, et al. Comparison between near–infrared fluorescence imaging with indocyanine green and infrared imaging: on–bench trial for kidney perfusion analysis. A project of the ESUT–YAUWP group. Minerva Urologica e Nefrologica. Edizioni Minerva Medica 2019;71(3):280–285. https://doi.org/10.23736/S0393–2249.19.03353–8.

[9]Bertolo R, Fiori C, et al. Assessment of the relationship between renal volume and renal function after minimally–invasive partial nephrectomy: the role of computed tomography and nuclear renal scan. Minerva Urologica e Nefrologica Edizioni Minerva Medica. 2018;70(5):509–517. https://doi.org/10.23736/S0393–2249.18.03140–5.

[10] 10. Bertolo RG, et al. Estimated glomerular filtration rate, renal scan and volumetric assessment of the kidney before and after partial nephrectomy: a review of the current literature. Minerva Urologica e Nefrologica. Edizioni Minerva Medica 2017;539–547. https://doi.org/10.23736/ S0393–2249.17.02865–X.

[11] Bertolo R, Autorino R, et al. Outcomes of robot–assisted partial nephrectomy for clinical T2 renal tumors: a multicenter analysis (ROSULA Collaborative Group). Eur Urol (Elsevier B.V.). 2018;74(2):226–232. https://doi.org/10.1016/j.eururo.2018.05. 004.

[12] Bric JD, et al. Current state of virtual reality simulation in robotic surgery training: a review. Surg Endosc. Springer, New York LLC, 2016. p. 2169–2178. https://doi.org/10.1007/s00464– 015–4517–y.

[13] Carrion DM, et al. Current status of urological training in Europe. Archivos espanoles de urologia, 2018;71(1):11−17. http://www. ncbi.nlm.nih.gov/pubmed/29336327.

[14] Carrion DM, et al. Current status of urology surgical training in Europe: an ESRU−ESU−ESUT collaborative study. World J Urol (Springer). 2020;38(1):239−246. https://doi.org/10.1007/s00 345−019−02763−1.

[15] Checcucci E, Amparore D, et al. 3D imaging applications for robotic urologic surgery: an ESUT YAUWP review. World J Urol (Springer). 2020;38(4):869−881. https://doi.org/10.1007/ s00345−019−02922−4.

[16] Checcucci E, et al. 3D mixed reality holograms for preoperative surgical planning of nephronsparing surgery: evaluation of surgeons' perception. Minerva urologica e nefrologica = The Italian Journal of Urology and Nephrology. Minerva Urol Nefrol. 2019. https://doi.org/10. 23736/S0393−2249.19.03610−5.

[17] Checcucci E, De Cillis S, et al. Applications of neural networks in urology: a systematic review. Curr Opinion Urol (NLM (Medline)). 2020;30(6):788−807. https://doi.org/10.1097/ MOU.0000000000000814.

[18] Checcucci E, Autorino R, et al. Artificial intelligence and neural networks in urology: current clinical applications. Minerva Urologica e Nefrologica. Edizioni Minerva Medica. 2020;49− 57. https://doi.org/10.23736/S0393−2249.19.03613−0.

[19] Checcucci E, De Cillis S, Porpiglia F. 3D−printed models and virtual reality as new tools for image−guided robot−assisted nephron−sparing surgery: a systematic review of the newest evidences. Curr. Opinion Urol (Lippincott Williams and Wilkins). 2020;55−64. https://doi.org/ 10.1097/MOU.0000000000000686.

[20] Feußner H, Park A. Surgery 4.0: the natural culmination of the industrial revolution? Innov. Surg Sci (Walter de Gruyter GmbH). 2017;2(3):105−108. https://doi.org/10.1515/iss−2017−0036.

[21] Goh AC, et al. Global evaluative assessment of robotic skills: validation of a clinical assessment tool to measure robotic surgical skills. J Urol. 2012;187(1):247−252. https://doi.org/10. 1016/j.juro.2011.09.032.

[22] Grivas N, et al. Robot−assisted versus open partial nephrectomy: comparison of outcomes. A systematic review. Minerva Urologica e Nefrologica. Edizioni Minerva Medica, 2019; p. 113−120. https://doi.org/10.23736/S0393−2249.19.03391−5.

[23] Lin C, et al. When to introduce three−dimensional visualization technology into surgical residency: a randomized controlled trial. J Med Syst (Springer New York LLC). 2019;43(3). https://doi.org/10.1007/s10916−019−1157−0.

[24] Nosrati MS, et al. Simultaneous multi−structure segmentation and 3D nonrigid pose estimation in image−guided robotic surgery. IEEE Trans Med Imaging (Institute of Electrical and Electronics Engineers Inc.). 2016;35(1):1−12. https://doi.org/10.1109/ TMI.2015.2452907.

[25] Porpiglia F, Amparore D, et al. Current use of three−dimensional model technology in urology: a road map for personalised surgical planning. Eur Urol Focus (Elsevier B.V.). 2018; pp. 652−656. https://doi.org/10.1016/j.euf.2018.09.012.

[26] Porpiglia F, Bertolo R, et al. Development and validation of 3D printed virtual models for robot−assisted radical prostatectomy and partial nephrectomy: urologists' and patients' perception. World J Urol (Springer). 2018;36(2):201−207. https://doi.org/10.1007/ s00345−017−2126−1.

[27] Porpiglia F, Fiori C, et al. Hyperaccuracy three−dimensional reconstruction is able to maximize the efficacy of selective clamping during robot−assisted partial nephrectomy for complex renal masses. Eur Urol (Elsevier B.V.). 2018;74(5):651−660. https://doi. org/10.1016/j.eururo. 2017.12.027.

[28] Porpiglia F, et al. Three−dimensional augmented reality robot−assisted partial nephrectomy in case of complex tumours (PADUA ≥ 10): a new intraoperative tool overcoming the ultrasound guidance. Eur Urol (Elsevier B.V.). 2020;78(2):229−238. https://doi. org/10.1016/j.eururo.2019. 11.024.

[29] Portelli M, et al Virtual reality training compared with apprenticeship training in laparoscopic surgery: a meta−analysis. Ann Royal Coll Surg Engl (Royal College of Surgeons of England). 2020; p. 672−684. https://doi.org/10.1308/RCSANN.2020. 0178.

[30] Shirk JD, et al. Effect of 3−dimensional virtual reality models for surgical planning of roboticassisted partial nephrectomy on surgical outcomes: a randomized clinical trial. JAMA Netw Open (American Medical Association). 2019;2(9). https://doi. org/10.1001/jamanetworkopen. 2019.11598.

[31] Singla, R., et al. Intra−operative ultrasound−based augmented reality guidance for laparoscopic surgery. In: Healthcare technology letters. Institution of Engineering and Technology;2017. p. 204−209. https://doi.org/10.1049/htl.2017.0063.

[32] Su LM, et al. Augmented reality during robot−assisted laparoscopic partial nephrectomy: toward real−time 3D−CT to stereoscopic video registration. Urology. 2009;73(4):896−900. https://doi.org/10.1016/j.urology.2008.11.040.

第十三章
开放肾部分切除术在微创时代中的发展现状

Riccardo Campi, Selcuk Erdem, Onder Kara, Umberto Carbonara, Michele Marchioni, Alessio Pecoraro, Riccardo Bertolo, Alexandre Ingels, Maximilian Kriegmair, Nicola Pavan, Eduard Roussel, Angela Pecoraro, Daniele Amparore

肾部分切除术（PN）是指南推荐的所有符合手术指征的临床 T1 期肾癌患者的标准治疗方案。自 20 世纪 50 年代首次报道以来，开放肾部分切除术（OPN）已在局限性肾癌的治疗中得到了广泛应用，至今已超过 70 年。随着技术的进步，几乎所有 OPN 的手术步骤都得到了成功传承，1993 年首次报道了腹腔镜肾部分切除术（LPN），2004 年首次报道了机器人肾部分切除术（RAPN）。

虽然在技术先进、手术经验丰富的发达国家，RAPN 的普及掀起了开展微创肾部分切除术的风潮，但开放肾部分切除术依然是标准治疗方式之一，仍存在着应用空间。欧洲泌尿外科学会（EAU）指南特

R. Campi (✉) · A. Pecoraro
Unit of Urological Robotic Surgery and Renal Transplantation, University of Florence, Careggi Hospital, Florence, Italy
e-mail: riccardo.campi@unifi.it

R. Campi
Department of Experimental and Clinical Medicine, University of Florence, Florence, Italy

S. Erdem
Division of Urologic Oncology, Department of Urology, Istanbul University Istanbul Faculty of Medicine, Istanbul, Turkey

O. Kara
Department of Urology, Kocaeli University School of Medicine, Kocaeli, Turkey

U. Carbonara
Department of Emergency and Organ Transplantation–Urology, Andrology and Kidney Transplantation Unit, University of Bari, Bari, Italy

M. Marchioni
Department of Medical, Oral and Biotechnological Sciences, Laboratory of Biostatistics, University "G. D'Annunzio" Chieti–Pescara, Chieti, Italy

Department of Urology, SS Annunziata Hospital, "G. D'Annunzio" University of Chieti, Chieti, Italy

R. Bertolo
Department of Urology, San Carlo Di Nancy Hospital, Rome, Italy

S. S. Goonewardene et al. (eds.), Robotic Surgery for Renal Cancer,
Management of Urology, https://doi.org/10.1007/978–3–031–11000–9_13

别提到"不应为有条件接受任何形式肾部分切除术（包括开放手术）的 T1 期肾癌患者行微创肾癌根治术"（推荐级别：强），肯定了 OPN 在微创时代的作用与重要性。

本章将详细论述 OPN 的适应证、关键手术细节及肿瘤学与功能学结果，并与 MIPN 进行比较。

13.1　适应证

孤立肾、复杂性肾癌、并发慢性肾脏病（CKD）以及家族遗传性肾癌综合征的多灶性肾癌，应作为接受开放肾部分切除术最合适的对象。

解剖性或功能性孤立肾肾癌是肾部分切除术的绝对适应证之一。近期发布的 EAU 肾细胞癌指南推荐，即使是 T2 期孤立肾肾癌患者也应接受肾部分切除术。复杂性肾癌的评估并不完全依赖临床分期，但通常肿瘤复杂性的增加也伴随着 T 分期的升高。从这个角度出发，采用开放肾部分切除术式治疗复杂性肾癌可能较微创式可行性更高。一项多中心回顾性研究表明，对于复杂性肾癌（RENAL 评分 9～12 分）的孤立肾患者，接受 OPN 的比例较 RAPN 更高（61.2% vs 25%，P=0.001）。此外，两种术式在"三连胜"率方面并无显著差异。另一项研究也表明，相比于 LPN，OPN 在治疗孤立肾复杂性肾癌方面更优。从这些研究中我们可以看出，OPN 在治疗高复杂性肾癌方面可行性高，与 MIPN 治疗较低复杂性肾癌的"三连胜"率相近。

并发 CKD 的患者可能是从肾部分切除术中获益更多的人群。虽然肾部分切除术可保留更多肾单位，但更长的术中缺血时间可能造成不可逆的肾功能损伤。近期一项研究表明，虽然 RAPN 的应用更为普及，且相比于 LPN 可显著缩短缺血时间，但 OPN 对于并发 CKD 的患者仍是更推荐的治疗方式。有趣的是，即使是对于 RAPN 手术量较大的术者，也更倾向为并发 CKD 的患者行 OPN。术中降温和肾实质压迫（将在后文"技术要点"一节展开讨论）等技术旨在缩短缺血时间、最大化肾实质灌注方面，可为术者开展 OPN 提供更大支持。

家族遗传性肾癌综合征是 OPN 的另一个主要应用领域。VHL（Von Hippel–Lindau）综合征、结节性硬化病、BHD（Birt–Hogg–Dubé）综合征等均是较为大家熟知的家族性肾癌综合征。双侧、同时性及多灶性起病的肿瘤病灶是这些综合征的典型表现。遗传性肾癌手术治疗的决策通常基于主要病灶的体积。

A. Ingels
Department of Urology, University Hospital Henri Mondor, APHP, 51 Avenue du Maréchal de Lattre de Tassigny, 94010 Créteil, France

Biomaps, UMR1281, INSERM, CNRS, CEA, Université Paris Saclay, Villejuif, France

M. Kriegmair
Department of Urology, University Medical Centre Mannheim, Mannheim, Germany

N. Pavan
Department of Medical, Surgical and Health Science, Urology Clinic, University of Trieste, Trieste, Italy

E. Roussel
Department of Urology, University Hospitals Leuven, Leuven, Belgium

A. Pecoraro
Division of Urology, Department of Oncology, School of Medicine, University of Turin, San Luigi Hospital, Orbassano, Turin, Italy

D. Amparore
Division of Urology, Department of Oncology, School of Medicine, San Luigi Hospital, University of Turin, Orbassano, Turin, Italy

如主要病灶体积 ≥ 3 cm，则推荐不仅对主要病灶行肾部分切除术，还应切除同侧肾所有 < 3 cm 的肿瘤。除肾肿瘤外，有潜在恶性倾向的肾囊肿也应行同期切除或去顶。在绝大多数情况下，合并处理肿瘤与囊肿的情况较为常见，特别是对于未接受常规复查，且具有疾病症候群的家族或个体。相比于 MIPN，开放术式可更容易对含有多个肿瘤与囊肿的肾脏进行处理。有研究报道，接受开放手术的家族遗传性肾癌综合征患者切除的肿瘤与囊肿中位数为 27，最高可达 70 个。

如今，虽然大体量中心有能力完成绝大部分的微创手术，但无论 MIPN 手术经验多少，依然不应忽略中转开放手术或通过开放手术完成最终步骤的可能性。文献报道 MIPN 中转开放手术率为 3% ~ 13%，但随着机器人手术的使用，中转率可能进一步下降。术中并发症、微创器械与设备技术故障、患者对较长手术时间下持续气腹的耐受程度有限，以及其他不可预见的意外情况，都可能导致需要改行开放手术。因此，应为所有拟开展 MIPN 的术者推荐并指导 OPN 的基本原则。

13.2　技术要点

开放肾部分切除术在每个手术步骤均存在多个技术要点（图 13.1）。本节将着重论述 OPN 与 MIPN 的不同技术要点。

OPN 最广泛采用的入路为侧腹部切口，该入路可直接暴露肾脏，且对于肥胖或既往手术史患者可行性更高。此外，这种入路的可取之处在于，当出现尿漏、淋巴管囊肿、出血、血肿等术后并发症时，可将其局限于腹膜外空间。侧腹部小切口可降低术后镇痛药物使用率及术后侧腹部切口疝的发生率。非侧腹部切口（如肋缘下切口、腹正中切口及胸腹联合切口等）可作为特殊情况的替代入路，如有大体积肿瘤、既往侧腹部切口瘢痕、肾脏疾病（如马蹄肾、血管变异等异常发育），无法摆放侧卧位（如脊柱侧弯），需要同期行其他手术等。美国克利夫兰医学中心一项大样本回顾性研究表明，2671 例（占比 97.2%）手术采用了侧腹部切口，仅 76 例（占比 2.8%）同期患者由于上述特殊原因而采用了非侧腹部切口。

术中肾脏降温技术可降低不可逆肾缺血损伤的风险。开放技术易于术中放置冰泥，这也是 OPN 相比 MIPN 的另一优势。虽然文献也报道了一些可行的 LPN 和 RAPN 术中降温技术，研究并未表明这些技术可常规用于 OPN。

肾实质压迫是 OPN 另一个需要强调的术中要点。虽然 MIPN 存在多种压迫止血和施加止血带的方法，但 OPN 术中对肾实质进行整体压迫的可行性可能更高。OPN 术中行肾实质压迫止血可降低残余肾组织与缺血相关的肾功能障碍。一些样本量较小的队列研究表明，相比于肾门阻断，实质压迫在保留术后肾功能方面可能存在微小优势。

开放手术已被广泛认可作为标准治疗方案。MIPN 技术的改良主要体现在开放技术下界定的基本原则是否在微创手术中被成功沿袭并得到标准化应用。然而，开放手术与微创手术在许多方面仍存在关联性及互相影响，如 MIPN 的术中需求带动了许多外科技术发展，如倒刺线、血管夹及止血材料如今也已成功在 OPN 中得到了应用。

13.3 开放肾部分切除术与微创肾部分切除术的对比：肿瘤学、功能学与围术期结果

总体而言，开放肾部分切除术与微创肾部分切除术在切缘阳性率、肿瘤学结果及预后结果方面并无显著差异。与之相似，二者在长期肾功能保全方面也未见显著差异，但部分文献报道了两者在术后早期肾功能差异方面的不一致结果，这可能是由于不同研究间的异质性所造成的。

OPN 和 MIPN 之间围术期总体并发症及严重并发症的发生率也较为相近，而在 LPN 队列中发生率可能稍高。

另一方面，许多研究证据均表明 OPN 对术后镇痛有更高需求，且住院时间更长，对该结论已达成广泛共识，但相比于 LPN 和 RAPN，OPN 的花费通常也明显更低。

在微创时代，OPN 仍然是一种标准治疗方式，特别是对于无法常规行 MIPN 的医疗中心更是如此。尽管开放手术在术后恢复方面存在一定劣势，但其在保留肾单位方面的优势使开放手术的价值在任何时候都不应被忽视。孤立肾、复杂肾癌、合并 CKD 及家族遗传性肾癌综合征的患者更应考虑行开放手术。围术期并发症可局限于腹膜外空间、术中肾缺血时间更短及独有的肾实质压迫技术是开放手术的技术优势（图 13.1）。

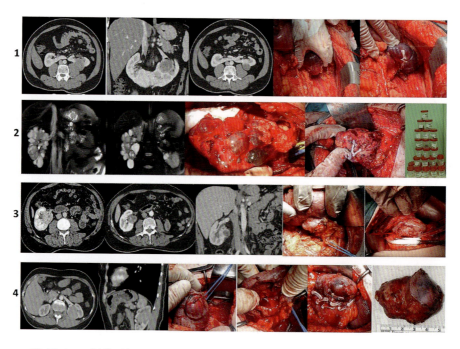

图 13.1 4 例典型行开放肾部分切除术病例的主要影像学资料及手术步骤图例

病例 1：40 岁男性，马蹄肾，左肾肿瘤，直径 5.8 cm，取腹正中线切口行开放肾部分切除术，在冷缺血条件下（缺血时间 32 min）行肿瘤切除与创面缝合，并于马蹄肾峡部压迫肾实质。组织病理学：pT1b，嫌色细胞性肾细胞癌，切缘阴性。

病例 2：48 岁男性，VHL 综合征家族史，既往左肾部分切除手术史（透明细胞性肾细胞癌，WHO/ISUP 分级分组 2），右肾多个肾肿瘤及囊肿，行经右侧侧腹部切口的开放肾部分切除术，冷缺血条件下（缺血时间 42 min）共切除 8 枚肿瘤，18 枚囊肿行去顶减压及电灼，组织病理学：pT1a，透明细胞性肾细胞癌，WHO/ISUP 分级分组 2，切缘阴性。

病例 3：46 岁男性，13 年前左肾癌根治术手术史（肿瘤直径 11cm，pT3a，透明细胞性肾细胞癌，Fuhrmann 分级 3），右肾肾门部 5.1 cm 复杂性肾癌（PADUA 评分 12 分，RENAL 评分 10 分），Tru-Cut 活检：透明细胞性肾细胞癌，予帕唑帕尼新辅助治疗 6 个月，新辅助 3 个月时重新评估，肿瘤直径 4.1 cm（PADUA 评分 12 分，RENAL 评分 10 分，如第二张 CT 图像所示），新辅助 6 个月时再次评估，肿瘤直径 3.6 cm（PADUA 评分 10 分，RENAL 评分 9 分，如第 3 张 CT 图像所示）。新辅助 6 个月后予经右侧侧腹部切口开放肾部分切除术，冷缺血条件下（缺血时间 30 min）切除肿瘤并行创面缝合，组织病理学：肿瘤直径 3.8 cm，pT3a（肾周包膜浸润），透明细胞癌，WHO/ISUP 分级分组 2，切缘阴性。

病例 4：53 岁男性，体检发现左肾占位，5.2 cm 复杂性肾癌（PADUA 评分 12 分，RENAL 评分 10 分），行经左侧侧腹部切口开放肾部分切除术，冷缺血条件下（缺血时间 29 min）切除肿瘤并行创面缝合，组织病理学：pT1b，嫌色细胞性肾细胞癌，切缘阴性。

参考文献

[1] Ljungberg B, Albiges L, Bedke J, et al. EAU Guidelines on RCC. Version 2021. http://uroweb. org/guidelines/compilations-of-all-guidelines/.

[2] Campbell S, Uzzo RG, Allaf ME, et al. Renal mass and localized renal cancer: AUA guideline. J Urol. 2017;198(3):520-529. https://doi.org/10.1016/j.juro.2017.04.100 Epub 2017 May 4.

[3] Vermooten V. Indications for conservative surgery in certain renal tumors: a study based on the growth pattern of the cell carcinoma. J Urol. 1950;64(2):200-208. https://doi.org/10.1016/s0022- 5347(17)68620-8.

[4] Winfield HN, Donovan JF, Godet AS, et al. Laparoscopic partial nephrectomy: initial case report for benign disease. J Endourol. 1993;7(6):521-526. https://doi.org/10.1089/end.1993. 7.521.

[5] Gettman MT, Blute ML, Chow GK, et al. Robotic-assisted laparoscopic partial nephrectomy: technique and initial clinical experience with DaVinci robotic system. Urology. 2004;64(5):914-918. https://doi.org/10.1016/j.urology.2004.06.049.

[6] Xia L, Talwar R, Taylor BL, et al. National trends and disparities of minimally invasive surgery for localized renal cancer, 2010 to 2015. Urol Oncol. 2019;37(3):182.e17-182.e27. https://doi. org/10.1016/j.urolonc.2018.10.028.

[7] Shah PH, Alom MA, Leibovich BC, et al. The temporal association of robotic surgical diffusion with overtreatment of the small renal mass. J Urol. 2018;200(5):981-988. https://doi.org/10. 1016/j.juro.2018.05.081.

[8] Mohapatra A, Potretzke AM, Weaver J, et al. Trends in the management of small renal masses: a survey of members of the endourological society. J Kidney Cancer VHL. 2017;4(3):10-19. https://doi.org/10.15586/jkcvhl.2017.82.

[9] Ficarra V, Novara G, Secco S, et al. Preoperative aspects and dimensions used for an anatomical (PADUA) classification of renal tumours in patients who are candidates for nephronsparing surgery. Eur Urol. 2009;56(5):786-793. https://doi.org/10.1016/j.eururo.2009.07.040.

[10] 10. Kutikov A, Uzzo RG. The R.E.N.A.L. Nephrometry score: a comprehensive standardized system for quantitating renal tumor size, location and depth. J Urol. 2009:182(3):844-853. https:// doi.org/10.1016/j.juro.2009.05.035.

[11] Zargar H, Bhayani S, Allaf ME, et al. Comparison of perioperative outcomes of robotassisted partial nephrectomy and open partial nephrectomy in patients with a solitary kidney. J Endourol. 2014;28(10):1224-1230. https://doi.org/10.1089/end.2014.0297.

[12] Lane BR, Novick AC, Babineau D, et al. Comparison of laparoscopic and open partial nephrectomy for tumor in a solitary kidney. J Urol. 2008;179(3):847-851; discussion 852. https://doi. org/10.1016/j.juro.2007.10.050.

[13] Mir MC, Ercole C, Takagi T, et al. Decline in renal function after partial nephrectomy: etiology and prevention. J Urol. 2015;193(6):1889-1898. https://doi.org/10.1016/j.juro.2015.01.093.

[14] Khandwala YS, Jeong IG, Han DH, et al. Surgeon preference of surgical approach for partial nephrectomy in patients with baseline chronic kidney disease: a nationwide population-based analysis in the USA. Int Urol Nephrol. 2017;49(11):1921-1927. https://doi.org/10.1007/s11255- 017-1688-6.

[15] Linehan WM, Srinivasan R, Schmidt LS. The genetic basis of kidney cancer: a metabolic disease. Nat Rev Urol. 2010;7(5):277–285. https://doi.org/10.1038/nrurol.2010.47.

[16] Sidana A, Srinivasan R. Therapeutic strategies for hereditary kidney cancer. Curr Oncol Rep. 2016;18(8):50. https://doi.org/10.1007/s11912–016–0537–6.

[17] Capitanio U, Rosiello G, Erdem S, et al. Clinical, surgical, pathological and follow–up features of kidney cancer patients with Von Hippel–Lindau syndrome: novel insights from a large consortium World J Urol. 2021. https://doi.org/10.1007/s00345–020–03574–5.

[18] Duffey BG, Choyke PL, Glenn G, et al. The relationship between renal tumor size and metastases in patients with von Hippel–Lindau disease. J Urol. 2004;172(1):63–65. https://doi.org/10. 1097/01.ju.0000132127.79974.3f.

[19] Fadahunsi AT, Sanford T, Linehan WM, et al. Feasibility and outcomes of partial nephrectomy for resection of at least 20 tumors in a single renal unit. J Urol. 2011;185(1):49–53. https://doi. org/10.1016/j.juro.2010.09.032.

[20] Bahrami SR, Lima GC, Varkarakis IM, et al. Intraoperative conversion of laparoscopic partial nephrectomy. J Endourol. 2006;20(3):205–208. https://doi.org/10.1089/end.2006.20.205.

[21] Rowley MW, Wolf JS Jr. Risk factors for conversion to hand assisted laparoscopy or open surgery during laparoscopic renal surgery. J Urol. 2011;185(3):940–944. https://doi.org/10.1016/ j.juro.2010.10.063.

[22] Richstone L, Seideman C, Baldinger L, et al. Conversion during laparoscopic surgery: frequency, indications and risk factors. 2008;180(3):855–859. https://doi.org/10.1016/j.juro.2008. 05.026.

[23] Luzzago S, Rosiello G, Pecoraro A, et al. Contemporary rates and predictors of open conversion during minimally invasive partial nephrectomy for kidney cancer. Surg Oncol. 2021;36:131–137. https://doi.org/10.1016/j.suronc.2020.12.004.

[24] Khanna A, Campbell SC, Murthy PB, et al. Unplanned conversion from minimally invasive to open kidney surgery: the impact of robotics. J Endourol. 2020;34(9):955–963. https://doi.org/ 10.1089/end.2020.0357.

[25] Klein G, Wang H, Elshabrawy A, et al. Analyzing national incidences and predictors of open conversion during minimally invasive partial nephrectomy for cT1 Renal Masses. 2021;35(1):30–38. https://doi.org/10.1089/end.2020.0161.

[26] Russo P. Open partial nephrectomy. Personal technique and current outcomes. Arch Esp Urol. 2011;64(7):571–593.

[27] Campbell SC, Novick AC, Streem SB, et al. Complications of nephron sparing surgery for renal tumors. J Urol. 1994;151(5):1177–1180. https://doi.org/10.1016/s0022–5347(17)35207–2.

[28] Wang H, Zhou L, Guo J, et al. Mini–flank supra–12th rib incision for open partial nephrectomy compared with laparoscopic partial nephrectomy and traditional open partial nephrectomy. PLoS ONE. 2014;9(2):e89155. https://doi.org/10.1371/journal. pone.0089155.

[29] Diblasio CJ, Snyder ME, Russo P. Mini–flank supra–11th rib incision for open partial or radical nephrectomy. BJU Int. 2006;97(1):149–156. https://doi.org/10.1111/j.1464–410X.2006.058 82.x.

[30] Roussel E, Tasso G, Campi R, et al. Surgical management and outcomes of renal tumors arising from horseshoe kidneys: results from an international multicenter collaboration. Eur Urol. 2021;79(1):133–140. https://doi.org/10.1016/j.eururo.2020.09.012.

[31] Caraballo ER, Palacios DA, Ouichai CS, et al. Open partial nephrectomy when a non–flank approach is required: indications and outcomes. World J Urol. 2019;37(3):515–522. https://doi. org/10.1007/s00345–018–2414–4.

[32] Lane BR, Russo P, Uzzo RG, et al. Comparison of cold and warm ischemia during partial nephrectomy in 660 solitary kidneys reveals predominant role of nonmodifiable factors in determining ultimate renal function. J Urol. 2011;185(2):421–427. https://doi.org/10.1016/j.juro. 2010.09.131.

[33] Gill IS, Abreu SC, Desai MM, et al. Laparoscopic ice slush renal hypothermia for partial nephrectomy: the initial experience. J Urol. 2003;170(1):52–56. https://doi.org/10.1097/01.ju. 0000072332.02529.10.

[34] Abe T, Sazawa A, Harabayashi T, et al. Renal hypothermia with ice slush in laparoscopic partial nephrectomy: the outcome of renal function. J Endourol. 2012;26(11):1483–1488. https://doi. org/10.1089/end.2012.0122.

[35] Kaouk JH, Samarasekera D, Krishnan J, et al. Robotic partial nephrectomy with intracorporeal renal hypothermia using ice slush. Urology. 2014;84(3):712–718. https://doi.org/10.1016/j. urology.2014.05.008.

[36] Castillo OA, Carlin AR, Fontana GL, et al. Robotic partial nephrectomy with selective parenchymal compression (Simon clamp). Actas Urol Esp. 2013;37(7):425–428. https://doi.org/ 10.1016/j.acuro.2012.11.009 Epub 2013 Feb 22.

[37] Viprakasit DP, Altamar HO, Miller NL, et al. Selective renal parenchymal clamping in robotic partial nephrectomy: initial experience. Urology. 2010;76(3):750–753. https://doi.org/10.1016/j. urology.2010.03.051.

[38] Cadeddu JA, Corwin TS, Traxer O, et al. Hemostatic laparoscopic partial nephrectomy: cabletie compression. Urology. 2001;57(3):562–566. https://doi.org/10.1016/s0090–4295(00)01009–8.

[39] Covarrubias FR, Gabilondo B, Borgen JL, et al. Partial nephrectomy for renal tumors using selective parenchymal clamping. Int Nephrol Urol. 2007;39(1):43–46. https://doi.org/10.1007/ s11255–006–9069–6.

[40] Ko YH, Choi H, Kang SG, et al. Efficacy of parenchymal compression in open partial nephrectomies: a comparison with conventional vascular clamping. Korean J Urol. 2010;51(1):8–14. https://doi.org/10.4111/kju.2010.51.1.8.

[41] Erdem S, Tefik T, Mammadov A, et al. The use of self–retaining barbed suture for inner layer renorrhaphy significantly reduces warm ischemia time in laparoscopic partial nephrectomy: outcomes of a matched–pair analysis. J Endourol. 2013;27(4):452–458. https://doi.org/10.1089/ end.2012.0574.

[42] Bertolo R, Campi R, Klatte T, et al. Suture techniques during laparoscopic and robot–assisted partial nephrectomy: a systematic review and quantitative synthesis of peri–operative outcomes. BJU Int. 2019;123(6):923–946. https://doi.org/10.1111/bju.14537.

[43] Pacheco M, Barros AA, Aroso IM, et al. Use of hemostatic agents for surgical bleeding in laparoscopic partial nephrectomy: biomaterials perspective. J Biomed Mater Res B Appl Biomater. 2020;108(8):3099–3123. https://doi.org/10.1002/jbm.b.34637.

[44] Lane BR, Gill IS. 7–year oncological outcomes after laparoscopic and open partial nephrectomy. J Urol. 2010;183(2):473–479. https://doi.org/10.1016/j.juro.2009.10.023.

[45] Chang DK, Raheem AA, Kim KH, et al. Functional and oncological outcomes of open, laparoscopic and robot–assisted partial nephrectomy: a multicentre comparative matched–pair analyses with a median of 5 years' follow–up. BJU Int. 2018;122(4):618–626. https://doi.org/10.1111/ bju.14250.

[46] Xia L, Wang X, Xu T, et al. Systematic review and meta–analysis of comparative studies reporting perioperative outcomes of robot assisted partial nephrectomy versus open partial nephrectomy. J Endourol. 2017;31(9):893–909. https://doi.org/10.1089/ end.2016.0351.

[47] Seveso M, Grizzi F, Bozzini G, et al. Open partial nephrectomy: ancient art or currently available technique? Int Urol Nephrol. 2015;47(12):1923–1932.

[48] Gill IS, Kavoussi LR, Lane BR, et al. Comparison of 1,800 laparoscopic and open partial nephrectomies for single renal tumors. J Urol. 2007;178(1):41–46. https://doi.org/10.1016/j. juro.2007.03.038.

[49] Lane BR, Novick AC, Babineau D, et al. Comparison of laparoscopic and open partial nephrectomy for tumor in a solitary kidney. J Urol. 2008;179(3):847–851; discussion 852.https://doi. org/10.1016/j.juro.2007.10.050.

[50] Liu Z, Wang P, Xia D, et al. Comparison between laparoscopic and open partial nephrectomy: surgical, oncologic, and functional outcomes. Kaohsiung J Med Sci. 2013;29(11):624–628. https://doi.org/10.1016/j.kjms.2013.01.021.

[51] Minervini A, Vittori G, Antonelli A, et al. Open versus robotic–assisted partial nephrectomy: a multicenter comparison study of perioperative results and complications. World J Urol. 2014;32(1):287–293. https://doi.org/10.1007/s00345–013–1136–x.

[52] Alemozaffar M, Chang SL, Kacker R, et al. Comparing costs of robotic, laparoscopic, and open partial nephrectomy. J Endourol. 2013;27(5):560–565. https://doi.org/10.1089/end.2012.0462.

第十四章
局限性肾肿瘤的诊疗决策

Riccardo Campi, Selcuk Erdem, Onder Kara, Umberto Carbonara, Michele Marchioni, Alessio Pecoraro, Riccardo Bertolo, Alexandre Ingels, Maximilian Kriegmair, Nicola Pavan, Eduard Roussel, Angela Pecoraro, Daniele Amparore

肾细胞癌（RCC）在所有确诊恶性肿瘤病例中占比 2%，是继前列腺癌和膀胱癌后第三常见的泌尿生殖系统恶性肿瘤。

横断面影像学技术越来越普及，提高了偶发性局限性肾癌的检出率，这使得为患者制订个体化决策对于许多临床医生、多学科团队及研究者来说是重中之重。

RCC 的流行病学特征显示，在发病率持续升高的同时，死亡率保持稳定态势，提示肾癌检出率增加可能并不与死亡率的变化挂钩，而发病率本身可能保持较稳定态势。此外，虽然新的影像学和其他诊断方法实现了更早期诊断，改变了总体临床分期分布，这些诊断方法也可能同时检出了更多的良性肾占位和非临床显著肾癌。事实上，高达 1/3 的小体积肾肿瘤（SRM）在肾切除术后提示为良性病灶，且绝大部分局限性肾癌患者会在未获得组织学诊断的情况下接受治疗。

R. Campi (✉) · A. Pecoraro
Unit of Urological Robotic Surgery and Renal Transplantation, University of Florence, Careggi
Hospital, Florence, Italy
e-mail: riccardo.campi@unifi.it

R. Campi
Department of Experimental and Clinical Medicine, University of Florence, Florence, Italy

S. Erdem
Division of Urologic Oncology, Department of Urology, Istanbul University Istanbul Faculty of
Medicine, Istanbul, Turkey

O. Kara
Department of Urology, Kocaeli University School of Medicine, Kocaeli, Turkey

U. Carbonara
Department of Emergency and Organ Transplantation–Urology, Andrology and Kidney
Transplantation Unit, University of Bari, Bari, Italy

M. Marchioni
Department of Medical, Oral and Biotechnological Sciences, Laboratory of Biostatistics,
University "G. D'Annunzio" Chieti–Pescara, Chieti, Italy

Department of Urology, SS Annunziata Hospital, "G. D'Annunzio" University of Chieti, Chieti,
Italy

R. Bertolo
Department of Urology, San Carlo Di Nancy Hospital, Rome, Italy

S. S. Goonewardene et al. (eds.), Robotic Surgery for Renal Cancer,
Management of Urology, https://doi.org/10.1007/978-3-031-11000-9_14

RCC 诊断的金标准仍是通过手术或穿刺活检获取组织病理学标本。一项近期发表的系统综述表明，至今仍未发现确切的血清学、尿液生物标志物或新的影像学诊断方法（包括影像组学与深度学习算法），以实现更优的肾癌诊断效能，并能帮助医生在制订临床决策、确定治疗方法时，更好地区分肾癌与良性肾占位。

基于以上背景，对于泌尿外科医师而言，为局限性肾占位患者提供个体化决策方法变得愈发重要，最终目标是实现提高瘤控、保留肾单位、减少治疗相关并发症。局限性肾癌，通常定义为临床分期为 T1–2N0M0 的 RCC，是历史上广泛采用手术治疗的一类疾病。Chandrasekar 等近期发表的综述概括了患者情况、肾脏及肿瘤特征在当代局限性肾占位（LRM）治疗中对 3 个重要决策点的影响：①主动监测或积极治疗的决策；②治疗模式［肿瘤消融（TA）、肾部分切除术或肾癌根治术］的决策；③手术入路的决策。总体而言，这篇综述揭示了肾癌诊疗决策的复杂性，其背后原因在于肾占位性疾病的生物学不确定性及患者自身的多方面因素，并强调了局限性肾占位诊疗过程中的关键步骤，以帮助推进建立疾病模型，实现以患者为中心的愿景。在实际工作中，为局限性肾占位患者进行治疗决策时，应该权衡多种因素的优先级（而这些因素往往可能相互冲突），并对患者、肿瘤及医疗相关的多方面因素进行仔细评估（图 14.1）。

在患者相关因素中，年龄一直是决定局限性肾肿瘤（LRM）患者治疗方案的重要考虑因素之一。对于部分人群（特别是高龄患者），肿瘤转移进展风险相对较低，采取主动监测（AS）与延迟干预（DI）是安全的治疗选择。多项研究证实，由经验丰富的团队为高龄患者开展手术（肾部分切除术或肾癌根治术）或消融治疗是安全、可行的。近年来，患者合并症负荷（通过 Charlson 并发症指数、美国麻醉医师协会身体状态等既有指数进行评估）及患者体弱指数（定义为"对应激源的易感状态"）作为肿瘤治疗结果的重要预测因素，得到了越来越多的认可。高并发症风险或体弱患者应考虑接受主动监测或消融治疗等创伤更小的治疗方法。其他与患者相关、可影响 LRM 诊疗决策的因素还包括家族性或遗传性综合征（考虑到此类患者多较年轻，且肿瘤多灶性生长的风险更高，可能需要因此改变治疗及疾病监测方法）、长期使用抗凝 / 抗血小板聚集药物、凝血功能障碍（如因使用抗凝 / 抗血小板聚集药物引起）、既往手术史等。此外，患者本身的治疗意愿及对治疗目标的认识也在医患共同制订医疗决策中扮演了重要角色。

A. Ingels
Department of Urology, University Hospital Henri Mondor, APHP, 51 Avenue du Maréchal de Lattre de Tassigny, 94010 Créteil, France

Biomaps, UMR1281, INSERM, CNRS, CEA, Université Paris Saclay, Villejuif, France

M. Kriegmair
Department of Urology, University Medical Centre Mannheim, Mannheim, Germany

N. Pavan
Department of Medical, Surgical and Health Science, Urology Clinic, University of Trieste, Trieste, Italy

E. Roussel
Department of Urology, University Hospitals Leuven, Leuven, Belgium

A. Pecoraro
Division of Urology, Department of Oncology, School of Medicine, University of Turin, San Luigi Hospital, Orbassano, Turin, Italy

D. Amparore
Division of Urology, Department of Oncology, School of Medicine, San Luigi Hospital, University of Turin, Orbassano, Turin, Italy

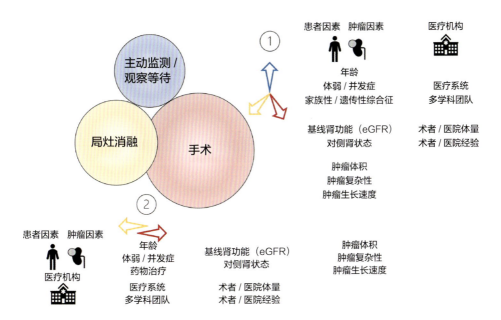

图 14.1 可能影响局限性肾占位患者治疗决策（如采用主动监测或积极治疗、消融或手术、肾部分切除术或肾癌根治术），与患者、肿瘤及医疗机构相关的风险因素

在肾脏相关因素中，对侧肾功能和基线肾小球滤过率（预估值或测量值）可能在较大程度上影响 LRM 患者诊疗过程的多个决策点。事实上，对肾功能的长期保护是治疗局限性 RCC 患者的关键考虑因素，即使是对于接受主动监测的患者，也可能出现 eGFR 下降。有学者提出了"手术相关慢性肾脏病"的概念，认为手术引起的肾功能不全与药物引起的 CKD 的长期预后可能有所不同。总体而言，术后出现 CKD 导致长期不良影响的风险仍存在争议，需要与复杂手术（如肾部分切除术对比肾癌根治术）引起的早期相关风险进行权衡，尤其是对于高龄、体弱或复杂肾肿瘤患者。此外，即使是对于基线 eGFR 正常的患者，当存在其他并发症时，也应考虑是否倾向于选择肾部分切除术、主动监测或肿瘤消融，而非肾癌根治术，以便更好地规避未来出现 eGFR 下降的可能性。

在肿瘤相关因素中，肿瘤体积（基于临床 T 分期）、肿瘤位置及解剖复杂程度（可借助前文提及的多个肿瘤评分系统量化评估）、肿瘤生长模式及生长速度仍是影响治疗选择的关键因素。这些因素在欧洲泌尿外科学会（EAU）及美国泌尿外科学会（AUA）指南中得到了充分论述。

值得注意的是，肿瘤生长可能不一定与恶变风险存在相关性，如良性的肾嗜酸细胞腺瘤也可能表现为进行性增大的肿块。由于肿瘤增长速度可能是肿瘤进展转移的一个预测因子，因此应将其纳入诊疗决策中，以决定是维持主动监测还是改为延迟干预。此外，肿瘤浸润性生长可能提示在组织学上恶性程度更高，因此可推荐对这类肿瘤开展更为激进的疗法。多灶性肿瘤和双侧肾肿瘤同样可显著影响决策过程，以求在瘤控有效性与肾功能保护之间获得更好的平衡。

需要强调的是，对于是否应将肾穿刺活检纳入常规临床诊疗过程，仍存在争议，但它确实可显著影响治疗决策。诚然，经皮肾穿刺活检可减少过度治疗，并且对无法定性的肾占位是安全、有效并可直接影响临床决策的诊断方法，但对于将主动监测作为唯一治疗选择的患者，穿刺的意义仍须进行进一步讨论。

为了解决"应检尽检"与"从不活检"两种理念之间的争论，液体肿瘤标志物和基于人工智能的影像学已应用于 RCC 的无创诊断。除患者、肾脏与肿瘤相关的因素外，如今为 LRM 患者制订诊疗决策计划也在很大程度上受到医疗系统模型、外科医生、医疗中心特点（如经验、技术和体量）以及多学科肿瘤团队可及性的影响，研究表明，术者的不同特点与肾部分切除术后结果显著相关，即使是去除患者特点的干扰后也是如此。在为复杂或大体积肾肿瘤（cT1b–T2）患者制订临床决策时，选择肾癌根治术还是肾部分切除术，开放手术还是微创手术，往往都需要依赖术者的手术经验及水平。

需要指出的是，医疗服务日益向高水平医疗中心集中已是不争的事实。大量医学证据显示，医疗中心的诊疗体量与诊疗效果紧密相关。RCC 的相关数据也显示出类似的集中化特点。

总而言之，为局限性实体肾肿瘤患者制订治疗决策是一个日益复杂且精细的过程。为了使 LRM 患者的治疗决策最优化，并实现精准肿瘤治疗的典范，需要将患者、肾脏、肿瘤及医疗机构的多个相关变量进行整合，作为多学科肿瘤团队的工作目标。在日常临床诊疗过程中，开发更强大的预测模型，应用患者决策辅助工具，以及整合患者需求和价值，在未来有望进一步改进医疗水平，实现更加以患者为中心的诊疗目标。

参考文献

[1]Chandrasekar T, Boorjian SA, Capitanio U, et al. Collaborative review: factors influencing treatment decisions for patients with a localized solid renal mass. Eur Urol. 2021;S0302– 2838(21):00060–9. https://doi.org/10.1016/j.eururo.2021.01.021.

[2]Rossi SH, Blick C, Handforth C, et al. Renal cancer gap analysis collaborative. essential research priorities in renal cancer: a modified delphi consensus statement. Eur Urol Focus. 2020;6(5):991–998. https://doi.org/10.1016/j.euf.2019.01.014.

[3]Welch HG, Kramer BS, Black WC. Epidemiologic signatures in cancer. N Engl J Med. 2019;381(14):1378–1386. https://doi.org/10.1056/NEJMsr1905447.

[4]Patel HD, Gupta M, Joice GA, et al. Clinical stage migration and survival for renal cell carcinoma in the United States. Eur Urol Oncol. 2019;2(4):343–348. https://doi.org/10.1016/j.euo. 2018.08.023.

[5]Kim JH, Li S, Khandwala Y, et al. Association of prevalence of benign pathologic findings after partial nephrectomy with preoperative imaging patterns in the United States from 2007 to 2014. JAMA Surg. 2019;154(3):225–231. https://doi.org/10.1001/jamasurg.2018.4602.

[6]Campi R, Sessa F, Corti F, et al. European Society of Residents in Urology (ESRU) and the EAU Young Academic Urologists (YAU) renal cancer group. Triggers for delayed intervention in patients with small renal masses undergoing active surveillance: a systematic review. Minerva Urol Nefrol. 2020;72(4):389–407. https://doi.org/10.23736/S0393–2249.20.03870–9.

[7]Campi R, Mari A, Minervini A, et al. L'Essentiel est invisible pour les yeux: the art of decisionmaking and the mission of patient–centred care for patients with localised renal masses. Eur Urol. 2021;S0302–2838(21):00147. https://doi.org/10.1016/j.eururo.2021.02.027.

[8]Klatte T, Berni A, Serni S, et al. Intermediate– and long–term oncological outcomes of active surveillance for localized renal masses: a systematic review and quantitative analysis. BJU Int. 2021. https://doi.org/10.1111/bju.15435.

[9]Ljungberg B, Albiges L, Bedke J, et al. European Association of Urology (EAU) guidelines on Renal Cell Carcinoma (RCC). Version 2021. https://uroweb.org/guideline/renal–cell–carcin oma/.

[10] 10. Campbell S, Uzzo RG, Allaf ME, et al. Renal mass and localized renal cancer: AUA guideline. J Urol. 2017;198(3):520–529. https://doi.org/10.1016/j.juro.2017.04.100. Epub 2017 May 4.

[11] Campi R, Stewart GD, Staehler M, et al. Novel liquid biomarkers and innovative imaging for kidney cancer diagnosis: what can be implemented in our practice today? A systematic review of the literature. Eur Urol Oncol. 2021;4(1):22–41. https://doi.org/10.1016/j.euo.2020.12.011.

[12] Dagenais J, Bertolo R, Garisto J, et al. Variability in partial nephrectomy outcomes: does your surgeon matter? Eur Urol. 2019;75(4):628−634. https://doi.org/10.1016/j.eururo.2018.10.046.

[13] Grande P, Campi R, Roupr ê t M. Relationship of surgeon/hospital volume with outcomes in uro−oncology surgery. Curr Opin Urol. 2018;28(3):251−259. https://doi.org/10.1097/MOU.000 0000000000490.

第十五章
局限性肾肿瘤的诊疗：欧洲泌尿外科学会（EAU）、美国泌尿外科学会（AUA）和美国临床肿瘤学会（ASCO）指南推荐

Riccardo Campi, Selcuk Erdem, Onder Kara, Umberto Carbonara, Michele Marchioni, Alessio Pecoraro, Riccardo Bertolo, Alexandre Ingels, Maximilian Kriegmair, Nicola Pavan, Eduard Roussel, Angela Pecoraro, Daniele Amparore

　　根据欧洲泌尿外科学会（EAU）、美国泌尿外科学会（AUA）及美国临床肿瘤协会（ASCO）指南收录内容，目前局限性肾肿瘤患者的诊疗方案包括主动监测、肾部分切除术、肾癌根治术及肿瘤消融术。最新指南推荐的局限性肾肿瘤（LRM）治疗方法概览详见表 15.1。

　　主动监测是特定小体积肾肿瘤人群安全有效的方法。特别是对于体弱、伴有基础疾病且预期寿命有限的患者，当干预性治疗的潜在风险高于其肿瘤学获益时，应考虑主动监测。此外，当此类患者在随访时出现临床进展，也应评估是否可推迟积极治疗时机。基于此，相关指南均指出，主动监测的对象应为特定患者及具备特定肿瘤特征的人群（表 15.1）。关于 LRM 患者的外科治疗，当手术技术上可行且在肿瘤学安全的前提下，指南均推荐 cT1 期肾肿瘤的金标准治疗方案是肾部分切除术，因其相比于肾癌根

R. Campi (✉) · A. Pecoraro
Unit of Urological Robotic Surgery and Renal Transplantation, University of Florence, Careggi Hospital, Florence, Italy
e-mail: riccardo.campi@unifi.it

R. Campi
Department of Experimental and Clinical Medicine, University of Florence, Florence, Italy

S. Erdem
Division of Urologic Oncology, Department of Urology, Istanbul University Istanbul Faculty of Medicine, Istanbul, Turkey

O. Kara
Department of Urology, Kocaeli University School of Medicine, Kocaeli, Turkey

U. Carbonara
Department of Emergency and Organ Transplantation–Urology, Andrology and Kidney Transplantation Unit, University of Bari, Bari, Italy

© The Author(s), under exclusive license to Springer Nature Switzerland AG 2022
S. S. Goonewardene et al. (eds.), *Robotic Surgery for Renal Cancer*,
Management of Urology, https://doi.org/10.1007/978–3–031–11000–9_15

治术在保留肾功能方面具有优势。

此外，最新的 EAU 指南还推荐，对于并发慢性肾脏病或孤立肾的 cT2 期肾癌的特定人群，可考虑行肾部分切除术。最新的 AUA 指南则强调，对于实性肾占位或 Bosniak 3～4 级复杂囊性肾占位患者，如同时并发解剖性或功能性孤立肾、双侧肾肿瘤、明确的家族性 RCC、并发慢性肾病或蛋白尿，应优先考虑行保留肾单位的手术。年轻、多灶性肿瘤患者，或并发可能影响远期肾功能的其他疾病，也可考虑行保留肾单位手术。

虽然肾癌根治术对于特定患者人群，尤其是当肾部分切除术无法在技术上实现时，仍有较高的应用价值，但肾癌根治术仍可能对术后肾功能产生不利影响，并且可能存在过度治疗的风险。我们在前序章节中已对肾部分切除术与肾癌根治术的治疗决策方案进行了详细论述。无论根治性肾切除适应证如何，所有指南均一致推荐：在不影响围术期结果、功能性预后或瘤控效果的前提下，应采用微创术式（腹腔镜或机器人）进行治疗。同时，指南也肯定了相比于开放手术，机器人或腹腔镜肾部分切除术或肾癌根治术在住院时间与出血量方面的潜在优势。如果术前影像学提示为器官局限性疾病，则在术中应避免切除同侧肾上腺或行扩大淋巴结清扫术。

值得注意的是，现有国际指南也肯定了经皮肿瘤消融术在特定局灶性肾癌患者中的应用价值（表 15.1）。具体而言，对于体弱或有并发症的小体积肾癌患者，可推荐行肿瘤消融治疗。EAU 指南强烈推荐在消融术前进行肾肿瘤活检，优化诊疗决策，并避免对＞ 3 cm 的肿瘤行肿瘤消融，或对＞ 4 cm 的肿瘤行冷冻消融（CRA）。对于适宜行肿瘤消融的患者而言，射频消融（RFA）和冷冻消融均为可选方案。在谈话宣教方面，应注意向患者告知，相比于外科手术，肿瘤消融存在肿瘤残余或局灶复发的相关风险。根据 EAU 和 AUA 指南，当计划进行肿瘤消融治疗时，医生应与患者共同商讨局灶治疗的所有潜在获益与风险，以及病灶的穿刺病理结果。患者应知晓局灶治疗的肿瘤学结果，特别是其相比于肾部分切

M. Marchioni

Department of Medical, Oral and Biotechnological Sciences, Laboratory of Biostatistics,
University "G. D'Annunzio" Chieti–Pescara, Chieti, Italy

Department of Urology, SS Annunziata Hospital, "G. D'Annunzio" University of Chieti, Chieti,
Italy

R. Bertolo

Department of Urology, San Carlo Di Nancy Hospital, Rome, Italy

A. Ingels

Department of Urology, University Hospital Henri Mondor, APHP, 51 Avenue du Maréchal de
Lattre de Tassigny, 94010 Créteil, France

Biomaps, UMR1281, INSERM, CNRS, CEA, Université Paris Saclay, Villejuif, France

M. Kriegmair

Department of Urology, University Medical Centre Mannheim, Mannheim, Germany

N. Pavan

Department of Medical, Surgical and Health Science, Urology Clinic, University of Trieste,
Trieste, Italy

E. Roussel

Department of Urology, University Hospitals Leuven, Leuven, Belgium

A. Pecoraro · D. Amparore

Division of Urology, Department of Oncology, School of Medicine, University of Turin, San
Luigi Hospital, Orbassano, Turin, Italy

除术的肿瘤残留及复发风险可能更高。

表 15.1　欧洲泌尿外科学会（EAU）、美国泌尿外科学会（AUA）和美国临床肿瘤协会（ASCO）最新指南中关于局限性肾癌治疗的推荐

治疗方案	EAU 指南	AUA 指南	ASCO 指南
主动监测（AS）	对于体弱和 / 或有并发症的小体积患者，建议行 AS 或 TA（弱） 对接受 TA 或 AS 的患者应告知肿瘤学预后及并发症的相关风险及获益（强）	对于 < 2 cm 实性肾占位或以囊性为主的混合性肾占位，可考虑行 AS，并将延迟干预作为初始治疗方案（条件推荐，证据等级 C） 对于有潜在机会行延迟干预的患者，仅在患者充分了解并愿意接受相关肿瘤学风险的前提下行 AS（中等推荐，证据等级 C）	对于有严重并发症或预期寿命有限的患者，应将 AS 作为初始治疗方案（证据种类：基于循证；证据等级：中等；证据强度：中等）
肾部分切除术（PN）	对于 T1 期肿瘤患者，建议行 PN（强） 对于孤立肾或并发慢性肾脏病的 T2 期肿瘤患者，在技术上可行时，建议行 PN（弱）	对于 cT1a 肾癌患者，当存在治疗适应证时，应有限考虑行 PN（中等推荐，证据等级 B） 对于实性或 Bosniak 3 ~ 4 级复杂囊性肾占位的解剖或孤立肾、双侧肾肿瘤、已知的家族性 RCC、并发 CKD 或蛋白尿患者，建议优先行保留肾单位手术（中等推荐，证据等级 C） 对于实性或 Bosniak 3 ~ 4 级复杂囊性肾占位的年轻、多灶性肿瘤，或并发可能在未来影响肾功能的患者，可考虑行保留肾单位手术（中等推荐，证据等级 C）	对于所有具备治疗指征，且病灶可切的小体积肾癌患者，PN 应作为标准治疗方案（证据种类：基于循证；证据等级：中等；证据强度：强）
肾癌根治术（RN）	对于无法行 PN 的 T2 期肿瘤患者，建议行腹腔镜肾癌根治术（RN）（强）	对于实性或 Bosniak 3 ~ 4 级复杂囊性肾占位患者，当肿瘤体积、病理活检（如有）和 / 或影像学提示肿瘤进展风险时，应考虑行 RN（中等推荐，证据等级 B）	仅应对高度复杂且 PN 下不可切的小体积肾癌患者行 RN（证据种类：基于循证；证据等级：中等；证据强度：强）
微创手术	当微创手术可能影响肿瘤学、功能学及围术期结果时，不建议采用该术式（强）	对于接受手术切除的患者，当手术方式不影响肿瘤学、功能学或围术期结果时，可考虑行微创手术（专家意见）	未报道
肿瘤消融（TA）	不应对直径 > 3 cm 的肿瘤行 TA；不应对直径 > 4 cm 的肿瘤行冷冻消融（弱） 对于体弱和 / 或有并发症的小体积患者，建议行 AS 或 TA（强） 对接受 TA 或 AS 的患者应告知肿瘤学预后及并发症相关风险及获益（强）	对于 < 3 cm 的 cT1a 期实性肿瘤，可将 TA 作为替代治疗方案（中等推荐，证据等级 C） 射频消融（RFA）和冷冻消融均是拟接受 TA 患者的可选方案（条件推荐，证据等级 C） 应在肿瘤消融前（首选）或消融时行肾肿瘤活检，获取病理学诊断并指导后续监测方案（专家意见） TA 相关宣教应包括相比于手术切除，在初次 TA 后可能出现肿瘤残留或局部复发的风险（强推荐，证据等级 B）	对通过消融可完全杀灭肿瘤的患者，应行经皮 TA 治疗。在消融前或消融时应行穿刺活检（证据种类：基于循证；证据等级：中等；证据强度：中等）

　　总而言之，局灶性肾癌的治疗受到内外科医生及研究者广泛关注，并持续发展的诊疗领域。虽然局灶性肾癌存在不同的治疗策略，但最终目标都是实现瘤控、肾功能保留及治疗相关并发症的"三连胜"，并改善患者生活质量。全球各大泌尿外科学会颁布的最新指南也体现了这一理念，搭建了诊疗框架，使医生能在临床工作中努力实现以患者为中心的价值取向。

参考文献

[1]Jewett MA, Mattar K, Basiuk J, et al. Active surveillance of small renal masses: progression patterns of early stage kidney cancer. Eur Urol. 2011;60(1):39–44. https://doi.org/10.1016/j.eur uro.2011.03.030.

[2]Pierorazio PM, Johnson MH, Ball MW, et al. Five–year analysis of a multi–institutional prospective clinical trial of delayed intervention and surveillance for small renal masses: the DISSRM registry. Eur Urol. 2015;68(3):408–415. https://doi.org/10.1016/j.eururo.2015.02.001.

[3]MacLennan S, Imamura M, Lapitan MC, et al. UCAN systematic review reference group; EAU renal cancer guideline panel. Systematic review of perioperative and quality–of–life outcomes following surgical management of localised renal cancer. Eur Urol. 2012;62(6):1097–1117. https://doi.org/10.1016/j.eururo.2012.07.028.

[4]Van Poppel H, Da Pozzo L, Albrecht W, et al. A prospective, randomised EORTC intergroup phase 3 study comparing the oncologic outcome of elective nephron–sparing surgery and radical nephrectomy for low–stage renal cell carcinoma. Eur Urol. 2011;59(4):543–552. https://doi.org/ 10.1016/j.eururo.2010.12.013.

[5]Mir MC, Derweesh I, Porpiglia F, et al. Partial nephrectomy versus radical nephrectomy for clinical T1b and T2 renal tumors: a systematic review and meta–analysis of comparative studies. Eur Urol. 2017;71(4):606–617. https://doi.org/10.1016/j.eururo.2016.08.060.

[6]Lane BR, Campbell SC, Demirjian S, et al. Surgically induced chronic kidney disease may be associated with a lower risk of progression and mortality than medical chronic kidney disease. J Urol. 2013;189(5):1649–1655. https://doi.org/10.1016/j.juro.2012.11.121.

[7]Wang L, Wang L, Yang Q, et al. Retroperitoneal laparoscopic and open radical nephrectomy for T1 renal cell carcinoma. J Endourol. 2009;23(9):1509–1512. https://doi.org/10.1089/end.2009. 0381.

[8]Campbell S, Uzzo RG, Allaf ME, et al. Renal mass and localized renal cancer: AUA guideline. J Urol. 2017;198(3):520–529. https://doi.org/10.1016/j.juro.2017.04.100 Epub 2017 May 4.

[9]Pierorazio PM, Johnson MH, Patel HD, et al. Management of renal masses and localized renal cancer: systematic review and meta–analysis. J Urol. 2016;196(4):989–999. https://doi.org/10. 1016/j.juro.2016.04.081.

第十六章
肾癌的主动监测与观察等待策略

Riccardo Campi, Selcuk Erdem, Onder Kara, Umberto Carbonara, Michele Marchioni, Alessio Pecoraro, Riccardo Bertolo, Alexandre Ingels, Maximilian Kriegmair, Nicola Pavan, Eduard Roussel, Angela Pecoraro, Daniele Amparore

近几年，得益于腹部影像学诊断的普及与广泛应用，检出了越来越多的小体积肾占位。然而，有相当一部分肾占位（高达 30%）在病理上为良性肿瘤，或表现为低度恶性潜能肿瘤。即使是组织学恶性的肿瘤，基于大规模人群的研究表明，局限性肾细胞癌的五年总体生存率超过 90%。

对于特定患者人群，过度诊断与过度治疗可能是错误且危险的选择。即使对于保留肾单位手术而言，患者也可能面临不必要的护理、心理应激、手术并发症、高昂的经济花费以及肾功能丢失，且并未获得显著生存获益。考虑到超过半数的 pT1 肿瘤患者接受的是肾癌根治术，这些患者可能面对的问题更多。

基于上述考虑，许多研究提出并验证了新的诊疗策略，以减少对小体积肾占位的过度诊断与过度

R. Campi (✉) · A. Pecoraro
Unit of Urological Robotic Surgery and Renal Transplantation, University of Florence, Careggi Hospital, Florence, Italy
e-mail: riccardo.campi@unifi.it

R. Campi
Department of Experimental and Clinical Medicine, University of Florence, Florence, Italy

S. Erdem
Division of Urologic Oncology, Department of Urology, Istanbul University Istanbul Faculty of Medicine, Istanbul, Turkey

O. Kara
Department of Urology, Kocaeli University School of Medicine, Kocaeli, Turkey

U. Carbonara
Department of Emergency and Organ Transplantation–Urology, Andrology and Kidney Transplantation Unit, University of Bari, Bari, Italy

M. Marchioni
Department of Medical, Oral and Biotechnological Sciences, Laboratory of Biostatistics, University "G. D' Annunzio" Chieti–Pescara, Chieti, Italy

Department of Urology, SS Annunziata Hospital, "G. D' Annunzio" University of Chieti, Chieti, Italy

R. Bertolo
Department of Urology, San Carlo Di Nancy Hospital, Rome, Italy

© The Author(s), under exclusive license to Springer Nature Switzerland AG 2022
S. S. Goonewardene et al. (eds.), *Robotic Surgery for Renal Cancer*,
Management of Urology, https://doi.org/10.1007/978–3–031–11000–9_16

治疗。这些新策略包括：限制过度影像学检查，以减少过度诊断及随之而来的过度治疗；以主动监测、延迟治疗和观察等待为代表的策略，替代外科治疗（包括肾癌根治术、肾部分切除术和肿瘤消融）。这些策略也可与肾穿刺活检结合进行，以更好地进行患者筛选。

美国约翰·霍普金斯医院设立的"小体积肾癌延迟干预及监测"（Delayed Intervention and Surveillance for Small Renal Masses，DISSRM）研究组，对主动监测与延迟治疗进行了前瞻性探索研究。研究人员为无症状的小体积（≤ 4 cm，基于影像学横断面成像）肾皮质肿瘤患者开发了诊断与治疗的算法，患者可入组接受外科干预治疗（肾部分切除术或肿瘤消融）或主动监测。主动监测的观察计划包括在初始 2 年内，每 6 个月复查超声，并在后续 3 年内每 12 个月复查超声。当病灶生长速率 > 0.5 cm/ 年，病灶直径 > 4 cm，或出现血尿，则转为延迟干预。223 例纳入主动监测组的患者随访 5 年，仅 9% 转为延迟治疗。两组间肿瘤特异性生存率约为 100%，五年总体生存率相似（初始干预与主动监测组生存率分别为 92% 及 75%，P=0.06）。对于转为延迟干预的患者，中位监测时间约为 12 个月，转换的主要原因包括肿瘤生长速率 > 0.5 cm/ 年（50%）及患者个人选择（47.8%）。此外，仅 10.9% 的患者需要接受肾癌根治术，这也肯定了延迟治疗时采用保留肾单位手术的可行性。研究人群中未发生肿瘤相关死亡或肿瘤转移进展。Uzzo 等的研究也发表了类似结果，研究表明不同治疗策略与主动监测之间的总体生存率无显著差异（HR=1.34，P=0.3），肿瘤特异性死亡率约为 1.2%，不同治疗选择间同样无显著差异。既往研究表明，接受主动监测的患者通常年龄更大，或基础疾病负担更重。DISSRM 研究也基于并发症和患者年龄设计了诊断工具，用以筛选最适合接受主动监测的患者人群。这一策略得到了一些研究支持，表明相比积极治疗，高龄患者接受主动监测未发现不利影响。然而，DISSRM 的最新研究证据表明，主动监测同样可作为年轻患者的初始治疗策略。诚然，仅约 1/3 的 60 岁或以下患者需要接受延迟治疗，且总体生存率超过 90%，两组间未发现有临床意义或统计学显著差异（Metcalf MR）。此外，无论治疗方案如何，肿瘤特异性生存率均可达 100%（Metcalf MR）。

患者选择与随访策略是主动监测策略的关键内容。DISSRM 工具可为临床医生在筛选患者方面提供有利帮助，但我们认为，对于有望接受主动监测的患者应推荐进行肾穿刺活检，该方法相对安全，并发症 < 0.4%。此外，对于主动监测患者，随访计划也是需要进一步探讨的内容。超声似乎是较为安全且无辐射的选择，但对于约 5% 接受主动监测的小肾癌患者，可能不适宜将超声作为最佳随访工具，因为小体积肾癌（< 1 cm）可能在超声中漏诊，但从另一方面考虑，通常这些小病灶被认为是惰性的，因此，即使是当存在这种"幻影病灶"时，不改变现有诊疗策略也有一定的合理性。延迟治疗的时机选择

A. Ingels
Department of Urology, University Hospital Henri Mondor, APHP, 51 Avenue du Maréchal de Lattre de Tassigny, 94010 Créteil, France

Biomaps, UMR1281, INSERM, CNRS, CEA, Université Paris Saclay, Villejuif, France

M. Kriegmair
Department of Urology, University Medical Centre Mannheim, Mannheim, Germany

N. Pavan
Department of Medical, Surgical and Health Science, Urology Clinic, University of Trieste, Trieste, Italy

E. Roussel
Department of Urology, University Hospitals Leuven, Leuven, Belgium

A. Pecoraro · D. Amparore
Division of Urology, Department of Oncology, School of Medicine, University of Turin, San Luigi Hospital, Orbassano, Turin, Italy

也十分重要，部分研究提出可将肿瘤生长速率作为评估参数，但这种线性的参数可能在预测总体生存率方面准确性较低。因此，应进一步设计后续研究，寻找预测肿瘤进展及生存的最佳指标，以便改进个体化治疗选择。

最后，观察等待未被纳入任何初始治疗或病情监测策略，仅推荐用于不适合任何治愈性治疗方案的患者（如预期生存期很短的患者）。诚然，即使是对于＜ 4 cm 的小肾癌，虽然转移与局部播散的可能性很低，疾病进展的可能性也无法完全忽视。

参考文献

[1]Sohlberg EM, Metzner TJ, Leppert JT. The harms of overdiagnosis and overtreatment in patients with small renal masses: a mini-review. Eur Urol Focus. 2019;5(6):943–945. https://doi. org/10.1016/j.euf.2019.03.006.

[2]Gupta M, Alam R, Patel HD, et al. Use of delayed intervention for small renal masses initially managed with active surveillance. Urol Oncol. 2019;37(1):18–25. https://doi.org/10.1016/j.uro lonc.2018.10.001.

[3]Siegel RL, Miller KD, Fuchs HE, et al. Cancer Statistics, 2021. CA Cancer J Clin. 2021;71(1):7–33. https://doi.org/10.3322/caac.21654.

[4]Marchioni M, Preisser F, Bandini M, et al. Comparison of partial versus radical nephrectomy effect on other-cause mortality, cancer-specific mortality, and 30-day mortality in patients older than 75 years. Eur Urol Focus. 2019;5(3):467–473. https://doi.org/10.1016/j.euf.2018.01.007.

[5]Pierorazio PM, Johnson MH, Ball MW, et al. Five-year analysis of a multi-institutional prospective clinical trial of delayed intervention and surveillance for small renal masses: the DISSRM registry. Eur Urol. 2015;68(3):408–415. https://doi.org/10.1016/j.eururo.2015.02.001.

[6]McIntosh AG, Ristau BT, Ruth K, et al. Active surveillance for localized renal masses: tumor growth, delayed intervention rates, and >5-yr clinical outcomes. Eur Urol. 2018;74(2):157–164. https://doi.org/10.1016/j.eururo.2018.03.011.

[7]Trudeau V, Larcher A, Sun M, et al. Sociodemographic disparities in the nonoperative management of small renal masses. Clin Genitourin Cancer. 2016;14(2):e177–182. https://doi.org/ 10.1016/j.clgc.2015.10.011.

[8]Sotimehin AE, Patel HD, Alam R, et al. Selecting patients with small renal masses for active surveillance: a domain based score from a prospective cohort study. J Urol. 2019;201(5):886–892. https://doi.org/10.1097/JU.0000000000000033.

[9]Marchioni M, Cheaib JG, Takagi T, et al. Active surveillance for small renal masses in elderly patients does not increase overall mortality rates compared to primary intervention: a propensity score weighted analysis. Minerva Urol Nefrol. 2020. https://doi.org/10.23736/ S0393-2249.20.03785-6.

[10] Metcalf MR, Cheaib JG, Biles MJ, et al. Outcomes of active surveillance for young patients with small renal masses: prospective data from the DISSRM registry. J Urol. 2021;205(5):1286–1293. https://doi.org/10.1097/JU.0000000000001575.

[11] Ozambela M Jr, Wang Y, Leow JJ, et al. Contemporary trends in percutaneous renal mass biopsy utilization in the United States. Urol Oncol. 2020;38(11):835–843. https://doi.org/10. 1016/j.urolonc.2020.07.022.

[12] Srivastava A, Patel HD, Gupta M, et al. The incidence, predictors, and survival of disappearing small renal masses on active surveillance. Urol Oncol. 2020;38(2):42.e1–42.e6. https://doi.org/ 10.1016/j.urolonc.2019.10.005.

第十七章
肾癌的肿瘤消融治疗

Riccardo Campi, Selcuk Erdem, Onder Kara, Umberto Carbonara, Michele Marchioni, Alessio Pecoraro, Riccardo Bertolo, Alexandre Ingels, Maximilian Kriegmair, Nicola Pavan, Eduard Roussel, Angela Pecoraro, Daniele Amparore

美国泌尿外科学会（AUA）、欧洲泌尿外科学会（EAU）、美国国立综合癌症网络（NCCN）最新发布的小体积肾肿瘤（small renal masses，SRM）诊疗指南将肾部分切除术，而非肾癌根治术（RN）作为标准治疗方案。然而，过去数十年内，作为手术的替代疗法，局灶治疗得到了越来越多的应用，尤其是对于不适合接受手术或低度恶性潜能的肿瘤患者（表 17.1）。目前最常用的局灶治疗方法包括射频消融（RFA）、冷冻消融（CRA）与微波消融（MWA）。

R. Campi (✉) · A. Pecoraro
Unit of Urological Robotic Surgery and Renal Transplantation, University of Florence, Careggi Hospital, Florence, Italy
e-mail: riccardo.campi@unifi.it

R. Campi
Department of Experimental and Clinical Medicine, University of Florence, Florence, Italy

S. Erdem
Division of Urologic Oncology, Department of Urology, Istanbul University Istanbul Faculty of Medicine, Istanbul, Turkey

O. Kara
Department of Urology, Kocaeli University School of Medicine, Kocaeli, Turkey

U. Carbonara
Andrology and Kidney Transplantation Unit, Department of Emergency and Organ Transplantation-Urology, University of Bari, Bari, Italy

M. Marchioni
Laboratory of Biostatistics, Department of Medical, Oral and Biotechnological Sciences, University "G. D'Annunzio" Chieti-Pescara, Chieti, Italy

Department of Urology, SS Annunziata Hospital, "G. D'Annunzio" University of Chieti, Chieti, Italy

R. Bertolo
Department of Urology, San Carlo Di Nancy Hospital, Rome, Italy

表 17.1　EAU、NCCN、AUA 指南关于消融技术的对比

EAU 2021 版指南	NCCN V1.2021 版指南	AUA 2017 版指南
对于体弱和 / 或有基础疾病的 SRM 患者，给予热消融或冷冻消融治疗	对于 < 3 cm 的 cT1 肾癌，肿瘤消融是可行选择	对于 < 3 cm 的 cT1a 肾癌，可考虑将肿瘤消融作为替代治疗方法
当采取热消融和冷冻消融治疗时，应向患者告知局部复发和 / 或肿瘤进展的高风险	对于 > 3 cm 也是可行选择，但存在较高局部复发、肿瘤残余或并发症风险	射频消融及冷冻消融均是可选方法。推荐采用经皮穿刺入路
对于 > 3 cm 的肿瘤，不应给予热消融；对于 > 4 cm 的肿瘤，不应给予冷冻消融	穿刺活检可提供恶性肿瘤诊断	应在消融治疗前行穿刺活检
推荐在消融治疗前进行穿刺活检	相比于传统手术，肿瘤消融局部复发率更高，可能需要多次治疗以达到相同肿瘤学预后	向患者告知，相比于手术切除，消融治疗后可能存在肿瘤残余或局部复发风险，可能需要反复消融

17.1　射频消融

经皮射频消融（RFA）治疗，即直接将单个或多个射频电极在超声、CT 或磁共振引导下插入肿瘤组织进行治疗。RFA 是依靠射频能量产生组织热效应，通过高频（375～400 kHz）交流电在组织内部反复激发离子振动，在 5～20 min 的治疗过程中两次达到阻抗阈值的过程。离子振动产生分子水平的摩擦及热效应，使局部温度达到 60～90℃。

17.2　微波消融

与射频消融相似，微波消融（MWA）通过电磁波产生热效应，直接高温热损伤杀灭肿瘤细胞。通过在肿瘤内部置入探针，产生 900～2500 MHz 的电磁场，使极性分子（如水分子）重新排布，增加探针周围组织的动能，产生热能并造成目标组织凝固性坏死。相比于 RFA，微波消融由于发生组织坏死的效果更快（约 10 min），所产生的作用区域通常更大，且组织阻抗对能量沉积的影响更小，产生的温度也更高，可能出现继发性被动加热效果。然而，MWA 所产生的高温也可能导致严重尿路上皮损伤。

A. Ingels
Department of Urology, University Hospital Henri Mondor, APHP, 51 Avenue du Maréchal de
Lattre de Tassigny, 94010 Créteil, France

Biomaps, UMR1281, INSERM, CNRS, CEA, Université Paris Saclay, Villejuif, France

M. Kriegmair
Department of Urology, University Medical Centre Mannheim, Mannheim, Germany

N. Pavan
Urology Clinic, Department of Medical, Surgical and Health Science, University of Trieste,
Trieste, Italy

E. Roussel
Department of Urology, University Hospitals Leuven, Leuven, Belgium

A. Pecoraro · D. Amparore
Division of Urology, Department of Oncology, School of Medicine, University of Turin, San
Luigi Hospital, Orbassano (Turin), Italy

17.3 冷冻消融

相比于肿瘤消融技术，冷冻消融（CRA）通过低温损伤杀灭肿瘤。CRA 使用液化气体（如氩气）冷冻时膨胀的特性，通过低温（通常介于 –20℃至 –40℃间）诱导细胞死亡。氩气刀的冷冻探针借助焦耳－汤姆孙效应（Joule-Thomson effect），即通过反复降温—升温完成两个低温—复温循环，达到破坏局部组织的目的。冷冻消融一般建议在腹腔镜入路下完成，可在直视下将探针准确刺入肿瘤。相比于 RFA，CRA 对肾集合系统的损伤更小，并可在操作术中通过超声等影像学方法进行监测，并且对于大体积肿瘤的治疗效果可能更好。然而，RFA 的操作时间更短，出血相关并发症更少，且花费也更低。消融治疗的成功与否通常须借助影像学评估，但从技术角度看，治疗成功的定义可能并不统一，且缺乏标准化指标。总体并发症发生率、无转移生存（MFS）、肿瘤特异性生存（CSS）与总体生存（OS）情况在两种消融技术间无显著差异。在术后随访阶段通常需要复查横断面 CT 或 MRI。

17.4 消融前规划

ABLATE 算法（表 17.2）是基于消融前横断面影像所识别的肾肿瘤特征所设计的一项实用的临床工具。通过该系统，可识别特定肾肿瘤消融治疗的潜在技术难点，并有针对性地规划治疗方案以提高治疗成功率，并降低并发症的发生风险。这一过程包括对肿瘤位置及特征的识别，以及是否需要应用保护性消融技术（如水凝胶填充剂、经外置输尿管支架逆行肾盂灌注、消融前肿瘤动脉栓塞等）。

表 17.2　用于消融前规划的工具：ABLATE 算法

A（横断面肿瘤直径）
随着肿瘤大小的增加，局灶治疗失败率随之增加
随着肿瘤大小的增加，消融时出血相关并发症随之增加
如肿瘤直径≥ 3 cm，考虑行冷冻消融
如肿瘤直径≥ 5 cm，考虑在术前行肿瘤栓塞治疗
B（与肠道的毗邻关系）
消融相关的肠道损伤可能需要长期留置引流管或手术干预
如肿瘤距结肠或小肠距离≤ 1 cm，可能需要调整患者体位，或术中进行改变肠管位置的操作
L（肿瘤在肾脏的位置）
肿瘤消融治疗同样可安全有效用于非背侧及外侧的其他位置的肿瘤
如肿瘤位于肾脏腹侧，则可能需要使用水凝胶填充剂以保护邻近肠管
如肿瘤位于右肾前外侧上极，可能需要采用经肝脏入路
如肿瘤位于肾前内侧上极，可能需要密切监测血压，必要时须术前给予 α 受体阻滞剂
如肿瘤位于肾内侧下极，可能需要通过凝胶填充技术保护走行于腰大肌前表面的神经
A（肿瘤与输尿管的毗邻关系）
消融导致的输尿管损伤可能需要长期留置支架管或进行手术治疗
如肿瘤距输尿管< 1 cm，可能需要经外置输尿管支架管行逆行肾盂灌注，或通过输尿管填充操作对输尿管进行保护

续表

T（肿瘤与肾窦脂肪的毗邻关系）

位于肾门部的肿瘤（当与肾窦脂肪相邻时），局灶治疗失败率可能更高

消融导致的肾集合系统损伤和大出血等并发症，可能在治疗与肾窦脂肪相邻肿瘤时更为常见

如肿瘤与肾窦脂肪相邻，考虑行冷冻治疗

表 17.3　消融术后并发症

消融术后综合征（9%）	发热、流感样症状（肌痛、不适、轻度疼痛）
出血	血肿形成（6%）
	输血（＜1%）
意外热损伤	输尿管损伤（尿瘘、输尿管梗阻）
	肠道损伤（肠穿孔、肠瘘）
	生殖股神经损伤（慢性疼痛）
	腰大肌损伤（影响髋关节屈曲）
	肾上腺损伤（高血压危象）
少见并发症	肿瘤种植
	皮肤热损伤
	感染
	气胸
	低温休克（理论可能）

17.5　并发症

肿瘤消融的整体并发症发生率为 7.8% ~ 12.9%，大部分并发症 Clavien 分级＜ 3 级。肿瘤大小、位置是并发症的重要预测因素。消融治疗的主要并发症见表 17.3。

17.6　消融治疗与手术对比

目前文献还未见对比肿瘤消融与手术的随机临床试验报道。两项在册的临床试验分别在 2015 年（NCT01608165）与 2016 年（NCT02850809）完成了患者招募，但至今未见研究数据发表。一项新近发表的文献综述比较了 T1a 肾癌行肾部分切除术与肿瘤消融的肿瘤学与功能学结果，研究表明相比于手术组，肿瘤消融组围术期并发症发生率更低（OR=0.76，95%CI=0.60 ~ 0.97，P=0.025），但消融组局部复发风险更高（OR=1.88，95%CI=1.29 ~ 2.72，P=0.001），且 OS 率更低（HR=1.53，95%CI=1.16 ~ 2.00，P=0.002），两组间 CSS 和 DFS 无显著差异。消融组术后 6 个月随访时肾功能下降程度较 PN 组更低（WMD=3.32，95%CI=0.04 ~ 6.60，P=0.047）。此外，消融组术后长期随访肾功能下降趋势也更为平缓（WMD=3.06，95%CI=2.13 ~ 8.25，P=0.247）。

另一项系统综述回顾了 T1b 期肾癌行冷冻消融（CRA）、射频消融（RFA）及微波消融（MWA）的最新证据。研究表明 CRA 与 MWA 最有可能实现理想的肿瘤学预后，但文献存在不一致结果，且受到热能模式、探针数量、操作者技术（腹腔镜或经皮穿刺、术中监测方法等）等多种因素的影响。然而，一项基于大规模人群的研究认为，因比手术组的肿瘤特异性死亡率高 2.5 倍，不推荐为 T1b 期 RCC 患者在临床试验或机构内部方案之外的场景行冷冻消融治疗。

EAU 肾细胞癌指南专家组开展了一项比较 T1N0M0 期肾癌行肿瘤消融（TA）或肾部分切除术（PN）的系统综述，以获得可供指南推荐的临床证据。研究表明，现有数据并不足以得出支持 TA 治疗 T1N0M0 期肾癌比 PN 更有效的结论。因此，应谨慎将 TA 作为 T1N0M0 期肾癌的手术替代疗法。由于现有数据的不确定性，应以相对保守的态度对患者进行术前宣教。笔者建议应采取具体措施，开展后续的临床研究，进一步丰富现有临床证据。

参考文献

[1] Ljungberg B, Albiges L, Bedke J, et al. EAU guidelines on RCC. Version 2021. Available from: http://uroweb.org/guidelines/compilations-of-all-guidelines/.

[2] Campbell S, Uzzo RG, Allaf ME, et al. Renal mass and localized renal cancer: AUA guideline. J Urol. 2017;198(3):520–529. https://doi.org/10.1016/j.juro.2017.04.100. Epub 2017 May 4.

[3] Motzer RJ, Jonasch E, Boyle S, et al. NCCN guidelines insights: kidney cancer, Version 1.2021. J Natl Compr Canc Netw. 2020;18(9):1160–1170. https://doi.org/10.6004/jnccn.2020. 0043.

[4] Chu KF, Dupuy DE. Thermal ablation of tumours: biological mechanisms and advances in therapy. Nat Rev Cancer. 2014;14(3):199–208. https://doi.org/10.1038/nrc3672.

[5] Welch BT, Shah PH, Thompson RH, et al. The current status of thermal ablation in the management of T1b renal masses. Int J Hyperthermia. 2019;36(2):31–36. https://doi.org/10.1080/ 02656736.2019.1605097.

[6] Hinshaw JL, Shadid AM, Nakada SY, et al. Comparison of percutaneous and laparoscopic cryoablation for the treatment of solid renal masses. AJR Am J Roentgenol. 2008;191(4):1159–1168. https://doi.org/10.2214/AJR.07.3706.

[7] Ahmed M. Technology assessment committee of the society of interventional radiology. Image-guided tumor ablation: standardization of terminology and reporting criteria–a 10-year update: supplement to the consensus document. J Vasc Interv Radiol. 2014;25(11):1706–1708. https://doi.org/10.1016/j.jvir.2014.09.005.

[8] Schmit GD, Kurup AN, Weisbrod AJ, et al. ABLATE: a renal ablation planning algorithm. AJR Am J Roentgenol. 2014;202(5):894–903. https://doi.org/10.2214/AJR.13.11110.

[9] Zargar H, Atwell TD, Cadeddu JA, et al. Cryoablation for small renal masses: selection criteria, complications, and functional and oncologic results. Eur Urol. 2016;69(1):116–128. https://doi. org/10.1016/j.eururo.2015.03.027.

[10] Hu X, Shao YX, Wang Y, et al. Partial nephrectomy versus ablative therapies for cT1a renal masses: a systematic review and meta-analysis. Eur J Surg Oncol. 2019;45(9):1527–1535. https:// doi.org/10.1016/j.ejso.2019.05.010. Epub 2019 May 10.

[11] Pecoraro A, Palumbo C, Knipper S, et al. Cryoablation predisposes to higher cancer specific mortality relative to partial nephrectomy in patients with nonmetastatic pT1b kidney cancer. J Urol. 2019;202(6):1120–1126. https://doi.org/10.1097/ JU.0000000000000460.

[12] Abu-Ghanem Y, Fern á ndez-Pello S, Bex A, et al. Limitations of available studies prevent reliable comparison between tumour ablation and partial nephrectomy for patients with localised renal masses: a systematic review from the european association of urology renal cell cancer guideline panel. Eur Urol Oncol. 2020;3(4):433–452. https://doi.org/10.1016/j.euo.2020. 02.001.

第十八章
开放肾癌根治术

Riccardo Campi, Selcuk Erdem, Onder Kara, Umberto Carbonara, Michele Marchioni, Alessio Pecoraro, Riccardo Bertolo, Alexandre Ingels, Maximilian Kriegmair, Nicola Pavan, Eduard Roussel, Angela Pecoraro, Daniele Amparore

开放肾癌根治术（ORN）最早于 1952 年由 Frederic Foley 报道，相关技术特点包括早期结扎肾动脉与肾静脉、切除同侧肾上腺及肾周筋膜（Gerota 筋膜），以及清扫主动脉旁 / 腔静脉旁淋巴结，清扫范围自膈肌脚延伸至肠系膜下动脉。对于大体积肾癌及术前影像学提示累及同侧肾上腺者，应一并切除肾上腺。肾上腺切除虽然早期被认定为肾癌根治术（RN）的组成部分之一，但如今对于局灶性或局灶进展性肾癌，并不需要常规切除，这是由于接受同侧肾上腺切除的患者术后提示肾上腺转移的概率较低，且相比于未切除肾上腺患者并未见生存获益。区域淋巴结清扫也不是肾癌根治术的必需步骤，文献表明总体淋巴结转移概率仅约 5%。虽然并无临床获益证据，目前指南依然推荐为术前影像学淋巴结阳性的患者行淋巴结清扫。

R. Campi (✉) · A. Pecoraro
Unit of Urological Robotic Surgery and Renal Transplantation, Careggi Hospital, University of Florence, Florence, Italy
e-mail: riccardo.campi@gmail.com; riccardo.campi@unifi.it

R. Campi
Department of Experimental and Clinical Medicine, University of Florence, Florence, Italy

S. Erdem
Division of Urologic Oncology, Department of Urology, Istanbul University Istanbul Faculty of Medicine, Istanbul, Turkey

O. Kara
Department of Urology, Kocaeli University School of Medicine, Kocaeli, Turkey

U. Carbonara
Department of Emergency and Organ Transplantation-Urology, Andrology and Kidney Transplantation Unit, University of Bari, Bari, Italy

M. Marchioni
Department of Medical, Oral and Biotechnological Sciences, Laboratory of Biostatistics, University "G. D'Annunzio" Chieti-Pescara, Chieti, Italy

Department of Urology, SS Annunziata Hospital, "G. D'Annunzio" University of Chieti, Chieti, Italy

R. Bertolo
Department of Urology, San Carlo Di Nancy Hospital, Rome, Italy

S. S. Goonewardene et al. (eds.), Robotic Surgery for Renal Cancer,
Management of Urology, https://doi.org/10.1007/978-3-031-11000-9_18

ORN 的手术适应证包括伴随肾周脂肪及肾上腺浸润的局灶进展期肾癌（T3a）、并发肾静脉或腔静脉瘤栓的 T3b 和 T3c 期肾癌、侵犯邻近器官的 T4 期肾癌，以及可能需要行广泛淋巴结清扫的肾癌。

18.1 手术技巧

开放肾癌根治术可取腰部切口的腹膜后入路，或者正中线或肋下缘切口的经腹腔入路（图 18.1）。对于大体积肾上极肿瘤，可采用胸腹联合切口。简而言之，手术步骤包括松解肾脏及其周围筋膜自毗邻脏器及组织，随后结扎并离断肾动脉及肾静脉。应注意右肾静脉长度较短，而左肾静脉长度较长。性腺静脉、肾上腺中央静脉及腰静脉也应结扎并离断，并在术野远端结扎离断输尿管，与肾周筋膜一并切除。由于约 25% 的肾癌根治术标本存在肾周脂肪浸润，切除肾周脂肪可降低局部复发率，因此是肾癌根治术必要的手术步骤。

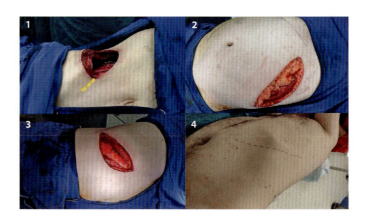

图 18.1　开放肾癌根治术的几种手术切口图例。1. 右侧腹部切口；2. 左侧前肋缘下切口；3. 右侧改良腰部切口（起自第 12 肋后缘）；4. 左侧胸腹联合切口（经第 9 肋间隙）

A. Ingels

Department of Urology, APHP, University Hospital Henri Mondor, 51 Avenue du Maréchal de Lattre de Tassigny, 94010 Créteil, France

Biomaps, UMR1281, INSERM, CNRS, CEA, Université Paris Saclay, Villejuif, France

M. Kriegmair

Department of Urology, University Medical Centre Mannheim, Mannheim, Germany

N. Pavan

Urology Clinic, Department of Medical, Surgical and Health Science, University of Trieste, Trieste, Italy

E. Roussel

Department of Urology, University Hospitals Leuven, Leuven, Belgium

A. Pecoraro

Division of Urology, Department of Oncology, School of Medicine, University of Turin, San Luigi Hospital, Orbassano, Turin, Italy

D. Amparore

Division of Urology, Department of Oncology, School of Medicine, San Luigi Hospital, University of Turin, Orbassano, Turin, Italy

18.2　腹膜后入路

采用腰部切口的腹膜后入路暴露肾脏及肾门较为容易，无须进入腹腔，降低患者（特别是既往腹部手术史患者）的肠道损伤风险。然而，该入路暴露肾动脉与肾静脉较为困难。此外，腹膜后入路对于大体积肾癌、肾上极肿瘤或并发下腔静脉（IVC）瘤栓的患者可能无法获得足够的手术空间，对于需要行淋巴结清扫的患者可能也不适用。虽然肋缘下切口可能在大多数情况下是足够的，但对于肾上极肿瘤以及需要术中评估肾上腺情况的肿瘤，可能需要将第 11 肋及第 12 肋一并切除。在这种情况下，应选择需要切除的肋骨沿线做切口，必要时可将切口延长至腹直肌外侧缘。

18.3　前肋下入路

前肋下入路可较好地暴露肾门。切口通常起自肋弓下 2 cm 第 12 肋前方，并沿肋弓向头侧延长，终止于剑突。对于肿瘤位于肾内侧或需要精细分离肾蒂、主动脉或下腔静脉的患者，切口可不止于剑突，而是直接延长至中线对侧，即 Chevron 切口。此时进行淋巴结清扫术则较为简单，甚至可进一步进入腹膜后空间，以评估对侧肾情况。本中心采用的改良入路将患者置于 45° 侧卧位，相比于经典腹膜后体位将患者置于更靠前的位置。切口取自第 12 肋前方，向内侧稍延长。这种切口不但可继续建立腹膜后空间进行手术，还可避免损伤肋下神经，降低切口疝的发生风险。

18.4　胸腹联合入路

胸腹联合入路可暴露上腹部、腹膜后及胸腔结构。该入路可用于大体积肾癌，或存在同侧肺转移或肿物需要一并切除的情况。将患者置于半斜卧位，切口位于第 8 肋至第 10 肋间，通常取肋间或肋上切口，以切除相应肋骨。切口起自腋后线，经肋软骨缘延伸，并自腋中线延长至脐部。在关腹时行肋间神经阻滞可能降低术后疼痛。

参考文献

[1]Foley FB, Mulvaney WP, Richardson EJ, et al. Radical nephrectomy for neoplasms. J Urol. 1952 Jul;68(1):39–49. https://doi.org/10.1016/s0022–5347(17):68168–0.

[2]Robson CJ. Radical nephrectomy for renal cell carcinoma. J Urol. 1963 Jan;89:37–42. https:// doi.org/10.1016/s0022–5347(17)64494–x.

[3]Campbell S, Uzzo RG, Allaf ME, et al. Renal mass and localized renal cancer: AUA guideline. J Urol. 2017 Sep;198(3):520–529. https://doi.org/10.1016/j.juro.2017.04.100. Epub 2017 May 4.

[4]Ljungberg B, Albiges L, Bedke J, et al. European Association of Urology (EAU) Guidelines on Renal Cell Carcinoma (RCC). Version 2021. Available at: https://uroweb.org/guideline/renalcell–carcinoma/.

[5]Kletscher BA, Qian J, Bostwick DG, et al. Prospective analysis of the incidence of ipsilateral adrenal metastasis in localized renal cell carcinoma. J Urol. 1996 Jun;155(6):1844–1846.

[6]Siemer S, Lehmann J, Kamradt J, et al. Adrenal metastases in 1635 patients with renal cell carcinoma: outcome and indication for adrenalectomy. J Urol. 2004 Jun;171(6 Pt 1):2155–2159; discussion 2159. https://doi.org/10.1097/01.ju.0000125340.84492.a7.

[7]Leibovitch I, Raviv G, Mor Y, et al. Reconsidering the necessity of ipsilateral adrenalectomy during radical nephrectomy for renal

cell carcinoma. Urology. 1995 Sep;46(3):316−320. https:// doi.org/10.1016/S0090−4295(99)80213−1.

[8]Kozak W, Höltl W, Pummer K, et al. Adrenalectomy−−still a must in radical renal surgery? Br J Urol. 1996 Jan;77(1):27−31. https://doi.org/10.1046/j.1464−410x.1996.08105.x.

[9]Olumi AF, Preston MA, Blute ML. Chapter 60: Open surgery of the kidney, In: Alan J. Wein, Louis R. Kavoussi, Alan W. Partin editors. Campbell−Walsh Urology. 2020;12th.

[10] Freedland SJ, Dekernion JB. Role of lymphadenectomy for patients undergoing radical nephrectomy for renal cell carcinoma. Rev Urol. 2003 Summer;5(3):191−195.

[11] Ljungberg B, Albiges L, Abu−Ghanem Y, et al. European association of urology guidelines on renal cell carcinoma: the 2019 update. Eur Urol. 2019 May;75(5):799−810. https://doi.org/10. 1016/j.eururo.2019.02.011.

[12] Gregg JR, Scarpato KR. Chapter 8: surgical approaches for open renal surgery, including open radical nephrectomy. In: Smith JA, Howards SS, Preminger GM, et al. editors. Hinman's Atlas of Urologic Surgery. 2019;4th.

[13] Van Poppel H, Becker F, Cadeddu JA, et al. Treatment of localised renal cell carcinoma. Eur Urol. 2011 Oct;60(4):662−672. https://doi.org/10.1016/j.eururo.2011.06.040. Epub 2011 Jun 29.

[14] Shah PH, Lyon TD, Lohse CM, et al. Prognostic evaluation of perinephric fat, renal sinus fat, and renal vein invasion for patients with pathological stage T3a clear−cell renal cell carcinoma. BJU Int. 2019 Feb;123(2):270−276. https://doi.org/10.1111/ bju.14523.

[15] Petros FG, Angell JE, Abaza R. Outcomes of robotic nephrectomy including highestcomplexity cases: largest series to date and literature review. Urology. 2015;85(6):1352−1358. https://doi.org/10.1016/j.urology.2014.11.063.

[16] Crocerossa F, Carbonara U, Cantiello F, et al. Robot−assisted radical nephrectomy: a systematic review and meta−analysis of comparative studies. Eur Urol. 2020; S0302−2838(20)30854−X. https://doi.org/10.1016/j.eururo.2020.10.034.

[17] Abaza R, Gerhard RS, Martinez O. Robotic radical nephrectomy for massive renal tumors. J Laparoendosc Adv Surg Tech A. 2020;30(2):196−200. https://doi.org/10.1089/lap.2019.0630.

第十九章
经腹腔与腹膜后 Trocar 布局

Alireza Ghoreifi, Hooman Djaladat, Andre Luis Abreu

19.1 简介

相比于开放手术，机器人肾部分切除术及肾癌根治术肿瘤学及功能学结果相近，且并发症的发生率相对更低，在肾癌治疗中得到了越来越广泛的应用。机器人肾癌手术可采用多种入路，包括经腹腔及腹膜后入路以及采用单孔或多孔技术。手术入路应根据软硬件的可及性、术者经验以及患者和疾病的特点进行选择。在开展机器人肾癌手术时，选择不同入路在体位摆放、通道建立及 Trocar 布局方面均有各自的考量。本章将对机器人肾癌不同入路的通道建立及 Trocar 布局方面进行探讨，并着重对比达芬奇 Si® 及 Xi® 平台各自的具体要求。单孔肾癌手术的相关内容将在另一章节进行论述。

19.2 气腹建立的总体原则

在机器人肾癌手术中，不同的手术入路及机器人平台建立气腹操作均有共同的总体原则，主要包括封闭式、开放式及直视建立气腹等技巧。

19.2.1 封闭式技术

封闭式技术通过置入 Veress 气腹针建立气腹，是最常用的充气技术。气腹针一般为钝头，内芯带弹簧，外鞘尖锐，长度 12 ~ 15 cm，外鞘直径 2 mm。气腹针最常用的穿刺位置为右下腹或左下腹，远离腹壁下血管的位置。当气腹针进入腹腔后，术者一般会感觉到或听到穿刺针外鞘回弹发出的弹响声，表明针尖已进入体腔。也可借助抽吸试验、生理盐水排空试验等其他方法验证穿刺针位置是否确切。当确保气腹针在位后，即可连接 AirSeal® 恒压气腹机，经气腹针充入 CO_2 建立气腹。当使用 AirSeal 气腹

A. Ghoreifi (✉) · H. Djaladat · A. L. Abreu
USC, Institute of Urology and Catherine and Joseph Aresty Department of Urology, Keck School
of Medicine, University of Southern California, Los Angeles, California, USA
e–mail: Alireza.Ghoreifi@med.usc.edu

H. Djaladat
e–mail: djaladat@med.usc.edu

A. L. Abreu
e–mail: Andre.Abreu@med.usc.edu

© The Author(s), under exclusive license to Springer Nature Switzerland AG 2022
S. S. Goonewardene et al. (eds.), Robotic Surgery for Renal Cancer,
Management of Urology, https://doi.org/10.1007/978–3–031–11000–9_19

机时，应在充气开始时确保为低压状态（1 ~ 4 mmHg），并缓慢升高至预设值。本中心的气腹压设定值为 15 mmHg。

19.2.2 开放式（Hasson）技术

Hasson 技术在直视下做腹壁切口，逐层分离皮下各层直至打开腹腔，建立气腹并关闭腹壁切口。相比于气腹针，Hasson 技术造成潜在血管及肠管损伤的风险更低。然而，一项新近发表的 Cochrane 系统综述表明，虽然相比封闭式技术，开放技术建立气腹的失败率显著更低，但两种技术在内脏或血管损伤的发生率上相近。开放技术推荐用于有既往邻近脏器或区域手术史的患者。

19.2.3 直视技术

直视技术使用头端透明的特制 Trocar，可借助 5 mm 的 0° 镜头看清腹壁各层次，通常用于在气腹针建立气腹后的首个或第二个 Trocar 的置入过程，也推荐用于有既往手术史的患者，以确保安全性。

19.3 机器人肾切除术：经腹腔入路

经腹腔入路是机器人肾部分切除术和肾癌根治术最普遍及广泛采用的手术入路。可在达芬奇 Si® 或 Xi® 系统上采用三臂法或四臂法完成手术。由于临床上 Si® 或 Xi® 系统均在使用，本节将对两个平台的手术细节进行详细探讨。

19.3.1 手术室布局及患者体位摆放

患者在全麻下气管插管，经鼻腔或口腔置入胃管以减轻胃胀气，避免置入 Trocar 过程中出现胃损伤。使用 18F 导尿管留置导尿。随后，将患者置于 60° ~ 70° 侧卧位（图 19.1）。对所有受压点加垫软垫，并将四肢置于中立位，减少因体位摆放导致的损伤。应在患者腋下置入软垫卷，并在髋部、体侧给予足够支撑。在双腿间置入软枕，并使下腿屈曲，上腿伸直。将上肢置于加垫的手架，避免对臂丛神经造成张力。在患者髋部、肩部及大腿用胶带固定，以保证旋转手术床时患者体位的稳定性。

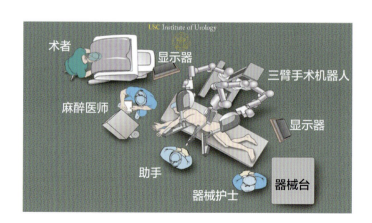

图 19.1 达芬奇 Si® 平台经腹腔机器人肾切除术的手术室布局及患者体位摆放

手术室布局可根据术者偏好及机器人平台（如达芬奇 Si® 或 Xi®）做出相应调整。助手一般位于面对患者腹部的位置，器械护士一般位于助手背后。显示器一般位于机器人操作臂一侧，置于患者头端及足端各一，便于手术团队观察。

19.3.2　达芬奇 Xi® 系统 Trocar 布局

当完全建立全象限气腹后，即可开始置入各 Trocar。本中心习惯使用四臂达芬奇 Xi® 平台进行手术。Trocar 布局存在多种方案，本中心常规使用"微笑法"弧线布局（图 19.2、图 19.3）。Trocar 类型及布局可能因腹腔内粘连情况及患者体型做出相应调整。对于肥胖患者，可酌情选用加长型 Trocar 以规避器械碰撞。

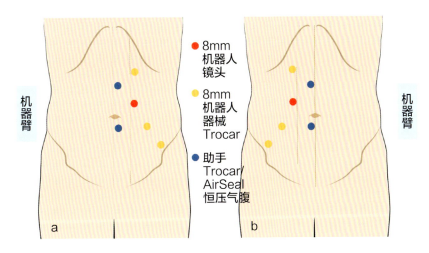

图 19.2　左侧（a）及右侧（b）达芬奇 Xi® 机器人肾部分切除术 Trocar 布局

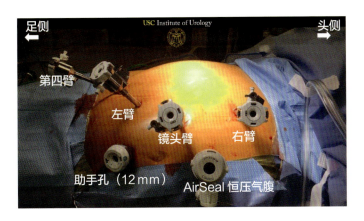

图 19.3　达芬奇 Xi® 右肾切除术 Trocar 布局及机械臂排布

机器人镜头孔：首个 8 mm Trocar 一般置于脐外上方，腹直肌外侧缘。理想情况下，镜头孔位置应保证肾脏及肿瘤的良好视野。置入机器人镜头后，首先探查腹腔内情况，确保可安全在直视下置入其余 Trocar。

机器人器械 Trocar：将另一 8 mm Trocar 置于镜头孔头侧 6 cm 同一直线处。自镜头孔向足侧偏外，朝向髂前上棘方向置入另外两枚 8 mm Trocar，所有 Trocar 彼此间距至少 6 cm 以规避碰撞。分别将这些 Trocar 与右侧、左侧及第四机械臂相连接。

助手 Trocar：根据术者需求，将 1~2 个 5~12 mm 助手孔分别置于腹正中线、脐上及脐下 2~3 cm 处（即在镜头孔与右 / 左侧机械臂当中）。本中心常规使用 12 mm AirSeal® 恒压气腹 Trocar（美国康涅狄格州米尔福德市 SurgiQuest 公司）作为其中一个助手孔。

肝脏牵开：通常对于右肾手术，须在剑突下额外置入一 5 mm Trocar，辅助挡开肝脏。

19.3.3 达芬奇 Si® 系统 Trocar 布局

对于达芬奇 Si® 系统，应对 Trocar 布局系统进行如下调整。首先，使用 12 mm Trocar 作为机器人镜头孔。其次，两枚 8 mm 机械臂 Trocar 应置于更偏外侧的位置（相比于达芬奇 Xi®），形成一宽底三角形，肿瘤应位于该三角形的顶点。如术者需要使用第四臂，应将其置于镜头孔外下方最远端（图 19.4、图 19.5）。此外，Si 系统应尽量将机械臂外展，并使用加长的机械臂 Trocar。

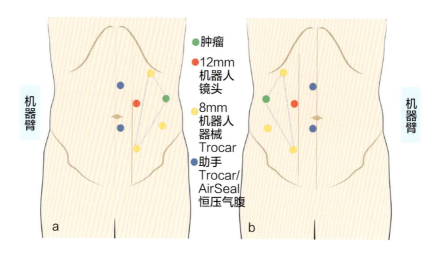

图 19.4　左侧（a）及右侧（b）达芬奇 Si® 机器人肾部分切除术 Trocar 布局

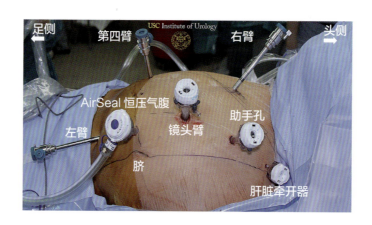

图 19.5　达芬奇 Si® 右肾切除术 Trocar 布局与机械臂排布

19.3.4 机器人泊机

当 Trocar 置入完毕后，即可进行机器人泊机。对于达芬奇 Si® 平台，应将床旁机械臂以 45° 于患者肩部推入手术床。达芬奇 Xi® 相比 Si® 平台更加灵活，得益于其独特的可旋转吊臂设计，可以按不同角度泊机。为使手术室布局尽可能保持一致，一般也将 Xi® 床旁机械臂从患者背侧推入，使镜头臂与镜头孔间成 15° 角。泊机后，在直视下将各机器人器械置入患者腹腔。

19.4　机器人肾切除术：腹膜后入路

腹膜后机器人肾切除术适用于两类患者人群。首先，是有既往腹部手术史，且因存在腹腔粘连或解剖结构改变而导致对肾脏及腹膜后空间暴露困难者。其次，是肿瘤位于肾脏背侧，采用经腹腔入路需要对肾脏进行广泛游离者。腹膜后入路可更直接、快速进入腹膜后间隙，暴露肾门。然而，该入路也存在操作空间有限、解剖定位标志少等局限，因此可能出现方向感丧失，以及可能需要中转开放的意外血管损伤。腹膜后入路的禁忌证包括既往大型腹膜后手术、肾周广泛炎症 / 纤维化（如黄色肉芽肿性肾盂肾炎）、骨骼肌活动异常导致无法摆放合适体位、大体积且侧支循环多的肿瘤、肾周脂肪较厚或存在肾周纤维条索者。

19.4.1　手术室布局及患者体位摆放

腹膜后入路尚未实现如经腹腔入路的常规应用。手术团队应熟悉手术室的布局及操作流程，以减少潜在并发症发生风险。与经腹腔入路类似，腹膜后入路同样可根据术者偏好，采用三臂法或四臂法。本中心更倾向于使用四臂法。

在全麻诱导及气管插管完成后，留置 18F 导尿管，将患者置于 90° 全侧卧位，患侧在上。该入路无须经口腔或鼻腔置入胃管。在患者身下放置软垫并固定体位（与经腹腔入路类似），充分抬高腰桥，使第 12 肋与髂嵴间的空间最大化。

19.4.2　建立腹膜后空间

腹膜后入路一般在第 12 肋与髂嵴间腋中线取横切口。如切口过于靠前或靠后，均有可能出现腹膜破损，或与背侧 Trocar 碰撞等风险。进一步钝性分离皮下各层，包括腹外斜肌、腹内斜肌及腹横筋膜。将食指置入腹膜后间隙，轻柔地将腹膜推离，此时在患者背侧可触及腰大肌。随后将气囊置入腹膜后间隙，沿身体长轴进一步扩张该间隙。将 30° 腹腔镜置入球囊扩张器，在直视下推入约 40 泵空气。此时，可进一步识别相关解剖标志，包括上方的腹横肌及腹膜前层、后方被推离的 Gerota 筋膜，以及下方的输尿管。随后抽出气囊内空气，改为置入 12 mm Trocar 作为镜头孔。

19.4.3　达芬奇 Si® 平台的 Trocar 布局

在建立后腹膜气腹并置入 12 mm 镜头孔 Trocar 后，应标记其余 Trocar 位置并在直视下置入（图 19.6a）。

机器人器械 Trocar：将一枚 8 mm 机器人 Trocar 置于腋后线竖脊肌与第 12 肋交角处。将另一 8 mm 机器人 Trocar 置于腋前线与镜头孔相距 7～8 cm，朝向脐处；将第三枚 8 mm 机器人 Trocar 置于第二枚 Trocar 内侧 7～8 cm 处。对于右侧肿瘤，这些 Trocar 将分别与机械臂的左臂、右臂及第四臂相连（图 19.6b）。

助手 Trocar：将 12 mm 助手用 Trocar 或 AirSeal® 专用 Trocar 置于髂前上棘上方腋前线处，距内侧机器人 Trocar 足端 7～8 cm 处。

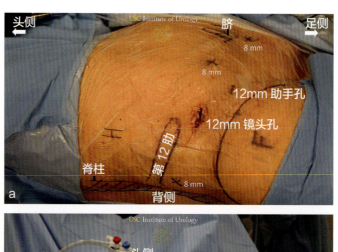

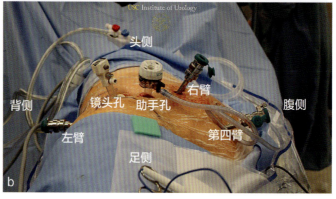

图 19.6 达芬奇 Si 腹膜后右肾切除术术前 Trocar 布局规划（a）及 Trocar 置入（b）

19.4.4 达芬奇 Xi® 平台的 Trocar 布局

总体 Trocar 布局与 Si® 平台模版类似，但存在如下调整。以 8 mm 机器人 Trocar 作为镜头臂，以 Trocar 套 Trocar 的方式直接置入球囊 Trocar 内。将其余机器人器械 Trocar 置于一直线，如图 19.7 所示。将助手孔（通常为 AirSeal® 专用 Trocar）置于髂嵴上方腋后线处。

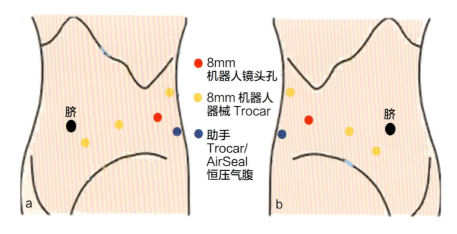

图 19.7 达芬奇 Xi® 腹膜后左肾（a）及右肾（b）部分 / 根治切除术术前 Trocar 布局

19.4.5 机器人泊机

当 Trocar 置入完成后，即可开始泊机。对于达芬奇 Si®，一般将床旁机械臂自患者头端移入，与脊柱平行。对于达芬奇 Xi®，则将机械臂自患者足侧移入，与手术床垂直或平行。随后，在直视下置入机器人手术器械。

19.5 Trocar 置入相关并发症

Trocar 置入时的相关并发症通常并不常见，但可能造成严重后果。从患者及术者层面而言，Trocar 置入时可能导致相关并发症的危险因素包括肥胖、既往腹部手术史、术者经验等。研究表明，相比于经验丰富的医师，年资较低的医师术后患者可能更易出现并发症。

为了在 Trocar 置入时避免可能出现的副损伤，应关注如下要点：采用开放式（Hasson）技术及直视技术可能更为安全，尤其是对于肥胖或有既往腹部手术史的患者。对于有既往手术史的患者，取 Palmer 点作为初始穿刺点也可降低腹腔内损伤风险。该点位于左上腹、左侧肋缘下 3 cm 锁骨中线处。研究表明该点发生腹腔粘连的概率较其他区域显著更低。术前置入鼻胃管及 Foley 导尿管可相应降低胃肠道及膀胱损伤风险。在 Trocar 置入过程中，最常见的并发症是血管和肠道损伤。

血管损伤：血管损伤可包括腹壁、腹膜后或腹腔内血管损伤。腹壁下血管损伤是最常出现的腹壁血管损伤。当出现腹壁血管损伤时，可置入 Foley 导尿管并充盈球囊以达到填塞压迫止血的目的。此外，还可以通过 U 形缝合或延长切口在直视下进行止血。当出现腹腔内大血管（如髂静脉、下腔静脉）损伤，或出现腹膜后进行性增大的血肿，应在必要时立即中转开放手术。

肠道损伤：当明确出现肠道损伤时，应即刻进行处置。取决于肠道损伤的范围与节段（小肠或大肠），可行 Ⅰ 期缝合或在肠造口后 Ⅱ 期缝合。然而，高达 50% 的肠道损伤并未在术中发现。如术后怀疑有肠道损伤，则应行剖腹探查，并修补损伤部位。

其他损伤：Trocar 置入过程中出现肝脏、脾脏损伤的概率通常较低。处置方法包括直接压迫止血、升高气腹压等。膀胱损伤通常可在术后留置导尿管 7 ~ 14 天，进行保守治疗。严重的膀胱损伤可能需要一期修补。

参考文献

[1]Peyronnet B, Seisen T, Oger E, et al. Comparison of 1800 robotic and open partial nephrectomies for renal tumors. Ann Surg Oncol. 2016;23(13):4277–4283.

[2]Leow JJ, Heah NH, Chang SL, et al. Outcomes of robotic versus laparoscopic partial nephrectomy: an updated meta-analysis of 4,919 patients. J Urol. 2016;196(5):1371–1377.

[3]Petros FG, Angell JE, Abaza R. Outcomes of robotic nephrectomy including highestcomplexity cases: largest series to date and literature review. Urology. 2015;85(6):1352–1358.

[4]Kaouk J, Garisto J, Eltemamy M, et al. Pure single-site robot-assisted partial nephrectomy using the sp surgical system: initial clinical experience. Urology. 2019;124:282–285.

[5]Thepsuwan J, Huang KG, Wilamarta M, et al. Principles of safe abdominal entry in laparoscopic gynecologic surgery. J Minim Invasive Gynecol. 2013;2(4):105–109.

[6]Teoh B, Sen R, Abbott J. An evaluation of four tests used to ascertain Veres needle placement at closed laparoscopy. J Minim Invasive Gynecol. 2005;12(2):153–158.

[7]Ahmad G, Baker J, Finnerty J, et al. Laparoscopic entry techniques. Cochrane Database Syst Rev. 2019;1(1):CD006583.

[8]Hu JC, Treat E, Filson CP, et al. Technique and outcomes of robot−assisted retroperitoneoscopic partial nephrectomy: a multicenter study. Eur Urol. 2014;66(3):542−549.

[9]Ghani KR, Porter J, Menon M, et al. Robotic retroperitoneal partial nephrectomy: a step−bystep guide. BJU Int. 2014;114(2): 311−313.

[10] Patel M, Porter J. Robotic retroperitoneal partial nephrectomy. World J Urol. 2013;31(6):1377−1382.

[11] Feliciano J, Stifelman M. Robotic retroperitoneal partial nephrectomy: a four−arm approach. JSLS. 2012;16(2):208−211.

[12] Lee J, Porter J. Retroperitoneal robotic partial nephrectomy. In: Atlas of robotic urologic surgery. Switzerland, Springer International Publishing;2017. p. 113−114.

[13] Pemberton RJ, Tolley DA, van Velthoven RF. Prevention and management of complications in urological laparoscopic port site placement. Eur Urol. 2006;50(5):958−968.

[14] Parsons JK, Jarrett TJ, Chow GK, Kavoussi LR. The effect of previous abdominal surgery on urological laparoscopy. J Urol. 2002;168(6):2387−2390.

[15] Tüfek I, Akpınar H, Sevinç C, Kural AR. Primary left upper quadrant (Palmer's point) access for laparoscopic radical prostatectomy. Urol J. 2010;7(3):152−156.

[16] Simforoosh N, Basiri A, Ziaee SA, et al. Major vascular injury in laparoscopic urology. JSLS. 2014; 18(3):e2014.00283.

[17] Sánchez A, Rosciano J. Complications of port placement. In: Sotelo R, Arriaga J, Aron M, editors. Complications in robotic urologic surgery. Cham: Springer; 2018. p. 83−91.

第二十章
机器人辅助腹腔镜肾癌手术：经腹腔入路与经腹膜后入路对比

Vidyasagar Chinni, Zein Alhamdani, Damien Bolton, Nathan Lawrentschuk, Greg Jack

20.1　背景

无论采用肾癌根治术还是肾部分切除术的手术方式，手术仍是治疗局限性肾细胞癌（RCC）的主流方案。腹腔镜肾切除术最早由 Clayman 团队报道，采用经腹入路。数年后，Gaur 团队报道了腹膜后肾切除术的成功经验。腹腔镜肾癌手术成为局限性 RCC 的主流治疗方式，相比于开放手术，术后并发症更低、出血量更少、输血率更低、术后恢复进食时间更短、住院时间更短、恢复更快。过去 20 年内，机器人辅助腹腔镜手术平台成为腹腔镜肾癌手术的新生力量。2001 年 Guillonneau 团队首次使用 Zeus 机器人系统完成了腹膜后右肾癌根治术，并使用 Aesop 机械臂控制腔镜镜头。机器人手术平台克服了标准腹腔镜在人体工程学和技术层面的不足，可满足开展更复杂根治性肾切除及肾部分切除术的需求。

Cacciamani 等的研究表明，相比于腹腔镜肾部分切除术，机器人手术缺血时间更短、中转率更低、术中及术后各项数据更优、切缘阳性率更低、肾小球滤过率下降程度更低、总体并发症发生率更低。不同入路机器人肾切除术的相关技术发展迅速，需要开展更多后续研究对手术效果进行比较。多中心研究表明，大部分机器人辅助肾癌手术采用经腹腔入路，但 1993 年首次报道的腹膜后入路仍在广泛使用，并得到进一步普及。本章将对经腹腔和腹膜后机器人手术的优点及要点进行探讨。

Vidyasagar Chinni and Zein Alhamdani are co-first authors

V. Chinni · Z. Alhamdani · D. Bolton · G. Jack
Department of Urology, Olivia Newton-John Cancer Research Institute, Melbourne, Australia
e-mail: Gregory.Jack@austin.org.au

Z. Alhamdani · D. Bolton · G. Jack
Department of Surgery, Austin Health, University of Melbourne, Melbourne, Australia

N. Lawrentschuk (✉)
Department of Urology, Royal Melbourne Hospital, Victoria, Australia
e-mail: nlaw@unimelb.edu.au

Department of Surgery, University of Melbourne, Melbourne, Australia

Department of Surgical Oncology, Peter MacCallum Cancer Centre, Melbourne, Australia

EJ Whitten Prostate Cancer Research Centre at Epworth, Melbourne, Australia

© The Author(s), under exclusive license to Springer Nature Switzerland AG 2022
S. S. Goonewardene et al. (eds.), *Robotic Surgery for Renal Cancer*,
Management of Urology, https://doi.org/10.1007/978-3-031-11000-9_20

经腹腔与腹膜后机器人肾癌手术的适应证

对于机器人肾癌手术，经腹腔和腹膜后入路均是可选入路，主要应根据术者偏好及患者特征进行选择。

20.2　经腹腔入路的适应证

对于机器人肾脏手术，在选择经腹腔或腹膜后入路时，需要考虑如下几个因素：肿瘤体积、位置、术者既往经验及个人偏好，以及可能对手术入路或手术平面造成限制的相关因素（包括既往史及其他患者自身因素等）。

20.2.1　更大的操作空间

大部分机器人肾切除术均采用经腹腔入路。经腹腔入路学习曲线更短，操作空间更大，术者也对肾周的解剖标志更为熟悉。在向腹腔内充入 CO_2 后，可获得一个较大的操作空间，通常在建立气腹后，成人腹腔内空间可达 5~7 L，而腹膜后间隙充气后仅 1~2 L。经腹腔建立气腹后，可早期显露结肠、十二指肠和肝脏、脾脏等周边脏器。此外，较大的充气量也可实现较宽的 Trocar 间距，提高机器人手术的灵活性，增大第三机械臂的活动空间，这对于较早期的机器人平台更加重要。图 20.1 展示了经腹腔入路在注入 5~7 L 的 CO_2 后创建的较大操作空间，以及视野内熟悉的解剖结构。

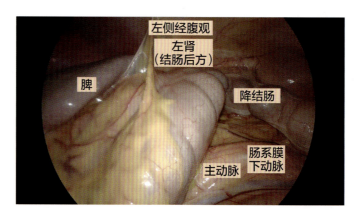

图 20.1　经典左侧经腹观。在初始状态下，左肾通常在视野中不可见

20.2.2　3 期肿瘤

经腹腔入路充足的操作空间尤其适用于大体积肿瘤，包括肿瘤与结肠或周围脏器存在粘连、血供及分支血管丰富以及并发静脉瘤栓的情况。经腹腔机器人肾部分切除术或肾癌根治术可用于 1~3 期肾癌，包括需要一并切除肾静脉或下腔静脉瘤栓的情况。相比于开放手术，机器人辅助腹腔镜根治性肾切除治疗 T3 期肾癌效果相当，且研究表明机器人手术围术期并发症发生率更低。对于并发肾静脉瘤栓的情况，机器人经腹腔入路对肾静脉的显露更加直接、清晰，许多文献也报道了经腹腔机器人肾切除术 + 下腔静脉瘤栓切除术的多个案例。一般可将腰大肌作为安全的解剖标志与分离平面，并使用第四臂或在助手辅助下将较大体积的肾脏抬离腰大肌，以获得安全操作空间分离肾门。经腹腔入路较大的操作空间可将较大体积的肾脏及肿瘤以较大幅度向外侧牵拉。对于进展期肾癌，机器人手术较传统腹腔镜活动度更大、

体内缝合更方便。虽然业内对于肾癌并发下腔静脉瘤栓的最佳手术方式仍未达成共识，但机器人手术可使术者在微创条件下对进展期肾癌实现有效的切除。图 20.2 展示了较大体积的右肾肿瘤行机器人经腹腔右肾切除的过程。图 20.3 展示了暴露良好的肾静脉小瘤栓。

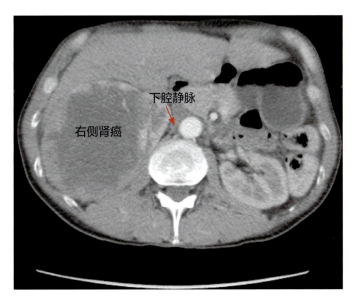

图 20.2　30 岁男性，体型偏瘦，大体积右肾癌，3 期肿瘤，行机器人辅助经腹腔右肾切除，以避开分支血管，并获得较大操作空间

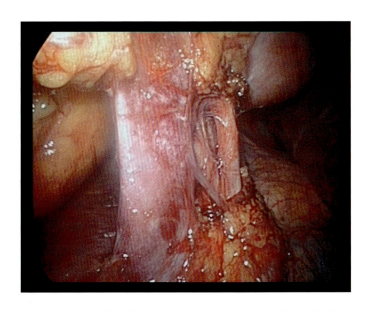

图 20.3　并发肾静脉瘤栓时，经腹腔途径暴露整个肾静脉

20.2.3　腹侧与下极肿瘤

经腹腔建立气腹与置入 Trocar 可较易显露位于肾腹侧表面的肿瘤，该入路无须对肾脏进行较大程度的游离，尤其适用于适合接受肾部分切除术的腹侧肿瘤患者。由于肾脏下极本身可向前方旋转的天然解剖学特性，可获得较大的活动空间，因此肾下极肿瘤也适合采用经腹腔入路。相比于腹膜后入路，当使

用较早期及较大机器人平台（如达芬奇 S）时，经腹腔入路也可规避机器人器械与髂前上棘的碰撞。图 20.4 展示了右肾腹侧肿瘤患者接受经腹腔右肾部分切除术的情况。

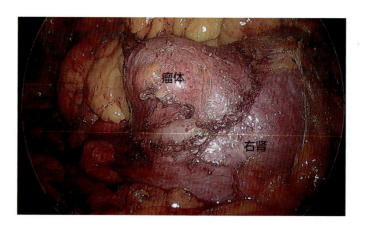

图 20.4　经腹途径显露右肾腹侧肿瘤

20.2.4　背侧肿瘤

传统观念认为，背侧肿瘤行肾部分切除术时均应采用腹膜后入路。这一般适用于可直接显露背侧肿瘤，且无须对肾脏进行游离的情况。然而，多项研究表明，背侧肿瘤在充分游离肾脏的前提下，同样可通过机器人经腹腔入路安全切除，且手术效果与腹膜后入路相当。Mclean 等建议，选择最合适的手术入路应取决于术者的经验及对该入路的熟悉程度，并应根据不同患者特点进行风险分层。许多术者会采用经腹腔入路处理背侧肿瘤，因为他们对这种入路更为熟悉，手术过程也更为舒适，这完全取决于术者的临床判断。对位于肾上极或肾下极的背侧肿瘤，可将肾上极或肾下极进行游离，并使用第四臂或在助手辅助下将向肾上极或肾下极向前方旋转，以显露肿瘤。对于肾中极或肾门部（图 20.5）的背侧肿瘤，同样也可采用经腹腔入路，但需要将患肾背侧表面完全游离，将肾脏充分翻转以暴露肿瘤。经腹腔入路在这种情况下同样可行，但需要更长的手术时间，并需要额外对肾脏进行游离。

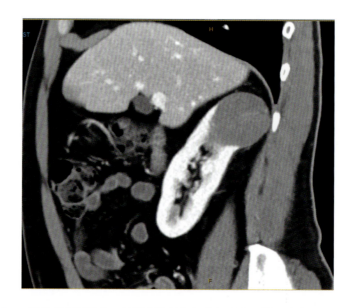

图 20.5　右肾背侧上极 6 cm 乳头状肾细胞癌，采用经腹腔肾部分切除术。基于术者对大体积肾癌的手术偏好，术中将肾上极沿长轴向内侧旋转

20.2.5　既往手术史及经皮穿刺操作史

经腹腔入路可能对于无法进入腹膜后平面，或存在严重瘢痕的情况较为适用。这包括既往接受腹膜后肾手术（如肾部分切除术）、开放腰腹部切口手术、经皮肾镜碎石术、经皮肾造瘘置管等经皮肾手术的情况，此时采用经腹腔入路可能更为合适。既往经皮肾肿瘤肿瘤消融、肾造瘘置管及肾穿刺活检可能造成腹膜后肾周软组织及脂肪纤维化，使得分离腹膜后平面较为困难，因此更适合选择经腹腔机器人入路，尤其是当术者未度过学习曲线时更是如此。

对于有既往腹腔手术史的患者，可能需要谨慎选择经腹腔入路。既往腹部大手术可能显著增加腹腔脏器损伤风险，并因肠粘连而需要行肠粘连松解，以及因出血量增加及手术难度提升导致手术时间的增加。许多作者建议，在可能的情况下应考虑对这类患者采用腹膜后入路，而这也是我们所提倡的。图20.6 展示了既往接受腹膜透析及肾脏手术后出现的轻度粘连，可在直视下锐性分离解除粘连。

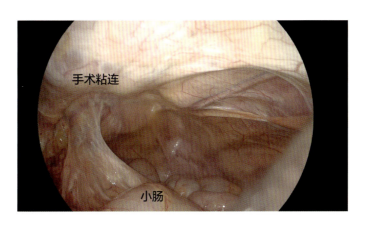

图 20.6　一例左侧腰腹部切口手术史及腹膜透析史患者腹腔内的小肠与左侧腹壁间粘连。取远离粘连带切口行开放式 Hasson 技术安全进入腹腔，锐性分离解除粘连，暴露降结肠及左肾

20.2.6　黄色肉芽肿性肾盂肾炎

关于黄色肉芽肿性肾盂肾炎的最佳入路仍未有定论。这类患者的肾脏可能存在较重的炎性反应，与周围脏器存在广泛粘连，难以分离肾周筋膜平面，极大增加手术难度。经腹腔入路对局部粘连脏器暴露较好，且操作空间较大，但 Asali 和 Tsivian 发表的回顾性研究也表明，腹膜后腹腔镜肾切除术对于黄色肉芽肿性肾盂肾炎也是可选择的方案。

20.3　腹膜后入路适应证

腹膜后机器人辅助肾手术包括肾癌根治术和肾部分切除术两种术式。腹膜后入路可早期显露肾动脉（图 20.7），降低总体手术时间及出血量，且相比于开放手术在热缺血时间、中转开放率和围术期并发症的发生率方面无显著差异。

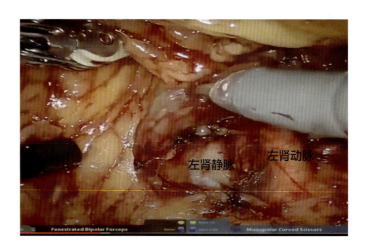

图 20.7　腹膜后入路可早期显露肾动脉和肾静脉

20.3.1　术者经验

腹膜后入路机器人辅助腹腔镜肾切除术日益普及，与机器人术者手术技术的提高相伴而生。因操作空间更为局限，解剖结构与解剖标志相对不清晰，腹膜后入路通常在技术上难度更高。当使用球囊扩张器建立腹膜后空间时，会将 Gerota 筋膜推离腰大肌，要点在于在手术过程中始终将腰大肌置于水平位，以保证正确的解剖平面。腹膜后的解剖标志包括位于前方的腹横筋膜与腹膜，位于后方的腰大肌肌腱、输尿管和下腔静脉，位于侧方的后层 Gerota 筋膜，以及首先显露的位于肾静脉后方的肾动脉。腹膜后入路非常规状态的解剖观可能导致意外损伤，包括腹膜破损、腔静脉损伤、左肾术中发生胰腺损伤，右肾术中发生十二指肠损伤等因腹膜后入路无法显露邻近脏器而出现的副损伤。此外，也可能因为术者对腹膜后空间方位不够熟悉以及操作空间局限而出现相关并发症。对术者而言，在进行腹膜后机器人肾部分切除术或肾癌根治术时，首先应意识到这些意外发生的可能性，才能有意识进行规避（图 20.8）。

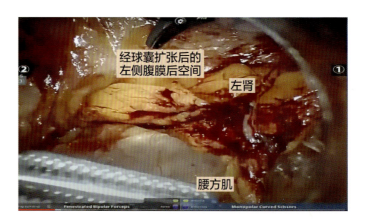

图 20.8　使用球囊撑开器扩大腹膜后空间后对手术空间的初步观察。由于操作空间受限与缺少解剖标志物，可能出现对手术方向的错误判断

Abaza 等评估了既往接受经腹腔入路训练的术者开展腹膜后机器人肾部分切除术的可行性。研究发现在术中出血量、热缺血时间和手术时间方面未见有临床意义的差异。基于此，研究认为这种情况下并不存在明显的学习曲线。因此，对年轻术者的培训应考虑从经腹腔入路开始，这种入路操作空间更大，

可辨认的解剖标志更多，随后再在合适条件下开展腹膜后入路手术。机器人平台的使用极大程度减少了操作空间局限造成的影响，其三维视野及手术器械可操作性的提升（如机械臂自带的 EndoWrist 技术）也降低了体腔内缝合等复杂操作的难度，并为术者提供了更加舒适的人体工程学设计。

20.3.2　小体积肿瘤（T1 ～ T2 期）

由于操作空间有限，腹膜后入路通常仅限于 T2 期或更早期肿瘤，但文献也曾报道腹膜后肾癌根治术成功治疗 T3 期肾肿瘤的案例。RECORD 2 研究是一项大型多中心队列研究，评估了在 26 个意大利临床中心接受经腹腔或腹膜后微创肾部分切除术的患者数据，表明相比于经腹腔入路，腹膜后入路的总体并发症和术中并发症的发生率显著更低，引流管留置时间更短，术后住院天数也更短。值得注意的是，研究可能存在与肿瘤位置相关的选择偏倚。ROSULA 合作组分析了来自 19 个中心的 T1 ～ T2 期患者接受经腹腔或腹膜后机器人肾部分切除术的结果，表明两种入路均安全可行，手术结果较为理想。然而，该研究中仅有 8% 的患者接受了腹膜后入路手术。两种入路的临床结果将在本章后续内容中详细探讨。

20.3.3　背侧肿瘤

对于适合接受肾部分切除术的患者，当肿瘤位于肾中极背侧时，采用腹膜后入路是较理想的选择，可早期显露肾动脉并确定肿瘤位置。直接显露背侧肾门部可降低手术时间，减少分离过程中损伤肾门部结构的风险。由于采用腹膜后入路的患者一般均为肾背侧肿瘤，目前多数比较经腹腔与腹膜后入路的研究均存在较大的选择偏倚（图 20.9）。

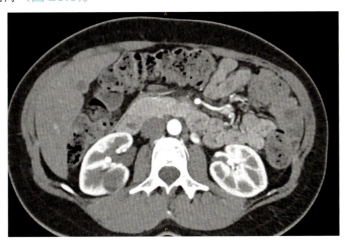

图 20.9　30 岁女性，右肾 3 cm 的肾细胞癌，行肾部分切除术。肿瘤位于右肾中极背侧，适合接受腹膜后肾部分切除术

20.3.4　腹侧肿瘤

多项研究支持了采用腹膜后机器人肾部分切除术治疗腹侧肿瘤的策略。Dell'Oglio 等的研究否认了应根据肿瘤位置选择手术入路的策略，认为对于腹侧肿瘤，腹膜后机器人辅助肾部分切除术同样安全可行。腹膜后入路可将肾脏完全游离，以肾门为轴将肾脏翻转，在需要时暴露肾脏的腹侧平面。一些学者建议，腹膜后入路应选择性用于腹侧肾门部肿瘤，因其操作空间受限，在沿 Gerota 筋膜前表面剥离纤薄的腹膜并进行游离时，可能造成腹膜破损而进入腹腔，进一步压缩操作空间，导致操作难度加大。采用腹膜后入路处理中极腹侧肿瘤有相当大的技术难度，出现脏器意外损伤及腹膜破损的风险也更高。对

于大体积肿瘤，由于肿瘤与腹膜常存在粘连，发生腹膜破损可能较为常见。然而，术者在制订合适的临床决策后，即使是对于大体积腹侧肿瘤也可安全开展腹膜后入路手术。

20.3.5　既往腹部大手术史

腹膜后入路的好处之一在于可避免接触腹腔内脏器，尤其适用于腹腔内存在粘连、既往因腹膜透析出现相关并发症以及炎性肠病的患者。腹膜后入路不进入腹腔的特点减少了医源性内脏损伤，尤其是在置入第一个 Trocar 时。由于越来越多的患者可能因既往接受腹股沟疝修补等原因，腹壁可能存在大面积补片，这些患者也应选择腹膜后入路。另外，一些研究也指出，腹膜后入路的封闭空间可起到填塞止血的效果，并可将尿漏局限于腹膜后空间，但也仅存在于理论层面。在机器人大幅改良手术视野、提高缝合灵巧度的今天，这些并发症的发生率已相对较低。

20.4　经腹腔和腹膜后机器人手术的技术要点

20.4.1　患者体位摆放与泊机

经腹腔入路和腹膜后入路的体位摆放大体相同。文献报道了不同的体位摆放技巧，对于经腹腔机器人手术，常将患者置于 60°～90°侧卧位，并适当升高腰桥。对于腹膜后入路，通常将患者置于全侧卧位，并完全升高腰桥，以尽量展开肋弓与髂前上棘间的有限空间。对于较早期的大型机器人平台，腹膜后入路通常将床旁机械臂自患者头端或肩部推入，而对于达芬奇 Xi 平台则可视情况自患者足端推入，并将吊臂旋转至合适位置。对于经腹腔机器人手术，无论选择何种机器人平台，将机械臂自患者背侧推入较为方便。

20.4.2　机器人平台与 Trocar 布局

经腹腔与腹膜后机器人肾手术可采用三臂法或四臂法，并辅以 1～2 个助手操作通道。如前文所述，经腹腔入路一般可获得 5～7 L 的腹腔内操作空间，轻松容纳 4 个机械臂。对于腹膜后入路，手术三角、器械移动自由度可能更为受限，并出现频繁的器械碰撞，尤其是当使用第四臂时更是如此。腹膜后入路的操作空间仅为 1～2 L，且由于与髂前上棘距离较近，压缩了腹膜后 Trocar 置入的表面空间，尤其是对达芬奇 S 和 Si 平台的影响更为显著。对于达芬奇 S、Si 和 X，各操作孔间应保持 8～11 cm 间距，以适应各机械臂较宽的臂展；而对于达芬奇 Xi 等较小的平台，各操作空间只需保留 4～5 cm 的间距。对于达芬奇 S 和 Si 等较大的机器人平台，大部分腹膜后手术采用三臂法完成，也被称为"单手手术"，这是因为通常另一机械臂用于牵拉肾脏，术者需要在两个操作臂之间来回切换。新的达芬奇 Xi 平台使四臂法开展腹膜后手术更为简单，接受度也更高。达芬奇 Xi 还为手术助手在患者腹侧预留了更多操作空间。Marconi 等认为，腹膜后 Trocar 置入空间受限，影响了该入路的推广，而经腹腔入路因操作空间更大，对助手更为友好。

20.4.3　肥胖患者

高体质指数（BMI）与多种合并症显著相关，并可能出现不良手术结果，增加围术期并发症的发生风险。然而，患者的肥胖程度与机器人肾部分切除术预后的关系可能令人困惑，Kott 等探讨了这一"BMI 悖论"现象，即相比于那些体重正常的患者，稍超重且轻度肥胖的患者（BMI 区间约为 30 kg/m^2）可能反而容易获得最优的手术结果。理论上，BMI 的增加往往伴随着腹膜后脂肪组织的增多，这进一步增加了手术难度，往往需要使用加长 Trocar，并进一步压缩了本就局限的腹膜后空间。此外，肾周筋膜内过多的肾周脂肪可能遮挡位于内侧的解剖标志，如肾门血管的起始部，使机器人肾手术的分离时间延长，并需要对肾脏进行更多的侧向牵拉。一些作者认为，BMI 的升高也可能增加术中出血量及手术时间，但 Abdullah 等开展的一项多中心研究表明，相比于肾肿瘤评分及肿瘤大小等确定因素，肥胖并非机器人肾部分切除术手术时间延长及出血量增加的独立预测因子。

对于肥胖患者，经腹腔入路和建立气腹的过程通常更为困难。然而，一旦成功进入腹腔，肥胖则不再成为经腹机器人手术的禁忌证。Kapoor 等开展了一项关于经腹入路腹腔镜肾癌根治术的研究，表明肥胖患者与正常体型患者并发症的发生率相当，但肥胖患者组手术时间更长。这些结果与 Fugita 等的研究结果类似，后者同样认为肥胖患者手术效果并未见显著差异。

腹膜后机器人手术为肥胖患者带来了如下优势，如相比于经腹腔手术，镜头孔及操作孔置入过程更为简单。肥胖患者的腰部皮下组织往往并不会过分增厚，且髂前上棘、第 12 肋等解剖标志通常也可触及。此外，肥胖患者的腹膜后脂肪组织也易于通过球囊充气，并从侧腹壁分离。然而，一旦建立腹膜后空间，肥胖患者过多的腹膜后脂肪也可能增加手术难度，并可能使术者丧失方向。

Ng 等发表的一项研究表明，相比于腹膜后入路，经腹腔入路的手术时间更长，住院时间也更长。研究者认为这可能是因为经腹入路患者的肿瘤体积更大，且需要接受集合系统重建的患者更多。Colombo 等的研究表明，腹膜后组患者住院时间更短，但也可能在肿瘤特征方面存在相似的选择偏倚。机器人平台的应用可能进一步加大了两种入路间的差异。Malki 等的研究表明，腹膜后入路的手术时间显著更短、术后并发症更少、住院时间更短、出血量更少，且输血率更低。总而言之，对于肥胖患者，两种入路均为可行选择，需要开展进一步大样本队列研究或对照研究，以获得更有说服力的结论。最终应由术者决定哪种入路对于不同患者更为合适。

20.4.4　儿童及身材矮小患者

机器人辅助肾脏手术在小儿泌尿外科仍是一门新兴技术，文献少有对儿童行机器人肾肿瘤切除的报道。对于儿童及身材矮小患者，无论采用经腹腔或腹膜后入路，操作空间均较为局限，对经腹腔与腹膜后入路对比的讨论也进一步延伸至小儿泌尿外科领域。以肾癌根治术为例，经腹腔与腹膜后入路均有所应用，两者的并发症发生率相似。腹膜后入路因仅使用 2 枚而非 3 枚 Trocar 而存在相应的优缺点。经腹腔入路更适于行双侧肾切除术。且操作更为简单。Esposito 等比较了两种入路，发现在手术时间、住院时长、并发症发生率等方面存在显著差异，认为经腹腔入路更优。总而言之，对于肾癌根治术，两种入路均有较高可行性，而对于肾部分切除术，则更倾向于采用经腹腔入路。

20.4.5　病灶的左右侧

右侧经腹腔机器人手术通常比左侧经腹腔入路更为简单。右侧结肠反折通常比左侧更低，往往可直接显露右肾，对于体型较瘦的患者甚至可直接显露右肾静脉。相比之下，左肾静脉与左肾动脉常隐藏于结肠脾曲后方，需要额外松解降结肠。在这个分离过程中，如结肠系膜松解不彻底，可能造成对胰尾、肠系膜上动脉的意外损伤。

与此相反，对于腹膜后手术，左肾手术往往相比右肾手术更为简单。腹膜后入路的左肾手术可直接显露左肾动脉，而右肾手术首先显露下腔静脉及多个腰静脉的细小分支，经验不足的术者可能在操作过程中发生出血或丧失视野方向。

20.4.6　重复手术

对于同侧肾新发或复发肿瘤的患者，重复行肾部分切除术在技术上有相当大的难度。重复手术通常面临正常肾周平面纤维化或无法分离的情况。虽然肾癌根治术是可供选择的替代方案，但肾部分切除术在肾功能保护方面存在优势，尤其是对于双肾肿瘤、多灶性肿瘤、孤立肾、接受补救性肾部分切除术及肿瘤消融术后的患者。机器人手术在重复行肾部分切除术的应用得到了不断发展。重复手术时，肾周严重的纤维化封闭了潜在组织平面，可能造成手术时间与出血量增加、住院时间延长，发生术后尿漏、需要接受术后透析（尤其是孤立肾患者）和术中出现邻近结构损伤的风险增高。Autorino 等采用经腹腔途径切除了 9 例患者的 12 个肿瘤病灶，2 例出现并发症，表明机器人重复行肾部分切除术安全可行。虽然重复手术在技术上难度更高，机器人平台可在肾部分切除术的关键步骤发挥更有力的辅助作用，改善手术结果。Watson 等总结了 26 例接受重复机器人肾部分切除术的病例，总体并发症发生率 58%，尿漏发生率 19%。Martini 等开展了 24 例补救性肾癌根治术和 8 例补救性肾部分切除术，并发症发生率 0%，这可能归因于术者经验及患者选择。对于需要补救性手术的情况，往往都会挑选最合适的患者及预估手术成功率最高的患者人群。

现有数据表明，孤立性复发肿瘤重复行腹膜后或经腹腔入路的机器人手术均安全可行。机器人经腹腔入路使术者有能力完成腹腔镜无法完成的手术。Ghandour 等在 12 例腹膜后孤立性复发病灶病例中开展了腹膜后机器人手术，结果未见切缘阳性或术后 90 天内再入院的情况。这一不断发展的领域需要开展更多后续研究，进一步明确对于复发病灶最合适的手术入路，并进一步阐明机器人手术在简单和复杂复发性肿瘤中的治疗价值。

在肾部分切除术后再次行机器人肾手术时，应在术前格外关注既往手术是否使用止血材料以及止血材料的放置位置，特别是当使用 Glubran（意大利 GEM 外科公司）丙烯外科胶等永久性组织胶时。永久性组织胶会封闭手术平面，并对侧腹壁或重要脏器造成永久性粘连。基于这一原因，我们不建议在手术时使用这些组织胶，但当在既往使用组织胶的情况下需要再次手术时，推荐采用经腹腔入路，以充分检查并游离患肾。

20.5　机器人经腹腔与机器人腹膜后入路的效果对比

经腹腔和腹膜后机器人肾脏手术可能对患者的围术期和术后结果造成不同影响。对手术入路的选择，以及两种入路各自的潜在优势和相关结果，一直是学科争论的话题之一。

如今，大规模多中心配对研究及国际多中心研究希望对经腹腔与腹膜后入路的术中与术后结果以及肿瘤学预后进行比较与评估，以便能客观地比较两种手术技术的差异与结果。

20.6　术中结果

目前文献主要评估的术中参数包括手术时间、完成血管分离所用时间、热缺血时间及术中出血量等。

20.6.1　手术时间

腹膜后入路可迅速、直接显露肾门，缩短手术时间，相比于经腹腔入路亦可降低肾蒂损伤风险。文献表明，相比于经腹腔入路，腹膜后入路可缩短手术时间 13 ~ 48 min（平均加权值）。

　　Fan 等发表的一项荟萃分析表明，腹膜后与经腹腔肾部分切除术的手术时间差异达 48 min，但两种入路在肾癌根治术的手术时间方面未见显著差异。与之相似，多项系统综述与荟萃分析同样报道了相比于经腹腔入路，腹膜后入路的手术时间显著缩短。Xia 等的研究表明，腹膜后入路手术时间平均缩短约 28 min。Zhu 等的研究也报道了相似结果，手术时间的平均加权差异为 21 min。与之相反，Porpiglia 等通过倾向性得分匹配比较了 413 例接受两种手术入路的病例，但发现经腹腔入路手术时间（115 min）显著低于腹膜后入路（150 min），这可能是由于在建立腹膜后空间时，有时可在腔镜下直视完成，从而额外占用了时间。此外，也有一些单中心研究表明两种入路的平均手术时间未见明显差异。

　　另外，也有研究表明，相比于经腹腔入路，腹膜后入路能在更短时间内完成肾蒂血管分离，加权平均操作时间分别为 53 min 和 68 min。这是由于经腹腔入路需要花费额外时间游离肾门部结构，而腹膜后入路可直接、迅速显露肾门。

20.6.2　术中出血量与热缺血时间

　　研究表明，相比于经腹腔入路，腹膜后入路的出血量更低。理论上这是由于腹膜后入路易于显露肾门部结构，且分离操作更为简单，而早期解除阻断的技术常用于经腹腔入路（这可能导致出血量的增加）。然而，多项大型多中心观察性研究并未发现两种入路在出血量方面的差异。一项荟萃分析也发现两种入路的机器人肾手术在出血量方面无显著差异。

　　与之相似，两种入路在热缺血时间、肿瘤剜除率和免阻断比例上也未见显著差异。

20.6.3　手术时间

　　腹膜后机器人肾手术可直接、迅速显露肾脏及肾门结构，不需要对肠道或肾脏进行广泛游离。这些因素导致了腹膜后入路分离肾门血管时间与总体手术时间较经腹腔入路更短。经腹腔入路对于肾背侧肿瘤同样可行，但需要更多的手术时间进入病灶的背外侧平面，这使总体手术时间进一步增加。腹侧肿瘤通常很少采用腹膜后入路，该入路操作空间小，在分离腹侧肾脏边界时可能进入腹腔，这也是腹膜后手术总体上更快的原因之一。

20.6.4　术中损伤

　　据文献报道，相比于经腹腔入路，腹膜后机器人手术的术中并发症发生率更低。这可能是由于腹膜后入路可直接显露肾蒂，且不扰动腹腔内器官。一些作者指出，目前的研究中可能存在选择偏倚，造成了并发症发生率的差异，腹膜后手术更可能由更有经验、有既往经腹入路机器人手术经验的术者完成，且这些患者肿瘤体积可能更小。

20.7　术后结果

20.7.1　住院时长

　　研究表明，腹膜后机器人肾脏手术的引流管留置时间更短，肠道功能恢复也更快，平均加权差异达 0.8～1 天。Fan 等的进一步分析表明，腹膜后与经腹腔肾部分切除术的住院时间差异为 1 天，但对于肾癌根治术，两种入路在住院时间方面并未见显著差异。需要强调的是，该研究由于是一项观察性研究，在研究方案、术者经验等方面存在较大差异，且缺少随机化生成序列，因此其临床价值较为有限。腹膜后入路更短的引流管留置时间和更短的术后住院时长可能降低了术后患者对镇痛药的需求。然而，多数大型多中心研究与荟萃分析并未发现两者在术后疼痛或止痛药需求方面存在临床或统计学上的差异。

一些研究表明，相比于腹膜后入路，经腹腔肾脏手术的住院时间显著更长。人们普遍认为，术中对肠道的扰动可能增加术后肠梗阻的发病率。然而，这种因素并未获得强有力的证据支持，部分文献甚至报道了相反结果。术后首次进食时间在两种入路间未见显著差异。Kim 等发表的多因素分析认为，手术入路是术后住院时长的独立预测因子。与此同时，Carbonara 等其他研究并未发现两种入路在术后住院天数方面存在显著差异。

20.7.2 术后肾功能

现有研究并未发现两种入路术后患者早期血清肌酐水平的差异。此外，两种入路组间也并未发现基线 eGFR 与后续随访时间点的差值存在差异。

20.7.3 术后并发症

一些学者认为，相比于腹膜后入路，经腹腔入路的手术并发症（Clavien-Dindo ≥ 2）可能更高。然而，大部分现有数据并未发现两种入路在手术结果方面存在显著差异。两种入路术后并发症与总体并发症发生率相当。Dell'Oglio 等发现两种手术技巧在热缺血时间、术中出血量、术后并发症发生率、术后 eGFR 水平与切缘阳性方面无明显差异。此外，该研究还发现，无论肿瘤位置如何，两种入路的结果均基本相同。对于不同的肿瘤位置（腹侧或背侧），采用不同的手术方式（经腹腔或腹膜后）切除病灶均未见显著优势。

20.7.4 术后腹腔内粘连

目前，关于机器人腹腔镜肾癌根治术或肾部分切除术应采用腹膜后还是经腹腔入路仍未达成共识。然而，腹腔内粘连对于一些术者来说可能是手术的相对禁忌证。既往腹部手术后出现的腹腔内粘连可能增加手术时间和出血量，使总体并发症发生率升高（如住院时间延长、中转开放手术率增加等）。Abdullah 等在 1686 名患者中开展的前瞻性多中心研究比较了既往有腹部大手术史与无腹部大手术史的患者接受机器人腹腔镜肾部分切除术的情况，研究发现在手术时间、热缺血时间、住院时长、切缘阳性率及其他围术期并发症方面无显著差异。虽然既往手术史组术中出血量更高，但这并未造成输血率的升高。该研究的亮点之一在于两组间 RENAL 评分、Charlson 并发症指数、肿瘤体积和术前 eGFR 无统计学差异。Zargar 等在 627 名患者中开展的单中心研究也支持了这一结论。此外，一项研究发现非机器人经腹腹腔镜肾癌根治术与机器人肾部分切除术的差异相似，但该研究为单中心回顾性研究，且存在选择偏倚。这些研究由于多是观察性研究，因此其结论的临床价值较为局限。既往腹部手术史及腹腔内粘连可能并未在围术期和术中结果方面体现出传统观念所认为的影响。

20.8 肿瘤学结果

20.8.1 局部与远处复发

机器人手术治疗肾癌瘤控效果较好，治愈率较高。文献报道肾恶性肿瘤接受机器人腹腔镜手术的术后五年生存率达 91%。机器人肾切除术后 72 个月的总体复发率为 2.9%，且经腹腔与腹膜后两种入路间的总体复发率、局部复发率、远处复发率方面均未见明确差异，两种入路的长期生存率相似，在切缘阳性率方面也未见明显差异。

20.8.2　Trocar 孔复发与皮下气肿

关于机器人肾癌手术 Trocar 孔复发情况尚不明确，但大部分现有文献认为腔镜下肾癌切除术后的 Trocar 孔肿瘤复发率较低，总体发病率为 0.03% ~ 0.35%，其中机器人上尿路尿路上皮癌及腹膜后手术的复发率更高。与 Trocar 孔复发相关的风险因素包括切缘阳性、高级别肿瘤、肿瘤破裂及未使用取物袋取出标本。其他危险因素还包括腹膜后入路、Trocar 通道漏气、高气腹压、肿瘤细胞气溶胶化，以及术野或 Trocar 孔沾染。

Rassweiler 等的队列研究分析了 377 名接受腹腔镜肾输尿管切除术患者术后 12 个月 Trocar 孔复发情况，表明对于进展期 pT3 及以上患者推荐行开放手术。Kang 等的研究认为，上尿路尿路上皮癌患者接受腹膜后肾脏手术时，如出现漏气，可增加 Trocar 孔复发的潜在风险。具体而言，肾盂癌患者复发率为 2.8%，输尿管癌患者复发率为 0.7%，总体发病率为 1.7%。研究认为，腹膜后入路未正确置入的 Trocar 旁出现持续大量 CO_2 泄漏增加了 Trocar 旁皮下组织中被气溶胶化的肿瘤细胞浓度。Bouvy 等认为 CO_2 充气是导致 Trocar 孔复发的重要因素之一。一些学者也认为，腹膜后机器人肾脏手术的皮下气肿发生率有所升高，可能是由于操作空间较小、Trocar 旁存在较大程度的漏气导致，但仍需进行进一步研究加以论证。由于腹膜后入路本身的操作空间较小，相比于经腹腔入路 12 ~ 15 cmH_2O（1 $cmH_2O \approx 98$ Pa）的气腹压，许多术者建议对于腹膜后入路可采用较低的气腹压（7 ~ 10 cmH_2O）。其他研究则认为肿瘤种植在正常气腹压与免气腹压组间无显著差异。我们建议应在监测随访期检查 Trocar 孔的皮肤情况，在发现局部复发时可考虑行扩大局部切除。降低 Trocar 孔肿瘤复发的推荐方法包括避免漏气、严格遵守指南要求切除肿瘤、避免出现肿瘤漏出或气溶胶化，并严格使用不可渗透性标本袋在直视下取出肿瘤标本。

20.9　小结

经腹腔与腹膜后入路均是开展机器人辅助肾脏手术的理想入路。经腹腔入路与腹膜后入路的术中、术后结果相当，对于合适的患者有各自优势。经腹腔入路因术者对解剖较为熟悉，腹腔内操作空间较大，仍是更为普及的一种入路。腹膜后机器人肾脏手术也在不断发展，尤其是对于小体积背侧肿瘤，有经验的术者可使用体积较小的机器人平台，并适应较小的腹膜后操作空间。术者对两种入路都应做到得心应手，以便根据不同患者个体情况选择合适入路。手术入路的最终选择应取决于术者经验、肿瘤解剖特征，以及术者对两种入路各自优缺点的权衡结果。

参考文献

[1]Clayman RV, Kavoussi LR, Soper NJ, Dierks SM, Meretyk S, Darcy MD, Roemer FD, Pingleton ED, Thomson PG, Long SR. Laparoscopic nephrectomy: initial case report. J Urol. 1991;146(2):278–282.

[2]Gaur DD, Agarwal DK, Purohit KC. Retroperitoneal laparoscopic nephrectomy: initial case report. J Urol. 1993;149(1):103–105.

[3]Cacciamani GE, Medina LG, Gill T, Abreu A, Sotelo R, Artibani W, Gill IS. Impact of surgical factors on robotic partial nephrectomy outcomes: comprehensive systematic review and meta-analysis. J Urol. 2018;200(2):258–274.

[4]Porpiglia F, Mari A, Amparore D, Fiori C, Antonelli A, Artibani W, Bove P, Brunocilla E, Capitanio U, da Pozzo L, di Maida F, Gontero P, Longo N, Marra G, Rocco B, Schiavina R, Simeone C, Siracusano S, Tellini R, Terrone C, Villari D, Ficarra V, Carini M, Minervini A. Transperitoneal vs retroperitoneal minimally invasive partial nephrectomy: comparison of perioperative outcomes and functional follow-up in a large multi-institutional cohort (The RECORD 2 Project). Surg Endosc. 2021;35(8):4295–4304.

[5]Guillonneau B, Jayet C, Tewari A, Vallancien G. Robot assisted laparoscopic nephrectomy. J Urol. 2001;166(1):200–201.

[6]Bertolo R, Autorino R, Simone G, Derweesh I, Garisto JD, Minervini A, Eun D, Perdona S, Porter J, Rha KH, Mottrie A, White WM, Schips L, Yang B, Jacobsohn K, Uzzo RG, Challacombe B, Ferro M, Sulek J, Capitanio U, Anele UA, Tuderti G, Costantini M, Ryan S, Bindayi A, Mari A, Carini M, Keehn A, Quarto G, Liao M, Chang K, Larcher A, de Naeyer G, de Cobelli O, Berardinelli F, Zhang C, Langenstroer P, Kutikov A, Chen D, de Luyk N, Sundaram CP, Montorsi F, Stein RJ, Haber GP, Hampton LJ, Dasgupta P, Gallucci M, Kaouk J, Porpiglia F. Outcomes of robot–assisted partial nephrectomy for clinical T2 renal tumors: a multicenter analysis (ROSULA Collaborative Group). Eur Urol. 2018;74(2):226–232.

[7]Xia L, Zhang X, Wang X, Xu T, Qin L, Zhang X, Zhong S, Shen Z. Transperitoneal versus retroperitoneal robot–assisted partial nephrectomy: a systematic review and meta–analysis. Int J Surg. 2016;30:109–115.

[8]Ren T, Liu Y, Zhao X, Ni S, Zhang C, Guo C, Ren M. Transperitoneal approach versus retroperitoneal approach: a meta–analysis of laparoscopic partial nephrectomy for renal cell carcinoma. PLoS One. 2014;9:e91978.

[9]Ng CS, Gill IS, Ramani AP, Steinberg AP, Spaliviero M, Abreu SC, Kaouk JH, Desai MM. Transperitoneal versus retroperitoneal laparoscopic partial nephrectomy: patient selection and perioperative outcomes. J Urol. 2005;174(3):846–849.

[10] Ball M, Gorin M, Jayram G, Pierorazio P, Allaf M. Robot–assisted radical nephrectomy with inferior vena cava tumor thrombectomy: technique and initial outcomes. Can J Urol. 2015;22.

[11] Liu G, Ma Y, Wang S, Han X, Gao D. Laparoscopic versus open radical nephrectomy for renal cell carcinoma: a systematic review and meta–analysis. Transl Oncol. 2017;10(4):501–510.

[12] Porreca A, D'Agostino D, Dente D, Dandrea M, Salvaggio A, Cappa E, Zuccala A, del Rosso A, Chessa F, Romagnoli D, Mengoni F, Borghesi M, Schiavina R. Retroperitoneal approach for robot–assisted partial nephrectomy: technique and early outcomes. Int Braz J Urol. 2018;44(1):63–68.

[13] Montisci E, Corona A, Serra S, de Lisa A. Laparoscopic nephrectomy treatment of renal tumors over 7 cm: our experience. Urologia. 2012;79(Suppl 19):91–95.

[14] Bird VG, Shields JM, Aziz M, Ayyathurai R, De Los Santos R, Roeter, DH Laparoscopic radical nephrectomy for patients with T2 and T3 renal–cell carcinoma: evaluation of perioperative outcomes. J Endourol. 2009;23(9):1527–1533.

[15] Laird A, Choy KCC, Delaney H, Cutress ML, O'Connor KM, Tolley DA, McNeill SA, Stewart GD, Riddick ACP. Matched pair analysis of laparoscopic versus open radical nephrectomy for the treatment of T3 renal cell carcinoma. World J Urol. 2015;33(1):25–32.

[16] Ganpule AP, Sharma R, Thimmegowda M, Veeramani M, Desai MR. Laparoscopic radical nephrectomy versus open radical nephrectomy in T1–T3 renal tumors: an outcome analysis. Indian J Urol. 2008;24(1):39–43.

[17] Ke XW, Zeng X, Wei X, Shen YQ, Gan JH, Tian JH, Hu ZQ. Robotic–assisted laparoscopic nephrectomy with vein thrombectomy: initial experience and outcomes from a single surgeon. Curr Med Sci. 2018;38(5):834–839.

[18] Dellaportas D, Arkadopoulos N, Tzanoglou I, Bairamidis E, Gemenetzis G, Xanthakos P, Nastos C, Kostopanagiotou G, Vassiliou I, Smyrniotis V. Technical intraoperative maneuvers for the management of inferior vena cava thrombus in renal cell carcinoma. Front Surg.2017;4(48).

[19] Marconi L, Challacombe B. Robotic partial nephrectomy for posterior renal tumours: retro or transperitoneal approach? Eur Urol Focus. 2018;4(5):632–635.

[20] EAU Guidelines. editors. presented at the EAU Annual Congress Milan 2021. ISBN 978–94– 92671–13–4.

[21] Chopra S, Simone G, Metcalfe C, De Castro Abreu AL, Nabhani J, Ferriero M, Bove AM, Sotelo R, Aron M, Desai MM, Gallucci M, Gill IS. Robot–assisted level II–III inferior vena cava tumor thrombectomy: step–by–step technique and 1–year outcomes. Eur Urol. 2017;72(2):267–274.

[22] Yang F, Zhou Q, Li X, Xing N. The methods and techniques of identifying renal pedicle vessels during retroperitoneal laparoscopic radical and partial nephrectomy. World J Surg Oncol. 2019;17(1):38.

[23] McLean A, Mukherjee A, Phukan C, Veeratterapillay R, Soomro N, Somani B, Rai BP. Trans–peritoneal vs. retroperitoneal robotic assisted partial nephrectomy in posterior renal tumours: need for a risk–stratified patient individualised approach. A

systematic review and meta−analysis. J Robot Surg. 2020;14(1):1−9.

[24] Desai MM, Strzempkowski B, Matin SF, Steinberg AP, Ng C, Meraney AM, Kaouk JH, Gill IS. Prospective randomized comparison of transperitoneal versus retroperitoneal laparoscopic radical nephrectomy. J Urol. 2005;173(1):38−41.

[25] Shuch B, Linehan WM, Bratslavsky G. Repeat partial nephrectomy: surgical, functional and oncological outcomes. Curr Opin Urol. 2011;21(5):368−375.

[26] Raison N, Doeuk N, Malthouse T, Kasivisvanathan V, Lam W, Challacombe B. Challenging situations in partial nephrectomy. Int J Surg. 2016;36:568−573.

[27] Nguyen CT, Lane BR, Kaouk JH, Hegarty N, Gill IS, Novick AC, Campbell SC. Surgical salvage of renal cell carcinoma recurrence after thermal ablative therapy. J Urol. 2008; 180(1):104−109; discussion 9.

[28] Kowalczyk KJ, Hooper HB, Linehan WM, Pinto PA, Wood BJ, Bratslavsky G. Partial nephrectomy after previous radio frequency ablation: the National Cancer Institute experience. J Urol. 2009;182(5):2158−2163.

[29] Abdullah N, Rahbar H, Barod R, Dalela D, Larson J, Johnson M, Mass A, Zargar H, Allaf M, Bhayani S, Stifelman M, Kaouk J, Rogers C. Multicentre outcomes of robot−assisted partial nephrectomy after major open abdominal surgery. BJU Int. 2016;118(2):298−301.

[30] Asali M, Tsivian A. Laparoscopic nephrectomy in xanthogranulomatous pyelonephritis. Central Eur J Urol. 2019;72(3):319−323.

[31] Arora S, Heulitt G, Menon M, Jeong W, Ahlawat RK, Capitanio U, Moon DA, Maes KK, Rawal S, Mottrie A, Bhandari M, Rogers CG, Porter JR. Retroperitoneal vs transperitoneal robot−assisted partial nephrectomy: comparison in a multi−institutional setting. Urology. 2018;120:131−137.

[32] Dell'Oglio P, de Naeyer G, Xiangjun L, Hamilton Z, Capitanio U, Ripa F, Cianflone F, Muttin F, Schatteman P, D'Hondt F, Ma X, Bindayi A, Zhang X, Derweesh I, Mottrie A, Montorsi F, Larcher A. The impact of surgical strategy in robot−assisted partial nephrectomy: is it beneficial to treat anterior tumours with transperitoneal access and posterior tumours with retroperitoneal access? Eur Urol Oncol. 2021;4(1):112−116.

[33] Zhou J, Liu ZH, Cao DH, Peng ZF, Song P, Yang L, Liu LR, Wei Q, Dong Q. Retroperitoneal or transperitoneal approach in robot−assisted partial nephrectomy, which one is better? Cancer Med. 2021;10(10):3299−3308.

[34] McAllister M, Bhayani SB, Ong A, Jaffe W, Malkowicz SB, Vanarsdalen K, Chow GK, Jarrett TW. Vena caval transection during retroperitoneoscopic nephrectomy: report of the complication and review of the literature. J Urol. 2004;172(1):183−185.

[35] Wright JL, Porter JR. Laparoscopic partial nephrectomy: comparison of transperitoneal and retroperitoneal approaches. J Urol. 2005;174(3):841−845.

[36] Fan X, Xu K, Lin T, Liu H, Yin Z, Dong W, Huang H, Huang J. Comparison of transperitoneal and retroperitoneal laparoscopic nephrectomy for renal cell carcinoma: a systematic review and meta−analysis. BJU Int. 2013;111(4):611−621.

[37] Mittakanti HR, Heulitt G, Li H−F, Porter JR. Transperitoneal vs. retroperitoneal robotic partial nephrectomy: a matched−paired analysis. World J Urol. 2020;38(5):1093−1099.

[38] Varkarakis IM, Allaf ME, Bhayani SB, Inagaki T, Su LM, Kavoussi LR, Jarrett TW. Pancreatic injuries during laparoscopic urologic surgery. Urology. 2004;64(6):1089−1093.

[39] Lasser MS, Ghavamian R. Surgical complications of laparoscopic urological surgery. Arab J Urol. 2012;10(1):81−88.

[40] Abaza R, Gerhard RS, Martinez O. Feasibility of adopting retroperitoneal robotic partial nephrectomy after extensive transperitoneal experience. World J Urol. 2020;38(11):1087−1092.

[41] Malkoc E, Ramirez D, Kara O, Maurice MJ, Nelson RJ, Caputo PA, Kaouk JH. Robotic and open partial nephrectomy for localized renal tumors larger than 7 cm: a single−center experience. World J Urol. 2017;35(5):781−787.

[42] Anele UA, Marchioni M, Yang B, Simone G, Uzzo RG, Lau C, Mir MC, Capitanio U, Porter J, Jacobsohn K, de Luyk N, Mari A, Chang K, Fiori C, Sulek J, Mottrie A, White W, Perdona S, Quarto G, Bindayi A, Ashrafi A, Schips L, Berardinelli F, Zhang C, Gallucci M, Ramirez−Backhaus M, Larcher A, Kilday P, Liao M, Langenstroer P, Dasgupta P, Challacombe B, Kutikov A, Minervini A, Rha KH, Sundaram CP, Hampton LJ, Porpiglia F, Aron M, Derweesh I, Autorino R. Robotic versus laparoscopic radical nephrectomy: a large multiinstitutional analysis (ROSULA Collaborative Group). World J Urol. 2019;37(11):2439−2450.

[43] Strauss DM, Lee R, Maffucci F, Abbott D, Masic S, Kutikov A. The future of "Retro" robotic partial nephrectomy. Transl Androl Urol. 2021;10(5):2199–2208.

[44] Luo L, Liu Y-N, Zhang Y, Zhang G-M, Sun L-J, Liu Y, Wang F-M. An easy and effective method to locate renal vein during retroperitoneal laparoscopic radical nephrectomy: singlecenter experience. Med Sci Monit. 2018;24:5147–5151.

[45] Yang Q, Du J, Zhao Z-H, Chen X-S, Zhou L, Yao X. Fast access and early ligation of the renal pedicle significantly facilitates retroperitoneal laparoscopic radical nephrectomy procedures: modified laparoscopic radical nephrectomy. World J Surg Oncol. 2013;11(1):27.

[46] Porpiglia F, Terrone C, Cracco C, Renard J, Musso F, Grande S, Scarpa RM. Direct access to the renal artery at the level of treitz ligament during left radical laparoscopic transperitoneal nephrectomy. Eur Urol. 2005;48(2):291–295.

[47] Choo SH, Lee SY, Sung HH, Jeon HG, Jeong BC, Jeon SS, Lee HM, Choi HY, Seo SI. Transperitoneal versus retroperitoneal robotic partial nephrectomy: matched-pair comparisons by nephrometry scores. World J Urol. 2014;32(6):1523–1529.

[48] Lim IIP, Honeyman JN, Fialkowski EA, Murphy JM, Price AP, Abramson SJ, Quaglia MPL, Heaton TE. Experience with retroperitoneal partial nephrectomy in bilateral Wilms tumor. Eur J Pediatr Surg. 2015; 25(1):113–117.

[49] Benway BM, Wang AJ, Cabello JM, Bhayani SB. Robotic partial nephrectomy with slidingclip renorrhaphy: technique and outcomes. Eur Urol. 2009;55:592–599.

[50] Ryan J, Maccraith E, Davis NF, Mclornan L. A systematic management algorithm for perioperative complications after robotic assisted partial nephrectomy. Can Urol Assoc J. 2019;13(11):E371–E376.

[51] Lee RA, Strauss D, Kutikov A. Role of minimally invasive partial nephrectomy in the management of renal mass. Transl Androl Urol. 2020;9(6):3140–3148.

[52] Kaouk JH, Khalifeh A, Hillyer S, Haber G-P, Stein RJ, Autorino R. Robot-assisted laparoscopic partial nephrectomy: step-by-step contemporary technique and surgical outcomes at a single high-volume institution. Eur Urol. 2012;62(3):553–561.

[53] Feliciano J, Stifelman M. Robotic retroperitoneal partial nephrectomy: a four-arm approach. Jsls. 2012;16(2):208–211.

[54] Ghani KR, Porter J, Menon M, Rogers C. Robotic retroperitoneal partial nephrectomy: a stepby-step guide. BJU Int. 2014;114:311–313.

[55] Kott O, Golijanin B, Pereira JF, Chambers A, Knasin A, Tucci C, Golijanin D. The BMI paradox and robotic assisted partial nephrectomy. Front Surg. 2020;6:74.

[56] Bogers RP, Bemelmans WJ, Hoogenveen RT, Boshuizen HC, Woodward M, Knekt P, Van Dam RM, Hu FB, Visscher TL, Menotti A, Thorpe RJ, Jamrozik K, Calling S, Strand BH, Shipley MJ. Association of overweight with increased risk of coronary heart disease partly independent of blood pressure and cholesterol levels: a meta-analysis of 21 cohort studies including more than 300 000 persons. Arch Intern Med. 2007;167(16):1720–1728.

[57] Watanabe J, Tatsumi K, Ota M, Suwa Y, Suzuki S, Watanabe A, Ishibe A, Watanabe K, Akiyama H, Ichikawa Y, Morita S, Endo I. The impact of visceral obesity on surgical outcomes of laparoscopic surgery for colon cancer. Int J Colorectal Dis. 2014;29:343–351.

[58] Ioffe E, Hakimi AA, Oh SK, Agalliu I, Ginzburg N, Williams SK, Kao L, Rozenblit AM, Ghavamian R. Effect of visceral obesity on minimally invasive partial nephrectomy. Urology. 2013;82:612–619.

[59] Naeem N, Petros F, Sukumar S, Patel M, Bhandari A, Kaul S, Menon M, Rogers C. RobotAssisted Partial Nephrectomy in Obese Patients. J Endourol. 2011;25(1):101–105.

[60] Kapoor A, Nassir A, Chew B, Gillis A, Luke P, Whelan P. Comparison of laparoscopic radical renal surgery in morbidly obese and non-obese patients. J Endourol. 2004;18(7):657–660.

[61] Fugita OE, Chan DY, Roberts WW, Kavoussi LR, Jarrett TW. Laparoscopic radical nephrectomy in obese patients: outcomes and technical considerations. Urology. 2004;63(2):247–252.

[62] Doublet J, Belair G. Retroperitoneal laparoscopic nephrectomy is safe and effective in obese patients: a comparative study of 55 procedures. Urology. 2000;56(1):63–66.

[63] Małkiewicz B, Szydełko T, Dembowski J, Tupikowski K, Zdrojowy R. Laparoscopic radical nephrectomy in extremely obese patients. Central Eur J Urol. 2012;65(2):100–102.

[64] Malki M, Oakley J, Hussain M, Barber N. Retroperitoneal robot–assisted partial nephrectomy in obese patients. J Laparoendosc Adv Surg Tech A. 2019;29(8):1027–1032.

[65] Blanc T, Pio L, Clermidi P, Muller C, Orbach D, Minard–Colin V, Harte C, Meignan P, Kohaut J, Heloury Y, Sarnacki S. Robotic–assisted laparoscopic management of renal tumors in children: preliminary results. Pediatr Blood Cancer. 2019;66(Suppl 3):e27867.

[66] Antoniou D, Karetsos C. Laparoscopy or retroperitoneoscopy: which is the best approach in pediatric urology? Transl Pediatr. 2016;5(4):205–213.

[67] Valla JS. Retroperitoneoscopic surgery in children. Semin Pediatr Surg. 2007;16(4):270–277.

[68] Esposito C, Escolino M, Miyano G, Caione P, Chiarenza F, Riccipetitoni G, Yamataka A, Savanelli A, Settimi A, Varlet F, Patkowski D, Cerulo M, Castagnetti M, Till H, Marotta R, la Manna A, Valla JS. A comparison between laparoscopic and retroperitoneoscopic approach for partial nephrectomy in children with duplex kidney: a multicentric survey. World J Urol. 2016;34:939–948.

[69] Autorino R, Khalifeh A, Laydner H, Samarasekera D, Rizkala E, Eyraud R, Haber GP, Stein RJ, Kaouk JH. Repeat robot–assisted partial nephrectomy (RAPN): feasibility and early outcomes. BJU Int. 2013;111(5):767–772.

[70] Johnson A, Sudarshan S, Liu J, Linehan WM, Pinto PA, Bratslavsky G. Feasibility and outcomes of repeat partial nephrectomy. J Urol. 2008;180(1):89–93.

[71] Abarzua–Cabezas FG, Sverrisson E, de la Cruz R, Spiess PE, Haddock P, Sexton WJ. Oncological and functional outcomes of salvage renal surgery following failed primary intervention for renal cell carcinoma. International Braz J Urol. 2015;41(1):147–154.

[72] Simmons MN, Hillyer SP, Lee BH, Fergany AF, Kaouk J, Campbell SC. Functional recovery after partial nephrectomy: effects of volume loss and ischemic injury. J Urol. 2012;187(5):1667–1673.

[73] Liu NW, Khurana K, Sudarshan S, Pinto PA, Linehan WM, Bratslavsky G. Repeat partial nephrectomy on the solitary kidney: surgical, functional and oncological outcomes. J Urol. 2010;183(5):1719–1724.

[74] Watson MJ, Sidana A, Diaz AW, Siddiqui MM, Hankins RA, Bratslavsky G, Linehan WM, Metwalli AR. Repeat robotic partial nephrectomy: characteristics, complications, and renal functional outcomes. J Endourol. 2016;30(11):1219–1226.

[75] Martini A, Turri F, Barod R, Rocco B, Capitanio U, Briganti A, Montorsi F, Mottrie A, Challacombe B, Lagerveld BW, Bensalah K, Abaza R, Badani KK, Mehrazin R, Buscarini M, Larcher A, Okhawere K, Martinez OE, Khene Z.–E, Sonpreet R, Campain N, De Groote R, Dell'oglio P, Grivas N, Goonewardene S, Hemal A, Rivas JG. Salvage robot–assisted renal surgery for local recurrence after surgical resection or renal mass ablation: classification, techniques, and clinical outcomes. Eur Urol. 2021.

[76] Ghandour R, Miranda AF, Singla N, Meng X, Enikeev D, Woldu S, Bagrodia A, Cadeddu J, Gahan J, Margulis V. Feasibility and safety of robotic excision of ipsilateral retroperitoneal recurrence after nephrectomy for renal cell carcinoma. Urology. 2020;145:159–165.

[77] Gilbert D, Abaza R. Robotic excision of recurrent renal cell carcinomas with laparoscopic ultrasound assistance. Urology. 2015;85(5):1206–1210.

[78] Carbonara U, Eun D, Derweesh I, Capitanio U, Celia A, Fiori C, Checcucci E, Amparore D, Lee J, Larcher A, Patel D, Meagher M, Crocerossa F, Veccia A, Hampton LJ, Montorsi F, Porpiglia F, Autorino R. Retroperitoneal versus transeperitoneal robot–assisted partial nephrectomy for postero–lateral renal masses: an international multicenter analysis. World J Urol. 2021.

[79] Zhu D, Shao X, Guo G, Zhang N, Shi T, Wang Y, Gu L. Comparison of outcomes between transperitoneal and retroperitoneal robotic partial nephrectomy: a meta–analysis based on comparative studies. Front Oncol. 2020;10:592193.

[80] Fu J, Ye S, Ye HJ. Retroperitoneal versus transperitoneal laparoscopic partial nephrectomy: a systematic review and meta–analysis. Chin Med Sci J. 2015;30(4):239–244.

[81] Paulucci DJ, Beksac AT, Porter J, Abaza R, Eun DD, Bhandari A, Hemal AK, Badani KK. A multi–institutional propensity score matched comparison of transperitoneal and retroperitoneal partial nephrectomy for cT1 posterior tumors. J Laparoendosc Adv Surg Tech A. 2019;29(1):29–34.

[82] Maurice MJ, Kaouk JH, Ramirez D, Bhayani SB, Allaf ME, Rogers CG, Stifelman MD. Robotic partial nephrectomy for posterior tumors through a retroperitoneal approach offers decreased length of stay compared with the transperitoneal approach: a propensity-matched analysis. J Endourol. 2017;31:158–162.

[83] Pavan N, Derweesh I, Hampton LJ, White WM, Porter J, Challacombe BJ, Dasgupta P, Bertolo R, Kaouk J, Mirone V, Porpiglia F, Autorino R. Rc partial nephrectomy: systematic review and cumulative analysis of comparative outcomes. J Endourol. 2018;32(7):591–596.

[84] Hughes-Hallett A, Patki P, Patel N, Barber NJ, Sullivan M, Thilagarajah R. Robot-assisted partial nephrectomy: a comparison of the transperitoneal and retroperitoneal approaches. J Endourol. 2013;27(7):869–874.

[85] Kim HY, Lee DS, Yoo JM, Lee JH, Lee SJ. Retroperitoneal laparoscopic radical nephrectomy for large (>7 cm) solid renal tumors: comparison of perioperative outcomes with the transperitoneal approach. J Laparoendosc Adv Surg Tech A. 2017;27(4):393–397.

[86] Laviana AA, Tan HJ, Hu JC, Weizer AZ, Chang SS, Barocas DA. Retroperitoneal versus transperitoneal robotic-assisted laparoscopic partial nephrectomy: a matched-pair, bicenter analysis with cost comparison using time-driven activity-based costing. Curr Opin Urol. 2018;28(2):108–114.

[87] Kim EH, Larson JA, Potretzke AM, Hulsey NK, Bhayani SB, Figenshau RS. Retroperitoneal robot-assisted partial nephrectomy for posterior renal masses is associated with earlier hospital discharge: a single-institution retrospective comparison. J Endourol. 2015;29:1137–1142.

[88] Zargar H, Isac W, Autorino R, Khalifeh A, Nemer O, Akca O, Laydner H, Brandao LF, Stein RJ, Kaouk JH. Robot-assisted laparoscopic partial nephrectomy in patients with previous abdominal surgery: single center experience. Int J Med Robot. 2015;11(4):389–394.

[89] Yanai Y, Takeda T, Miyajima A, Matsumoto K, Hagiwara M, Mizuno R, Kikuchi E, Asanuma H, Oya M. Is transperitoneal laparoscopic radical nephrectomy suitable for patients with a history of abdominal surgery? Asian J Endosc Surg. 2019;12(4):429–433.

[90] Peyronnet B, Seisen T, Oger E, Vaessen C, Grassano Y, Benoit T, Carrouget J, Prad è re B, Khene Z, Giwerc A, Mathieu R, Beauval JB, Nouhaud FX, Bigot P, Doumerc N, Bernhard JC, Mejean A, Patard JJ, Shariat S, Roupret M, Bensalah K. Comparison of 1800 robotic and open partial nephrectomies for renal tumors. Ann Surg Oncol. 2016;23(13):4277–4283.

[91] Salkini MW, Idris N, Lamoshi AR. The incidence and pattern of renal cell carcinoma recurrence after robotic partial nephrectomy. Urol Ann. 2019;11(4):353–357.

[92] Kang Q, Yu Y, Yang B. Incidence of port site metastasis in laparoscopic radical nephroureterectomy: single-institution experience. Urology. 2019;131:130–135.

[93] Rassweiler J, Tsivian A, Kumar AV, Lymberakis C, Schulze M, Seeman O, Frede T. Oncological safety of laparoscopic surgery for urological malignancy: experience with more than 1,000 operations. J Urol. 2003;169(6):2072–2075.

[94] Tanaka K, Hara I, Takenaka A, Kawabata G, Fujisawa M. Incidence of local and port site recurrence of urologic cancer after laparoscopic surgery. Urology. 2008;71(4):728–734.

[95] Muntener M, Schaeffer EM, Romero FR, Nielsen ME, Allaf ME, Brito FA, Pavlovich CP, Kavoussi LR, Jarrett TW. Incidence of local recurrence and port site metastasis after laparoscopic radical nephroureterectomy. Urology. 2007;70(5):864–868.

[96] Micali S, Celia A, Bove P, de Stefani S, Sighinolfi MC, Kavoussi LR, Bianchi G. Tumor seeding in urological laparoscopy: an international survey. J Urol. 2004;171(6 Pt 1):2151–2154.

[97] Shimokihara K, Kawahara T, Takamoto D, Mochizuki T, Hattori Y, Teranishi JI, Miyoshi Y, Chiba S, Uemura H. Port site recurrence after laparoscopic radical nephrectomy: a case report. J Med Case Rep. 2017;11(1):151.

[98] Bouvy ND, Marquet RL, Jeekel H, Bonjer HJ. Impact of gas(less) laparoscopy and laparotomy on peritoneal tumor growth and abdominal wall metastases. Ann Surg. 1996;224(6):694–700; discussion 1.

[99] Watson DI, Mathew G, Ellis T, Baigrie CF, Rofe AM, Jamieson GG. Gasless laparoscopy may reduce the risk of port-site metastases following laparascopic tumor surgery. Arch Surg. 1997;132(2):166–168; discussion 9.

[100] Mathew G, Watson DI, Ellis T, de Young N, Rofe AM, Jamieson GG. The effect of laparoscopy on the movement of tumor cells

and metastasis to surgical wounds. Surg Endosc. 1997;11(12):1163–1166.

[101] Jones DB, Guo LW, Reinhard MK, Soper NJ, Philpott GW, Connett J, Fleshman JW. Impact of pneumoperitoneum on trocar site implantation of colon cancer in hamster model. Dis Colon Rectum. 1995;38(11):1182–1188.

[102] Ramirez PT, Wolf JK, Levenback C. Laparoscopic port–site metastases: etiology and prevention. Gynecol Oncol. 2003;91(1):179–189.

[103] Wang N, Wang K, Zhong D, Liu X, Sun JI, Lin L, Ge L, Yang BO. Port–site metastasis as a primary complication following retroperitoneal laparoscopic radical resection of renal pelvis carcinoma or nephron–sparing surgery: a report of three cases and review of the literature. Oncol Lett. 2016;11(6):3933–3938.

[104] Castillo OA, Vitagliano G, D í az M, S á nchez–Salas R. Port–site metastasis after laparoscopic partial nephrectomy: Case report and literature review. J Endourol. 2007;21(4):404–407.

[105] Khandwala YS, Jeong IG, Han DH, Kim JH, Li S, Wang Y, Chang SL, Chung BI. Surgeon preference of surgical approach for partial nephrectomy in patients with baseline chronic kidney disease: a nationwide population–based analysis in the USA. Int Urol Nephrol. 2017;49(11):1921–1927.

[106] Breda A, Anterasian C, Belldegrun A (eds). Management and outcomes of tumor recurrence after focal ablation renal therapy 2010; Larchmont, NY: Liebert.

[107] Kallingal GJS, Swain S, Darwiche F, Punnen S, Manoharan M, Gonzalgo ML, Parekh DJ. Robotic partial nephrectomy with the Da Vinci Xi. Adv Urol. 2016;2016:9675095.

[108] Stefanidis D, Goldfarb M, Kercher KW, Hope WW, Richardson W, Fanelli RD. SAGES guidelines for minimally invasive treatment of adrenal pathology. Surg Endosc. 2013;27(11):3960–3980.

第二十一章
机器人肾癌根治术

Riccardo Campi, Selcuk Erdem, Onder Kara, Umberto Carbonara, Michele Marchioni, Alessio Pecoraro, Riccardo Bertolo, Alexandre Ingels, Maximilian Kriegmair, Nicola Pavan, Eduard Roussel, Angela Pecoraro, Daniele Amparore

肾癌根治术是一项成熟的外科技术，手术适应证的范围一直在不断拓展。最新指南推荐将肾癌根治术作为不适合行保留肾单位手术的较大体积肿瘤和 / 或局灶进展期肾癌的治疗选择。欧洲泌尿外科学会（EAU）指南是唯一推荐肾癌根治术采用腹腔镜入路优于开放入路的国际指南，因为相比于开放手术，腹腔镜手术的肿瘤控制结果与其相似，但围手术期并发症发生率更低。

随着机器人平台的出现及微创技术的进步，催生了关于使用机器人开展肾癌根治术是否合适的争论。事实上，机器人肾癌根治术对于大体积肿瘤、存在解剖变异或伴有邻近器官侵犯的高级别肿瘤等技术要求较为复杂的手术仍有较高的应用价值。2021 年的一项系统综述与荟萃分析纳入 12 项研究的

R. Campi (✉) · A. Pecoraro
Unit of Urological Robotic Surgery and Renal Transplantation, University of Florence, Careggi Hospital, Florence, Italy
e-mail: riccardo.campi@gmail.com; riccardo.campi@unifi.it

R. Campi
Department of Experimental and Clinical Medicine, University of Florence, Florence, Italy

S. Erdem
Division of Urologic Oncology, Faculty of Medicine, Department of Urology, Istanbul University, Istanbul, Turkey

O. Kara
School of Medicine, Department of Urology, Kocaeli University, Kocaeli, Turkey

U. Carbonara
Andrology and Kidney Transplantation Unit, Department of Emergency and Organ Transplantation-Urology, University of Bari, Bari, Italy

M. Marchioni
Laboratory of Biostatistics, Department of Medical, Oral and Biotechnological Sciences, D'Annunzio University of Chieti-Pescara, Chieti, Italy

Department of Urology, SS Annunziata Hospital, D'Annunzio University of Chieti-Pescara, Chieti, Italy

R. Bertolo
Department of Urology, San Carlo Di Nancy Hospital, Rome, Italy

S. S. Goonewardene et al. (eds.), Robotic Surgery for Renal Cancer, Management of Urology, https://doi.org/10.1007/978-3-031-11000-9_21

64 221 例肾细胞癌病例数据，探讨了当代机器人根治性切除术的临床价值。相比于开放肾癌根治术，机器人肾癌根治术的优势包括住院时长更短、并发症发生率更低等。此外，相比于腹腔镜手术，机器人手术的住院时长也更短，但术后并发症未见显著差异。长期随访结果显示，微创手术与开放手术的肿瘤特异性生存率相近。基于这一场景，机器人根治性切除术对于不适合接受保留肾单位手术的肾癌患者是较为合适的治疗方案。机器人手术更高的花费是限制该手术推广发展的主要因素，也是反对者的主要论点之一。然而，如果机器人手术确能降低并发症发生率、输血率、中转率及住院时间，在某种程度上反而是性价比高的一种体现。

对于机器人手术，主要步骤同样为切除整个肾脏，包括 Gerota 筋膜及区域淋巴结，以及同侧肾上腺（如患者不具备保留肾上腺的指征）（图 21.1）。机器人肾癌根治术的优势包括 3D 视野、带末端活动关节的器械、较腹腔镜手术缝合效果更好，对于特定患者腹膜后淋巴结清扫更为彻底，以及在处理腔静脉瘤栓、伴肝脏、胰腺等邻近器官侵袭，或极端肿瘤体积（≥ 20 cm）等更复杂病情时的能力更高等。腹腔镜肾癌根治术治疗大体积肾肿瘤的劣势在于操作空间有限、对较多新生血管的处理需要格外谨慎以避免造成损伤，以及肿瘤因自身体积关系通常垂在肾门表面，影响了肾门暴露效果。机器人器械的灵活性，以及术者对镜头的灵活控制可应对更多复杂手术的挑战。学科最初的机器人手术经验源自达芬奇 S® 或 Si® 平台（美国加利福尼亚州桑尼韦尔市直觉外科公司），对于这两种平台而言，通常需要仔细对 Trocar 摆放位置进行布局（尤其是须建立上腹部肾周的手术三角），这对避免机械臂碰撞至关重要。近年来发布的达芬奇 Xi® 平台进一步减少了器械碰撞，规避了既往手术平台这方面的不足。

A. Ingels
Department of Urology, University Hospital Henri Mondor, APHP, 51 Avenue du Maréchal de Lattre de Tassigny, 94010 Créteil, France

Biomaps, UMR1281, INSERM, CNRS, CEA, Université Paris Saclay, Villejuif, France

M. Kriegmair
Department of Urology, University Medical Centre Mannheim, Mannheim, Germany

N. Pavan
Urology Clinic, Department of Medical, Surgical and Health Science, University of Trieste, Trieste, Italy

E. Roussel
Department of Urology, University Hospitals Leuven, Leuven, Belgium

A. Pecoraro · D. Amparore
Division of Urology, Department of Oncology, School of Medicine, San Luigi Hospital, University of Turin, Orbassano, Turin, Italy

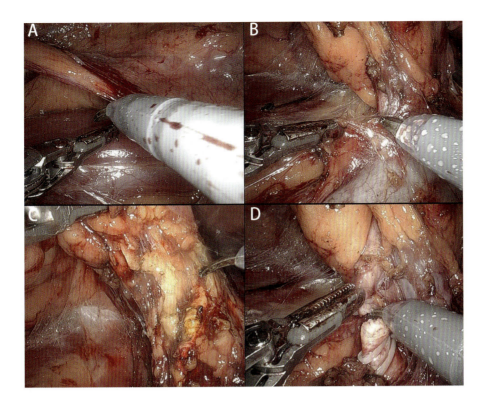

图 21.1　机器人右肾根治性切除术术中截图。A. 腰大肌平面的识别。B. 完成肾门分离，使用第四臂牵拉肾脏。C. 在分离并离断肾静脉前分离肾动脉并使用 Hem-o-lok 血管夹（美国北卡罗来纳州三角科技园威克封闭系统）夹闭肾动脉。D. 手术结束前游离肾上极，保留肾上腺

参考文献

[1]Ljungberg B, Albiges L, Bedke J et al. European Association of Urology (EAU) Guidelines on Renal Cell Carcinoma (RCC). Version 2021. Available at: https://uroweb.org/guideline/renalcell-carcinoma/.

[2]Petros FG, Angell JE, Abaza R. Outcomes of robotic nephrectomy including highestcomplexity cases: largest series to date and literature review. Urol. 2015;85(6):1352-1358. https:// doi.org/10.1016/j.urology.2014.11.063.

[3]Crocerossa F, Carbonara U, Cantiello F et al. Robot-assisted radical nephrectomy: a systematic review and meta-analysis of comparative studies. Eur Urol. 2020;17:S0302-2838(20)30854-X. https://doi.org/10.1016/j.eururo.2020.10.034.

[4]Abaza R, Gerhard RS, Martinez O. Robotic radical nephrectomy for massive renal tumors. J Laparoendosc Adv Surg Tech A. 2020;30(2):196-200. https://doi.org/10.1089/lap.2019.0630.

[5]Laviana AA, Tan HJ, Hu JC, Weizer AZ, Chang SS, Barocas DA. Retroperitoneal versus transperitoneal robotic-assisted laparoscopic partial nephrectomy: a matched-pair, bicenter analysis with cost comparison using time-driven activity-based costing. Curr Opin Urol. 2018;28(2):108-114.

[6]Maurice MJ, Kaouk JH, Ramirez D, Bhayani SB, Allaf ME, Rogers CG, Stifelman MD. Robotic partial nephrectomy for posterior tumors through a retroperitoneal approach offers decreased length of stay compared with the transperitoneal approach: a propensity-matched analysis. J Endourol. 2017;31(2):158-162.

[7]Mittakanti HR, Heulitt G, Li HF, Porter JR. Transperitoneal vs. retroperitoneal robotic partial nephrectomy: a matched-paired analysis. World J Urol. 2020;38(5):1093-1099.

[8]Patel M, Porter J. Robotic retroperitoneal partial nephrectomy. World J Urol. 2013;31(6):1377-1382.

[9]Patel MN, Kaul SA, Laungani R, Eun D, Bhandari M, Menon M, Rogers CG. Retroperitoneal robotic renal surgery: technique and early results. J Robot Surg. 2009;3(1):1.

[10] Paulucci DJ, Beksac AT, Porter J, Abaza R, Eun DD, Bhandari A, Hemal AK, Badani KK. A multi−institutional propensity score matched comparison of transperitoneal and retroperitoneal partial nephrectomy for cT1 posterior tumors. J Laparoendosc Adv Surg Tech A. 2019;29(1):29−34.

[11] Stroup SP, Hamilton ZA, Marshall MT, Lee HJ, Berquist SW, Hassan AS, Beksac AT, Field CA, Bloch A, Wan F, McDonald ML, Patel ND, L'Esperance JO, Derweesh IH. Comparison of retroperitoneal and transperitoneal robotic partial nephrectomy for Pentafecta perioperative and renal functional outcomes. World J Urol. 2017;35(11):1721−1728.

[12] Takagi T, Yoshida K, Kondo T, Kobayashi H, Iizuka J, Okumi M, Ishida H, Tanabe K. Comparisons of surgical outcomes between transperitoneal and retroperitoneal approaches in robotassisted laparoscopic partial nephrectomy for lateral renal tumors: a propensity score−matched comparative analysis. J Robot Surg. 2021;15(1):99−104.

[13] Weizer AZ, Palella GV, Montgomery JS, Miller DC, Hafez KS. Robot−assisted retroperitoneal partial nephrectomy: technique and perioperative results. J Endourol. 2011;25(4):553−557.

[14] Zhu D, Shao X, Guo G, Zhang N, Shi T, Wang Y, Gu L. Comparison of outcomes between transperitoneal and retroperitoneal robotic partial nephrectomy: a meta−analysis based on comparative studies. Front Oncol. 2020;10:592193.

第二十二章
机器人下腔静脉瘤栓切除术患者的术前准备

Raj Kumar, Nima Nassiri, Daniel Park, Vinay Duddalwar, Inderbir Gill, Giovanni Cacciamani

22.1 简介

在肾癌患者中，4%～10% 的患者并发有下腔静脉（IVC）瘤栓。传统的开放 IVC 瘤栓切除术仍是一门难度很高的手术，且围术期并发症发生率与死亡率均较高。随着机器人技术不断发展，经仔细选择的部分患者有机会接受机器人下腔静脉瘤栓切除术（robotic inferior vena cava thrombectomy，RIVCT）。作为一项新兴术式，RIVCT 技术得到了飞速发展与改良。自 2011 年起，关于 Ⅰ～Ⅱ级瘤栓切除的系列研究结果可见诸文献。2015 年，Gill 等首次报道了 Ⅲ级瘤栓行机器人切除的病例，并证实了该项技术的安全性与可行性。仅数年后，首个 Ⅳ级瘤栓行机器人切除 + 迷你开胸术顺利开展，成功处理了位于心房的瘤栓。

目前，文献中尚无前瞻性随机研究对 RIVCT 与开放手术进行比较，但已有多个病例报道支持了 RIVCT 的有效性。虽然因为患者选择较为困难而导致这些报道样本量相对较小，但该手术已经建立了

R. Kumar · N. Nassiri · D. Park · I. Gill · G. Cacciamani (✉)
Department of Urology, Keck School of Medicine, University of Southern California, Los Angeles, CA, USA
e-mail: Giovanni.cacciamani@med.usc.edu

R. Kumar
e-mail: rkumar28@uic.edu

N. Nassiri
e-mail: Nima.Nassiri@med.usc.edu

D. Park
e-mail: Daniel.Park@med.usc.edu

I. Gill
e-mail: igill@med.usc.edu

V. Duddalwar · G. Cacciamani
Department of Radiology, Keck School of Medicine, University of Southern California, Los Angeles, CA, USA
e-mail: vinay.duddalwar@med.usc.edu

标准化流程，使该技术得以统一化、可复制地开展。机器人手术的关键在于将组织从血管内仔细剥离，减少对 IVC 的过度扰动。该技术的宗旨在于"下腔静脉先行，肾脏殿后"，有效减少了血栓栓塞及大出血的发生风险。

无转移患者一线治疗方案是手术切除肿瘤与瘤栓，术后五年肿瘤特异性生存率可达 65%。虽然手术技巧与技术十分重要，但术前充分规划不可或缺，这将在很大程度上影响 RIVCT 的手术结果。个体化的患者选择与详细评估必须在手术前完成，术前评估要点包括实验室检查、影像学、多学科会诊、肿瘤分期与充分术前准备。严格遵守术前标准化流程可降低并发症发生率，显著改善手术结果。

22.2　患者选择

临床分期

仔细的患者选择是成功开展 RIVCT 的基石。术前准备最重要的部分在于对瘤栓进行分期分级，这一过程应在术前 1 周内完成。分级可基于 CT 或 MR 影像学，两种检查评估瘤栓范围的敏感性与特异性均较高。最广泛使用的分级系统由美国梅奥医学诊所的 Neves 和 Zincke 于 1987 年提出，该系统基于瘤栓头端在下腔静脉的最高平面将瘤栓分为四级。这一分级系统在 2002 年由 Ciancio 等进行了改良，进一步将Ⅲ级瘤栓细分为 4 个子类（表 22.1）。这一分级系统可与美国癌症联合委员会（AJCC）分级系统（即我们熟悉的 TNM 分级系统）一同使用。AJCC 关于瘤栓的 TNM 分级系统简述如下：

- T3a：瘤栓位于肾静脉，但未超过肾周筋膜。
- T3b：瘤栓位于下腔静脉，未超过膈肌平面。
- T3c：瘤栓位于下腔静脉，超过膈肌平面，或侵犯下腔静脉血管壁。

表 22.1　腔静脉瘤栓切除术的梅奥分期系统

梅奥分期系统	分期标准
0 级	瘤栓进入肾静脉
Ⅰ 级	瘤栓进入下腔静脉，距肾静脉平面不超过 2 cm
Ⅱ 级	瘤栓进入下腔静脉，距肾静脉平面超过 2 cm，但未达肝静脉
Ⅲa 级	瘤栓进入肝后下腔静脉，但未达肝静脉主干
Ⅲb 级	瘤栓进入肝后下腔静脉，达肝静脉主干开口处
Ⅲc 级	瘤栓进入肝后下腔静脉，达肝静脉上方，但未超过膈肌水平
Ⅲd 级	膈上瘤栓，但未达右心房
Ⅳ 级	膈上瘤栓，进入右心房

此外，瘤栓对下腔静脉管腔的闭塞程度也可通过 Blute 等提出的如下系统进行分级，以便于更好地进行术前规划：

A 级：IVC 管腔无闭塞。

B 级：IVC 部分闭塞，远端血栓性栓塞，局限于肾门部。

C 级：IVC 被瘤栓部分闭塞，合并血栓性栓塞。

D 级：IVC 被瘤栓完全闭塞，合并血栓性栓塞。

22.3　患者评估

22.3.1　影像学

腹部影像学对于手术入路及手术方式至关重要。对瘤栓的详细评估应包括瘤栓长度、直径、血管浸润情况、动脉血供情况，以及是否存在血栓性栓塞及其生长范围。对下腔静脉解剖的评估应包括静脉直径、血流情况、静脉壁侵犯情况，以及双侧肾静脉位置。对肝脏血管解剖的评估应包括肝短静脉及肝静脉主干的位置、个数、肝脏大小，以及根据管腔阻塞情况判断的静脉受累情况。对肾脏解剖的研究应包括肾动脉与肾静脉的个数、静脉血流及侧支循环情况，以及肾肿瘤大小与分级。此外，还应考虑到腹膜后淋巴结与腹膜后静脉侧支血管的相关解剖情况。

如前文所述，应在术前 1 周内完成 MRI 或 CT 检查。如患者肾功能指标在可接受范围，通常应完善多相位增强 CT，在注射造影剂后的不同时间段获取成像影像。CT 检测瘤栓的敏感度达 93%，特异度达 97%。对于造影剂过敏，或肾功能处于临界值的患者，可改行增强 MRI+ 多平面重建。CT 和 MRI 是优先推荐的影像学检查，描述肾肿瘤浸润肾周脂肪及肾上腺的程度、腹腔内淋巴结肿大情况、下腔静脉血流特征、肾脏血供，以及侧支血管存在情况。有经验的腹部影像学医生在工作站进行多平面、多相位阅片，可更详细地勾画小血管结构。多相位的影像分析十分重要，因为单一平面阅片可能遗漏下腔静脉壁浸润与否及解剖变异情况等重要信息。泌尿外科团队与影像医学团队双方的直接沟通对于术前规划至关重要。此外，对于Ⅲ d 或Ⅳ级瘤栓患者，通常应完善经食道超声心动图，评估右心房瘤栓累及情况。

在某些少见情况下，可能因资源可及性或患者耐受性等因素，导致 CT 和 MRI 均无法完成。在这种情况下，应设法完善下腔静脉造影，以进行评估与分期。然而，这种检查方法因本身的有创性、造影剂用量较多、并发症的发生率较高而受到限制。腹部超声也是可供选择的检查方法，但检查结果在很大程度上受到瘤栓位置及超声医生的水平影响。研究表明，超声对于肝静脉起始部以下水平的瘤栓敏感性为 68%。在超过 40% 的病例中，下腔静脉无法在超声下完全显影。

22.3.2　其他相关检查

所有患者应在手术前 30 天完善全身检查，明确转移情况。这些检查应涵盖相关实验室检查，包括血常规、全面代谢指标、血清钙、肝功能、尿常规等。如需要鉴别尿路上皮癌，或尿常规提示肉眼或镜下血尿，则应考虑完善尿脱落细胞学或膀胱镜检查。此外，在可能情况下，还应完善胸部 CT、骨扫描及头颅 MRI，必要时完善 PET-CT 以进一步评估转移灶情况。术前还应完善肾功能评估，必要时可进一步完善放射性核素肾扫描、24 小时肌酐清除率检测、蛋白排泄定量、估算肾小球滤过率，以及心肺功能、下肢多普勒超声等检查。

22.4　术前准备

22.4.1　血管栓塞

确切的术前肾动脉血管栓塞（renal artery angioembolization，RAE）对于 RIVCT 术前非常有帮助，尤其是对于左侧瘤栓的情况。这是因为术中通常在分离左肾动脉前便应夹闭左肾静脉，RAE 可减少出血，并有助于早期夹闭肾静脉。

研究表明，RAE 的有效性受到肿瘤大小、肿瘤血供及栓塞的完全性等因素影响。对于体积较大、级别较高的瘤栓，RAE 可在术前辅助降期或使瘤体部分退缩，以改善手术效果及预后。此外，术前 RAE 可导致局部水肿，使梗死肾脏与周围组织间的界限更为清晰，有助于术中平面分离操作，通常在 RAE 术后 72 h 效果最为明显。然而，应对 RAE 在辅助分离手术平面和侧支血管生成风险的两方面效果进行权衡。因此，RAE 与手术之间的时间间隔应在 24 ~ 48 h 以内。

此外，如进一步推迟 RAE 后进行手术的时间，可能因广泛出现肿瘤坏死而刺激肌体产生肿瘤抗体。推迟手术时间理论上可刺激自体疫苗生成，产生特定的主动免疫治疗的效果，对肿瘤转移有一定保护效果。现有文献的结果仍较为混杂，因此这一假设尚未得到证实。

22.4.2　下腔静脉滤器置入

另一项需要注意的事项是请介入影像学医生会诊，置入下腔静脉滤器。无论患者是否接受抗凝治疗，或即便存在抗凝治疗的禁忌证，术前置入下腔静脉滤器对于存在肺栓塞的患者均有应用价值。此外，如患者下腔静脉在术前存在慢性完全性闭塞，则具备滤器置入指征。考虑到侧支循环的存在将引起血流下降，因此应将滤器置于侧支血管下方。如必须置入滤器，则应在术前 48 h 内放置，顺行置于肾脏平面上方。应注意的是，如患者为肺栓塞后合并下腔静脉瘤栓，则合适的治疗方案应为紧急行肾脏切除，而非滤器置入，因为在这种情况下，随着瘤栓增大，肿瘤将长入滤器内部，增加手术复杂性，并对手术结果造成不良影响。另外，如在术中判断可能存在与瘤栓无关的远端血栓性栓塞，也应考虑置入滤器。在这种情况下，滤器置入有助于预防血栓栓塞扩散，实现切缘阴性，并去除腔静脉壁浸润的效果。

22.5　术前关注要点

22.5.1　术前药物治疗

通常，适合行 RIVCT 的患者既往应未接受药物治疗。现有系统性免疫治疗临床试验的数据尚不乐观。新近研究更多聚焦于酪氨酸激酶抑制剂（TKI）在术前缩小瘤栓体积方面的作用。多项回顾性研究存在混杂结果，瘤栓缩小率为 7% ~ 19%。

需要注意的是，虽然理论上通过靶向药物治疗降低瘤栓级别是可行的，但这未必会影响手术方式。此外，在药物治疗的同时可能仍会出现瘤栓增长。因此，如患者在初诊时评估为可切除瘤栓，则应首先考虑手术而非接受系统药物治疗。

22.5.2　抗凝治疗

对于拟行 RIVCT 治疗的患者，有时会将抗凝药物作为肺栓塞的预防或治疗药物。瘤栓通常由不易碎的肿瘤组织构成，而这一般不太可能造成肺栓塞。然而，一旦肺栓塞发生，则死亡率极高。一项研究纳入了 8 个队列研究的 803 例接受下腔静脉瘤栓切除的病例，表明虽术前肺栓塞发病率仅 1.49%，但总体死亡率高达 75%。因此，如术前存在肺栓塞，应给予患者抗凝治疗。抗凝治疗也适用于术前影像学提示存在广泛血栓栓塞的情况。

22.5.3　多学科会诊

术前应基于患者情况与疾病特征，提请相关科室会诊。推荐对年龄 > 50 岁以及需要接受体外循环的患者行麻醉及胸心外科会诊，并应优先选择对体内灌注与补液、体外循环及经食道超声心动图（TEE）较为熟悉的麻醉科医生。对于Ⅱ～Ⅳ级瘤栓患者，经食道超声心动图监测十分有价值，应在麻醉诱导后、手术开始前完善 TEE 检查。基于外科医生及麻醉医生的判断，TEE 可用于持续术中监测，以实时评估患者对液体容量的反应及心功能变化情况，评估术中并发症（如术中栓塞），并保证完全切除瘤栓。

肝胆外科会诊对于Ⅲ级和Ⅳ级瘤栓也非常必要。有经验的肝胆外科团队可在术中协助对肝脏进行游离，包括松解镰状韧带、左右三角韧带及冠状韧带等肝缘韧带。通过韧带松解，可将血管吊带置于瘤栓近心端上方，下腔静脉的肝上及膈下段。

对于存在两个或以上冠状动脉心脏病危险因素的患者，应提请心内科医师会诊。对于不具备复杂血管重建经验的术者，应提请血管外科医师会诊。另外，应请有经验的监护室医生协助评估围术期管理方案。最后，如发生中转开放手术，应咨询有经验的外科肿瘤学医师，并在必要时寻求上台协助。

考虑到并发腔静脉瘤栓肾癌患者病情的复杂性，在治疗过程中应确保有监护室团队及多学科团队的参与。对于高级别瘤栓患者，可能随时出现一系列突发并发症，包括急性肝损伤、布 - 加综合征等，表现为凝血功能障碍以及典型的疼痛 - 腹腔积液 - 肝大三联征等。当出现这些并发症，通常提示预后不良，因此应时刻警惕这些不良事件的发生征象。此类患者的术后康复也是一大挑战，术后早期重症监护及转运至普通病房后的特护照护至关重要。

瘤栓远端的血栓栓塞可能继发于下腔静脉管腔慢性闭塞，以及恶性肿瘤的高凝状态。在这种情况下，在多普勒超声引导下对腹股沟区至双下肢远端进行扫描，以评估血栓栓塞的范围及负荷，可辅助术前、术中及术后决策，如指导术前抗凝治疗的用法用量。此外，术中对肿瘤浸润静脉壁程度的判断，以及对远端血栓栓塞范围的判断，可辅助下腔静脉切除的决策。血栓栓塞的范围也将影响术后抗凝治疗的时限。一项研究认为，对于存在远端血栓栓塞且与瘤栓无相关性的患者，可在术中置入下腔静脉滤器。该研究还认为，不应在瘤栓上方置入滤器，因为肿瘤可能长入滤器内部。这种情况下，可能需要请有经验的血管外科医师或介入科医师辅助评估。

最后，患者的责任泌尿外科团队应保证有微创及开放手术人员的参与。瘤栓生长范围与肿瘤栓塞等术中严重并发症以及中转开放手术的发生率均存在一定相关性。因此，我们推荐外科团队应在术前探讨中转开放手术的可能性，事先制订计划并演练如何在必要时迅速解除泊机并中转开放手术。

参考文献

[1]Kundavaram C, et al. Advances in robotic vena cava tumor thrombectomy: intracaval balloon occlusion, patch grafting, and vena cavoscopy. Eur Urol. 2016;70(5):884–890.

[2]Blute ML, et al. The Mayo Clinic experience with surgical management, complications and outcome for patients with renal cell carcinoma and venous tumour thrombus. BJU Int. 2004;94(1):33–41.

[3]Masic S, Smaldone MC. Robotic renal surgery for renal cell carcinoma with inferior vena cava thrombus. Transl Androl Urol. 2021;10(5):2195–2198.

[4]Gill IS, et al. Robotic level III inferior vena cava tumor thrombectomy: initial series. J Urol. 2015;194(4):929–938.

[5]Gill IS, et al. Renal cancer with extensive level IV intracardiac tumour thrombus removed by robot. Lancet. 2020;396(10262): e88.

[6]Campi R, et al. Techniques and outcomes of minimally−invasive surgery for nonmetastatic renal cell carcinoma with inferior vena cava thrombosis: a systematic review of the literature. Minerva Urol Nefrol. 2019;71(4):339–358.

[7]Chopra S, et al. Robot−assisted level II–III inferior vena cava tumor thrombectomy: step−bystep technique and 1−year outcomes. Eur Urol. 2017;72(2):267–274.

[8]Agochukwu N, Shuch B. Clinical management of renal cell carcinoma with venous tumor thrombus. World J Urol. 2014;32(3):581–589.

[9]Neves RJ, Zincke H. Surgical treatment of renal cancer with vena cava extension. Br J Urol. 1987;59(5):390–395.

[10] Ghoreifi A, Djaladat H. surgical tips for inferior vena cava thrombectomy. Curr Urol Rep. 2020;21(12):51.

[11] Ciancio G, et al. Management of renal cell carcinoma with level III thrombus in the inferior vena cava. J Urol. 2002;168(4 Pt 1):1374–1377.

[12] Swami U, et al. Revisiting AJCC TNM staging for renal cell carcinoma: quest for improvement. Ann Transl Med. 2019;7(Suppl 1):S18.

[13] Blute ML, et al. Results of inferior vena caval interruption by greenfield filter, ligation or resection during radical nephrectomy and tumor thrombectomy. J Urol. 2007;178(2):440–445; discussion 444.

[14] Nazim SM, et al. Accuracy of multidetector CT scans in staging of renal carcinoma. Int J Surg. 2011;9(1):86–90.

[15] Renard AS, et al. Is multidetector CT−scan able to detect T3a renal tumor before surgery? Scand J Urol. 2019;53(5):350–355.

[16] Sun Y, de Castro Abreu AL, Gill IS. Robotic inferior vena cava thrombus surgery: novel strategies. Curr Opin Urol. 2014;24(2):140–147.

[17] Lawindy SM, et al. Important surgical considerations in the management of renal cell carcinoma (RCC) with inferior vena cava (IVC) tumour thrombus. BJU Int. 2012;110(7):926–939.

[18] Guo HF, Song Y, Na YQ. Value of abdominal ultrasound scan, CT and MRI for diagnosing inferior vena cava tumour thrombus in renal cell carcinoma. Chin Med J (Engl). 2009;122(19):2299–2302.

[19] Trombetta C, et al. Evaluation of tumor thrombi in the inferior vena cava with intraoperative ultrasound. World J Urol. 2007;25(4):381–384.

[20] Psutka SP, Leibovich BC. Management of inferior vena cava tumor thrombus in locally advanced renal cell carcinoma. Ther Adv Urol. 2015;7(4):216–229.

[21] Bakal CW, et al. Value of preoperative renal artery embolization in reducing blood transfusion requirements during nephrectomy for renal cell carcinoma. J Vasc Interv Radiol. 1993;4(6):727–731.

[22] Subramanian VS, et al. Utility of preoperative renal artery embolization for management of renal tumors with inferior vena caval thrombi. Urology. 2009;74(1):154–159.

[23] Schwartz MJ, et al. Renal artery embolization: clinical indications and experience from over 100 cases. BJU Int. 2007;99(4):881–886.

[24] Kalman D, Varenhorst E. The role of arterial embolization in renal cell carcinoma. Scand J Urol Nephrol. 1999;33(3):162–170.

[25] Muller A, Rouviere O. Renal artery embolization–indications, technical approaches and outcomes. Nat Rev Nephrol. 2015;11(5):288–301.

[26] Sauk S, Zuckerman DA. Renal artery embolization. Semin Intervent Radiol. 2011;28(4):396–406.

[27] Murphy C, Abaza R. Complex robotic nephrectomy and inferior vena cava tumor thrombectomy: an evolving landscape. Curr Opin Urol. 2020;30(1):83–89.

[28] Peng C, et al. Role of presurgical targeted molecular therapy in renal cell carcinoma with an inferior vena cava tumor thrombus. Onco Targets Ther. 2018;11:1997–2005.

[29] Li Q, et al. Role of intraoperative ultrasound in robotic–assisted radical nephrectomy with inferior vena cava thrombectomy in renal cell carcinoma. World J Urol. 2020;38(12):3191–3198.

[30] Wallace S, et al. Embolization of renal carcinoma. Radiology. 1981;138(3):563–570.

[31] Nakano H, Nihira H, Toge T. Treatment of renal cancer patients by transcatheter embolization and its effects on lymphocyte proliferative responses. J Urol. 1983;130(1):24–27.

[32] Ekelund L, et al. Occlusion of renal arterial tumor supply with absolute ethanol. Experience with 20 cases. Acta Radiol Diagn (Stockh). 1984;25(3): p. 195–201.

[33] Kato T, et al. The role of embolization/chemoembolization in the treatment of renal cell carcinoma. Prog Clin Biol Res. 1989;303:697–705.

[34] Pouliot F, et al. Contemporary management of renal tumors with venous tumor thrombus. J Urol. 2010;184(3):833–841; quiz 1235.

[35] Woodruff DY, et al. The perioperative management of an inferior vena caval tumor thrombus in patients with renal cell carcinoma. Urol Oncol. 2013;31(5):517–521.

[36] Zisman A, et al. Renal cell carcinoma with tumor thrombus extension: biology, role of nephrectomy and response to immunotherapy. J Urol. 2003;169(3):909–916.

[37] Cost NG, et al. The impact of targeted molecular therapies on the level of renal cell carcinoma vena caval tumor thrombus. Eur Urol. 2011;59(6):912–918.

[38] Bigot P, et al. Neoadjuvant targeted molecular therapies in patients undergoing nephrectomy and inferior vena cava thrombectomy: is it useful? World J Urol. 2014;32(1):109–114.

[39] Fukuda H, et al. Limited benefit of targeted molecular therapy for inferior vena cava thrombus associated with renal cell carcinoma. Int J Clin Oncol. 2017;22(4):767–773.

[40] Lambert EH, et al. Prognostic risk stratification and clinical outcomes in patients undergoing surgical treatment for renal cell carcinoma with vascular tumor thrombus. Urology. 2007;69(6):1054–1058.

[41] Ciancio G, Livingstone AS, Soloway M. Surgical management of renal cell carcinoma with tumor thrombus in the renal and inferior vena cava: the University of Miami experience in using liver transplantation techniques. Eur Urol. 2007;51(4):988–994; discussion 994–995.

[42] Bissada NK, et al. Long–term experience with management of renal cell carcinoma involving the inferior vena cava. Urology. 2003;61(1):89–92.

[43] Jibiki M, et al. Surgical strategy for treating renal cell carcinoma with thrombus extending into the inferior vena cava. J Vasc Surg. 2004;39(4):829–835.

[44] Nesbitt JC, et al. Surgical management of renal cell carcinoma with inferior vena cava tumor thrombus. Ann Thorac Surg. 1997;63(6):1592–1600.

[45] Shuch B, et al. Intraoperative thrombus embolization during nephrectomy and tumor thrombectomy: critical analysis of the University of California–Los Angeles experience. J Urol. 2009;181(2):492–498; discussion 498–499.

[46] Calderone CE, et al. The role of transesophageal echocardiography in the management of renal cell carcinoma with venous tumor thrombus. Echocardiography. 2018;35(12):2047–2055.

[47] Wang B, et al. Robot–assisted level III–IV inferior vena cava thrombectomy: initial series with step–by–step procedures and 1–yr outcomes. Eur Urol. 2020;78(1):77–86.

第二十三章
合并瘤栓的肾细胞癌：解剖学基础与手术技巧总结

Christian A. Dewan, Joseph P. Vaughan, Ian C. Bennie, Maurizio Buscarini

23.1　简介

　　根据 2020 年美国国家癌症研究所（National Cancer Institute）监测、流行病学和结果（surveillance, epidemiology, and end results，即 SEER 数据库）数据显示，肾细胞癌（renal cell carcinoma, RCC）病例约占所有新发癌症确诊病例的 4.1%，其死亡病例占所有癌症死亡病例的 2.4%，即每年约 73 000 例新发病例和 15 000 例死亡病例。RCC 是泌尿外科最常见且死亡率最高的癌症之一，五年相对生存率约为 75.2%。肾细胞癌是可能并发瘤栓形成的一小类恶性肿瘤之一，肿瘤可能播散进入血管内部。4% ~ 10% 的 RCC 患者可能在确诊时并发有肾静脉或下腔静脉（IVC）瘤栓。瘤栓的存在会改变 RCC 的肿瘤分级，因此是初诊患者诊疗决策的重要内容。这类肿瘤通常侵袭性更高，表现为 Fuhrman 分级更高、术前评估存在淋巴结或远处转移，且复发率更高，肿瘤特异性生存期更短。此类患者如采取更积极的手术治疗方案（如肾癌根治术 + 瘤栓切除术），可得到生存获益。因此，理解 RCC 不同级别瘤栓的外科解剖学及手术方式至关重要。

　　RCC 瘤栓分级基于瘤栓侵犯下腔静脉的程度。美国梅奥诊所 RCC 瘤栓分级系统将瘤栓分为 0 ~ Ⅳ 级，共 5 个级别。

　　0 级瘤栓局限于肾静脉。Ⅰ 级瘤栓侵犯下腔静脉，但不高于肾静脉开口上方 2 cm。Ⅱ 级瘤栓高于肾静脉开口上方 2 cm，但低于肝静脉水平。Ⅲ 级瘤栓高于肝静脉，但低于膈肌。Ⅳ 级瘤栓高于膈肌。由

C. A. Dewan (✉) · J. P. Vaughan · I. C. Bennie · M. Buscarini
Department of Urology, The University of Tennessee Health Science Center, 910 Madison
Avenue, Memphis, TN 38163, USA
e-mail: cdewan@uthsc.edu

J. P. Vaughan
e-mail: jvaugha7@uthsc.edu

I. C. Bennie
e-mail: ibennie@uthsc.edu

M. Buscarini
e-mail: mbuscari@uthsc.edu

S. S. Goonewardene et al. (eds.), Robotic Surgery for Renal Cancer,
Management of Urology, https://doi.org/10.1007/978–3–031–11000–9_23

于不同级别的瘤栓须采取不同手术方式，对瘤栓级别进行分类对于手术规划至关重要。0 级瘤栓仅须单纯离断肾静脉，而Ⅳ级瘤栓需要开胸手术，甚至打开心房，并需要多个手术团队协作。

下文将对各级瘤栓的解剖相关要点进行总结，并对相应手术技术进行概述，以供泌尿外科医生更好理解这些复杂病例的治疗方法。

23.2　下腔静脉解剖及与肾脏手术相关的分支血管

充分认识下腔静脉解剖，包括其与肾脏手术相关的属支以及常见的血管变异至关重要，可在复杂根治性肾切除及瘤栓切除术过程中减少相关不良事件。下腔静脉起自腰椎椎体右侧前外侧缘并向上走行，于 T8 水平自膈肌中心腱的腔静脉裂孔进入胸腔。在该裂孔处可能有伴行的膈神经通过。左侧 IVC 或双侧 IVC 等变异情况也见于文献报道，应在术前准确识别。其他重要的邻近解剖结构还包括：十二指肠与胰头部，位于肾脏水平、腔静脉前方；肝十二指肠韧带，位于肝脏水平，腔静脉前方；肾动脉，位于腔静脉后方；位于前方的肠系膜根部及右侧性腺动脉。

与肾脏手术及瘤栓分级相关的 IVC 属支包括左、右侧肾静脉，右侧肾上腺中央静脉，肝静脉，以及左、右侧膈下静脉等。肾静脉于 L2 椎体水平，自侧方汇入 IVC。右肾上腺中央静脉同样于 L2 水平，在比肾静脉稍高的位置于侧方汇入 IVC。Omura 等的研究表明，在 440 例病例中，有 20% 存在肾上腺中央静脉首先汇入副肝静脉，再汇入 IVC 的情况。肝静脉的正常属支为肝左、肝中、肝右 3 支肝静脉，于 T8 椎体平面在 IVC 进入胸腔前汇入 IVC。然而，Fang 等在 200 具尸体标本中发现，61% 的病例存在变异，肝左、肝中两支肝静脉首先汇合成为一根主干，随后再汇入下腔静脉。此外，额外的副肝静脉也并非罕见情况。肝静脉也是区分Ⅰ～Ⅲ级瘤栓的标志。膈下静脉走行于膈肌下方，并于 T8 椎体水平自 IVC 进入腔静脉裂孔处汇入 IVC。膈下静脉的走行同样存在较多解剖变异。Loukas 等发表于 2005 年的研究表明，在 8% 的尸体标本中，右膈下静脉汇入肝右静脉，而左膈下静脉的变异情况更多，可能汇入下腔静脉（37%）、左肾上腺中央静脉（25%）、左肾静脉（15%）或肝左静脉（14%）。

肾脏的血液一般仅靠肾静脉回流。然而，肾静脉的走行及交汇在临床上也存在许多变异。右肾静脉通常长度仅 2～2.5 cm，较左肾静脉更短，因此相比于左肾静脉吻合支更少，但仍有 6% 的肾上腺中央静脉及 3% 的腰升静脉可能汇入右肾静脉。

左肾静脉通常长度为 8.5 cm，并有左肾上腺中央静脉及左性腺静脉汇入。左肾静脉通常还有其他属支，包括腰静脉、腰升静脉等。在左肾静脉向内侧汇入下腔静脉的过程中，通常走行于主动脉前方及肠系膜上动脉下方，此处可能出现狭窄，从而导致左侧精索静脉曲张。当 RCC 侵犯左肾静脉时，如瘤栓阻挡了左性腺静脉回流，同样也可造成左侧精索静脉曲张。右肾癌侵犯右肾静脉造成右侧精索静脉曲张的案例也有报道。其他常见肾静脉的变异还包括多支肾静脉，以及环主动脉型左肾静脉等。

23.3　肾脏和肝脏的静脉回流及解剖

如上文所述，肾脏血液通常仅靠肾静脉回流，但其走行与解剖可能存在变异。由于肾小盏漏斗结构周围存在由静脉环构成的丰富侧支，因此肾静脉血管系统存在所谓的"自由汇入现象"，即静脉血可经肾脏所有节段进行自由交通。肾脏的静脉回流起自小叶间静脉，并逐级汇合为弓状静脉、叶间静脉、叶静脉以及节段静脉。多支节段静脉随后汇合为肾静脉。多支节段静脉汇合为肾静脉的解剖特点产生了广泛的侧支静脉回流，单支节段静脉的闭锁对整体静脉回流影响很小。左、右侧肾静脉在汇入下腔静脉的过程中分别走行于左、右肾动脉前方。另一个左、右肾静脉间的重要解剖差异为，右肾静脉长度为

2 ~ 4 cm，而左肾静脉长度为 6 ~ 10 cm。左肾静脉上方接受左肾上腺中央静脉回流，下方接受左性腺静脉（睾丸或卵巢静脉）回流。在约 75% 的人群中，左肾静脉管径相对较粗，可能存在额外属支，且存在各种变异情况。这些解剖变异在术中是应该着重考虑的内容，以避免出现血管意外撕裂。左肾静脉在离开肾脏后，向内侧穿行于前方的肠系膜上动脉与后方的主动脉间，在此过程中可能受到这两个结构的挤压，称为胡桃夹综合征。右肾静脉在走行上与左肾静脉不同，通常在汇入下腔静脉前无其他肾外血管汇入。

较大的 RCC 瘤栓可能向头侧延伸至肝下水平，影响来自肝脏的血液回流。因此，对肝脏静脉回流的认识十分重要。肝脏的静脉血主要经肝静脉回流至下腔静脉。

肝脏静脉由 3 个主要属支——肝右静脉、肝中静脉及肝左静脉构成，自后上方穿过肝脏，汇入走行于肝脏后方平面的下腔静脉。肝静脉主干下方也存在许多细小静脉属支，直接汇入下腔静脉。在根治性肾切除 + 膈下或胸腔内瘤栓切除术中，可能需要应用肝移植的相关技术，游离肝右叶，以显露肝后方的腔静脉。认识肝短 – 腔静脉解剖关系在保证血管游离效果及预防不必要和无法控制的出血方面至关重要。

23.4 膈上、下腔静脉的解剖关系

对于侵犯下腔静脉的 RCC，对瘤栓远端的处理是十分重要的手术关注点。对于延伸至横膈上方的瘤栓，在切除时必须暴露膈肌上方的腔静脉。膈上、下腔静脉的平均长度（即右心耳至横膈的距离）为 20.6 mm，宽 28.7 mm。与膈上、下腔静脉相关的解剖结构包括膈静脉、右侧膈神经等。膈静脉的走行及汇入膈上、下腔静脉的位置，以及膈静脉与右侧膈神经和膈上、下腔静脉的位置关系是重要的手术关注点。在瘤栓切除术中，可采用不同的入路显露膈上、下腔静脉。其中，对于经腹入路，在将下腔静脉自横膈游离的过程中，应注意避免离断遇到的重要血管结构。

23.5 与肾脏手术相关的重要腹膜后解剖标志（横膈、乳糜池、淋巴结、胸膜）

乳糜池为一囊状淋巴结构，位于 L1 ~ L2 椎体水平的膈脚后间隙，紧邻腹主动脉下方。乳糜池接收肠道与下肢各部的淋巴回流，并在向头侧汇入胸导管的过程中与其他腰及肠淋巴管相吻合。乳糜池存在解剖变异的情况较为普遍，甚至出现丛状分布的复杂变异结构，取代了单个易于辨认的淋巴管。乳糜池的管状结构负责转运大量淋巴液，当术中不慎损伤该结构时，可能导致术后出现乳糜瘘、乳糜胸以及难治性乳糜漏等严重并发症。因此，术中准确识别并保护乳糜池是 RCC 瘤栓切除与淋巴结清扫的重要内容。

23.6 现代 CT、MRI 和超声影像学在合并静脉瘤栓肾细胞癌中的应用价值

影像学在 RCC 的诊断、疾病分期及评估药物或手术疗效中扮演了重要角色。对瘤栓近心端位置及潜在腔静脉壁浸润情况的评估，是术前规划需要重点考虑的内容。术前对肿瘤负荷及瘤栓情况的清晰认识，也有助于评估对多学科手术协作的需求。下腔静脉造影曾被用于检测及评估瘤栓，但这一检查方法本身的有创性及操作相关并发症限制了其应用。在过去 10 年内，影像学技术的进步对肾癌的临床诊

疗产生了显著影响，新的病情监测方案与多种影像学方法结合，以及断层成像技术的发展，提高了泌尿外科医生对肾癌进行分期与分级的能力。在诊断肾癌合并瘤栓时，影像学技术必须能够对肝下、肝上及心房内瘤栓进行准确识别。术前对瘤栓的分级及近心端位置的识别，可用于术前指导手术入路及切除方式。MRI、CT、超声等多种影像学技术均可用于术前规划。其中，CT 仍是用于 RCC 瘤栓分级最合适的影像学技术。虽然肾癌在 CT 平扫图像中可显示为等密度、高密度或低密度病灶，但在注射对比剂后，在增强图像上通常有明显强化，并可显示瘤体中的坏死灶。与 CT 相比，MRI 的软组织成像分辨率更高，而超声在重复扫描及病情监测中的应用日益广泛。虽然超声是一项无创检查方式，常用于 RCC 患者的诊断评估，但该方法在很大程度上依赖于检查者技术，且受瘤栓位置的影响较大。研究表明，超声对肝静脉起始部以下水平的瘤栓检测敏感度为 68%。多项研究表明，采用多参数影像学技术，更可能达到最高的诊断准确性。在瘤栓取出术前的影像学评估固然不可或缺，但借助经食道超声心动图（transesophageal echocardiography，TEE）等术中影像学技术可实时显影肿瘤。研究表明，TEE 技术是术中监测瘤栓位置的一项有效技术，通常用于描画高级别肿瘤（如并发右心房瘤栓）瘤栓近心端上缘位置。

23.7 手术入路

在确定瘤栓级别后，术者应着手规划手术方案。通常，术者首先需要确定的是拟开展手术的入路。由于目前存在多种可选择的入路，每种入路均有其各自优势与不足需要纳入考量，因此不应忽视这一决策。下文将进一步探讨不同切口类型及各自的适用场景。肾癌手术（包括下腔静脉瘤栓切除术）最常用的手术切口包括经腰切口、肋缘下切口、正中线切口及胸腹联合切口等。

经腰切口的肾癌根治术通常便于显露肾脏及肾门结构。由于这种入路的肾部分切除术可能不足以充分暴露下腔静脉，因此经腰切口在这些手术中的应用受到了限制。肋缘下切口是常用的入路选择，对肾门及下腔静脉的暴露较为理想。对于双侧肿瘤，肋缘下切口可向外侧延伸（Chevron 切口），而对于Ⅳ级瘤栓，则可将切口向上延伸以便于行胸骨切开术。肋缘下切口与术后高级别疼痛存在一定关系。腹中线切口对于复杂手术较为适用，因其同样可较好显露下腔静脉，并能一并显露双侧肾脏及肾门结构。中线切口同样可向头侧延伸以行胸骨切开术。中线切口的劣势在于可能限制了对肝脏的游离，当需要处理肝后下腔静脉时可能受到限制，此时可考虑采用胸腹联合切口。胸腹联合切口对肝静脉与肝后下腔静脉的暴露效果最佳，然而必须权衡其优势与潜在并发症的关系，包括严重术后疼痛、气胸、膈神经损伤、膈肌功能障碍、脾损伤，以及需要术后留置胸管等。

23.8 肝移植相关技术

当瘤栓浸润至肝脏上方水平的下腔静脉（Ⅲ级、Ⅳ级瘤栓）时，可能需要借鉴肝移植的相关技术，以获得理想手术效果，此时往往需要充分游离肝脏（Langenbuch 技术），以获得肝后 IVC 的操作空间。首先应松解三角韧带及镰状韧带，随后应进一步结扎引流肝尾叶的细小肝静脉。通过该技术，可充分显露肝后下腔静脉。此时应注意保留肝左、肝右及肝中静脉，这些肝脏主要的引流血管不应被离断。

在肝脏游离的过程中，也可采用 Pringle 法减少血管内淤血，阻断肝脏来源出血。该技术仅当需要在肝静脉上方钳夹止血时适用。当进行 Pringle 操作时，术者首先应辨别网膜孔的位置以及肝十二指肠韧带（其内包含肝动脉、门静脉及胆总管）。随后，夹闭肝十二指肠韧带。应注意尽量缩短肝十二指肠韧带夹闭时间。如夹闭时间超过 60 min，可能出现脾淤血、门静脉血栓及缺血性肝损伤等并发症。在某些情况下，左肾肿瘤可能需要额外暴露左侧腹膜后空间。此时术者可采用 Mattox 操作，该操作通常在创伤外科用于处理左侧腹膜后来源出血。有趣的是，该技术最早由时任外科住院总医师的 Kenneth Mattox 医生提出，他在美国贝勒医学院与一位第二年的泌尿外科住院医师在一台创伤患者的手术中首次应用了这项技术。在这台手术中，由于患者出血较多，出血可能来源于主动脉或下腔静脉，因此他们需要迅速游离内脏并进入腹膜后空间，以控制出血。自那台手术后，这项技术便以他的名字命名。Mattox 操作即首先自结肠脾曲至乙状结肠打开脏层腹膜，随后进一步游离脾脏、胰尾、左肾及胃，以进入腹膜后空间。

23.9 体外循环与心胸外科操作

当完全阻断下腔静脉后，应立即建立体外循环，保证回心血供应。体外循环存在两种不同方法，即心肺旁路（cardiopulmonary bypass，CPB）和静脉 – 静脉旁路（venovenous bypass，VVB）。在必要使用这些技术时，关键在于获得心胸外科医生和有经验的麻醉医师团队的协助。体外循环方法的使用取决于瘤栓的浸润程度。对于Ⅳ级瘤栓，在心房切开术前应建立心肺旁路，即在股静脉与上腔静脉以及右锁骨下动脉置管引流管，并使用氧合机将氧合后的血液回输至动脉系统。此时，患者需要接受全身肝素化及深低温停循环（deep hypothermic circulatory arrest，DHCA）处理，即在降低体温后建立体外旁路并使心脏停跳。CPB 围术期卒中及死亡的风险较高。

静脉 – 静脉旁路可用于瘤栓延伸至膈肌上方但未进入右心房的情况。在行 VVB 时，首先在瘤栓上方夹闭下腔静脉，封闭腔静脉至肾静脉下方的瘤栓部分，在股静脉至上腔静脉建立血管旁路。

23.10 机器人肾细胞癌瘤栓取出术

如前文所述，肾细胞癌合并瘤栓的经典手术通常为开放入路，需要取较大的胸腹联合切口。然而，近年来腹腔镜与机器人入路在这些复杂病例（包括Ⅲ级瘤栓）中得到了较大发展。2000 年 Savage 和 Gill 首次报道了并发肾静脉瘤栓（Ⅰ级瘤栓）肾癌行腹腔镜下根治性肾切除 + 瘤栓切除的成功案例。随后，Desai 等发表于 2003 年的研究报道了Ⅰ级瘤栓行腹腔镜手术的系列病例。2014 年，Shao 等成功开展了 11 例腹腔镜下根治性右肾切除 + 瘤栓切除术，其中包括 6 例Ⅱ级瘤栓、5 例Ⅳ级瘤栓，未发现严重术中或术后并发症，进一步印证了微创手术在这些复杂病例中的可行性。

自那时起，微创手术经历了巨大进步，包括机器人辅助腹腔镜手术的广泛应用。泌尿外科医生是机器人技术最早的先行者之一，2000 年美国首个应用达芬奇系统开展的手术便是前列腺切除术。机器人手术持续成为泌尿外科手术的重要平台，如今已成为肾癌手术的常见手术方式。2011 年，Abaza 发表了首个机器人肾切除术 + 瘤栓切除术的病例报道，5 例患者接受手术，平均手术时间为 327 min，平均出血量为 170 mL，平均住院天数为 1.2 天；瘤栓侵犯下腔静脉的长度分别为 1 cm、2 cm、4 cm、5 cm，其中 1 例含 2 枚瘤栓，分别为 3 cm 和 2 cm。虽然肿瘤侵犯 IVC 5 cm 可达肝静脉水平，应归为Ⅲ级瘤栓，但文中并未对该情况进行说明。研究未出现严重并发症、输血或再入院。所有患者在直角钳或血管钳夹闭 IVC 的情况下打开了静脉壁。2015 年，Gill 等发表了 9 例患者接受Ⅲ级瘤栓切除的首个病例报道。所有手术均顺利开展，采用 7 孔法，手术步骤包括完全体腔内夹闭肝后下腔静脉、修补下腔静脉、肾癌根治术及腹膜后淋巴结清扫。中位手术时间为 4.9 h，平均出血量约 375 mL，平均住院天数为 4.5 天，无术中并发症，仅 1 例出现 Clavien 3b 级术后并发症。其他团队也报道了这一技术，手术效果均较为理想。目前看来，未来机器人手术有望在并发瘤栓的肾细胞癌治疗中扮演日益重要的角色。

参考文献

[1]Cancer of the kidney and renal pelvis-cancer stat facts. SEER;2021. https://seer.cancer.gov/sta tfacts/html/kidrp.html.

[2]Martínez-Salamanca JI et al. Prognostic impact of the 2009 UICC/AJCC TNM staging system for renal cell carcinoma with venous extension. Eur Urol. 2011;59:120–127.

[3]Moinzadeh A, Libertino JA. Prognostic significance of tumor thrombus level in patients with renal cell carcinoma and venous tumor thrombus extension. Is all T3b the same? J Urol. 2004;171, 598–601.

[4]Quencer KB, Friedman T, Sheth R, Oklu R. Tumor thrombus: incidence, imaging, prognosis and treatment. Cardiovasc Diagn Ther. 2017;7 S165–S177–S177.

[5]Shahid Z, Burns B. Anatomy, abdomen and pelvis, diaphragm. StatPearls. Treasure Island (FL): StatPearls Publishing;2020.

[6]Nishibe T, et al. Abdominal aortic aneurysm with left-sided inferior vena cava. Report of a case. Int Angiol. 2004;23(4):400–402.

[7]Gray H, et al. Gray's anatomy: the anatomical basis of clinical practice. Edinburgh; New York: Elsevier Churchill Livingstone;2005.

[8]Drake RL, et al. Gray's anatomy for students. Philadelphia, PA: Churchill Livingstone/Elsevier;2015.

[9]Tucker WD, et al. Anatomy, abdomen and pelvis, inferior vena cava. StatPearls. Treasure Island (FL): StatPearls Publishing;2020.

[10] Omura K, et al. Anatomical variations of the right adrenal vein: concordance between multidetector computed tomography and catheter venography. Hypertension. 2017;69(3):428–434.

[11] Fang CH, et al. Anatomical variations of hepatic veins: three-dimensional computed tomography scans of 200 subjects. World J Surg. 2012;36(1):120–124.

[12] Loukas M, Louis RG, Hullett J, Loiacano M, Skidd P, Wagner T. An anatomical classification of the variations of the inferior phrenic vein. Surg Radiol Anat. 2005;27(6):566–574.

[13] Bowdino CS, et al. Anatomy, abdomen and pelvis, renal veins. StatPearls. Treasure Island (FL): StatPearls Publishing;2020.

[14] Pinals RS, Krane SM. Medical aspects of renal carcinoma. Postgrad Med J. 1962;38(443):507–519.

[15] Ryan JW, et al. A rare testicular vein anatomical variant contributes to right-sided varicocoele formation and leads to the diagnosis of renal cell carcinoma. BMJ Case Rep. 2017;2017.

[16] Kavoussi LR, Peters C, Partin AW, Dmochowski RR. Campbell-Walsh-Wein urology. [Electronic Resource], 12th ed. Elsevier;2021. http://search.ebscohost.com/login.aspx?direct= true&db=cat06193a&AN=uthsc.55852&site=eds-live. Accessed May 12, 2021.

[17] Mahadevan V. Anatomy of the liver. Surgery (Oxford). 2020;38(8):427–431. https://doi.org/10. 1016/j.mpsur.2014.10.004.

[18] Ciancio G, Livingstone AS, Soloway M. Surgical management of renal cell carcinoma with tumor thrombus in the renal and inferior vena cava: the university of Miami experience in using liver transplantation techniques. Eur Urol. 2007;51:988–995.

[19] Shchukin D, Lesovoy V, Garagatiy I, Khareba G, Hsaine R. Surgical approaches to supradiaphragmatic segment of IVC and right atrium through abdominal cavity during intravenous tumor thrombus removal. Adv Urol. 2014;2014(924269):9. https://doi. org/10.1155/ 2014/924269.

[20] Loukas M, Wartmann CT, Louis RG, Tubbs RS, Salter EG, Gupta AA, Curry B. Cisterna chyli: a detailed anatomic investigation. Clin Anat. 2007;20:683–688.

[21] Dogan NU, Dogan S, Erol M, Uzun BT. Cisterna chyli: an important landmark in laparoscopic paraaortic lymphadenectomy. Gynecol Oncol. 2020;156(2):511. https://doi.org/10. 1016/j.ygyno.2019.12.004.

[22] Pinto PS, Sirlin CB, Andrade-Barreto OA, Brown MA, Mindelzun RE, Mattrey RF. Cisterna chyli at routine abdominal MR imaging: a normal anatomic structure in the retrocrural space. Radiographics. 2004;24:809–817.

[23] Lawindy SM. Important surgical considerations in the management of renal cell carcinoma (RCC) with inferior vena cava (IVC) tumour thrombus. BJU Int. 2012;110:926–939.

[24] Krajewski KM, Pedrosa I. Imaging advances in the management of kidney cancer [published online ahead of print, 2018 Oct 29]. J Clin Oncol. 2018;36(36):JCO2018791236.https://doi. org/10.1200/JCO.2018.79.1236.

[25] Heidenreich A, Ravery V. European society of oncological urology. Preoperative imaging in renal cell cancer. World J Urol. 2004;22(5):307−315. https://doi.org/10.1007/s00345−004− 0411−2.

[26] Hallscheidt PJ, Fink C, Haferkamp A, Bock M, Luburic A, Zuna I, Noeldge G, Kauffmann G, et al. Preoperative staging of renal cell carcinoma with inferior vena cava thrombus using multidetector CT and MRI: prospective study with histopathological correlation. J Comput Assist Tomogr. 2005;29(1):64−68. Cited in: Journals@Ovid Full Text at http://ovidsp.ovid. com/ovidweb.cgi ?T=JS&PAGE=reference&D=ovftg&NEWS=N&AN=00004728−200501 000−00012. Accessed May 22, 2021.

[27] Pouliot F, Shuch B, LaRochelle JC, Pantuck A, Belldegrun AS. Contemporary management of renal tumors with venous tumor thrombus. J Urol. 2010;184:833−841.

[28] Venkat S, Matteliano A, Drachenberg D. Thoracoabdominal approach for large retroperitoneal masses: case series and review. Case Rep Urol. 2019;2019.

[29] Blute ML, Inman BA, Gelpi FJ. Hinman's atlas of urologic surgery, Chapter 11;2019. p. 97− 111.

[30] Olumi Aria F, Blute ML. Campbell−Walsh−Wein urology, Chapter 101;2020. p. 2248−2278.

[31] Aseni P, Grande AM, Romani F, Birindelli A, Di Saverio S. Basic operative techniques in abdominal injury. In: Aseni P, De Carlis L, Mazzola A, Grande AM, editors. Operative techniques and recent advances in acute care and emergency surgery. Cham: Springer;2019.

[32] Savage SJ, Gill IS. Laparoscopic radical nephrectomy for renal cell carcinoma in a patient with level i renal vein tumor thrombus. J Urol. 2000;163:1243−1244.

[33] Desai MM, Gill IS, Ramani AP, Matin SF, Kaouk JH, Miguel CJ. Laparoscopic radical nephrectomy for cancer with level I renal vein involvement. J Urol. 2003;169:487−491.

[34] Leal GT, Campos CO. 30 years of robotic surgery. World J Surg. 2016;40:2550−2557.

[35] Abaza R. Initial series of robotic radical nephrectomy with vena caval tumor thrombectomy. Eur Urol. 2011;59:652−656.

[36] Ramirez D, Maurice MJ, Cohen B, Krishnamurthi V, Haber G−P. Robotic level III IVC tumor thrombectomy: duplicating the open approach. Urology. 2016;90:204−207.

[37] Gill IS, Charles M, Andre A, Vinay D, Sameer C, Mark C, Duraiyah T, Osamu U, Raj S, Andrew H, et al. Robotic level III inferior vena cava tumor thrombectomy: initial series. J Urol. 2015;194:929−938.

第二十四章
转移性肾细胞癌的减瘤性肾切除术

Roser Vives Dilme, Juan Gómez Rivas, Riccardo Campi, Javier Puente, Jesús Moreno Sierra

24.1 简介

肾细胞癌（renal cell carcinoma，RCC）每年在欧洲造成约 30 000 名患者死亡，占欧洲所有确诊癌症病例的 3%，占全球所有癌症死亡人数的 2%。有 15% ~ 18% 的患者确诊时即存在远处转移，且在初诊为局限性肾癌的患者中，高达 40% 在随访时出现转移。

减瘤性肾切除术（cytoreductive nephrectomy，CN）即为转移性肾癌患者切除肾脏及原发灶的手术。CN 曾在细胞因子治疗时代被视为转移性肾细胞癌（mRCC）的金标准治疗，其理念基于对比 mRCC 接受 CN+ 干扰素 α‑2b（IFN α‑2b）或单纯 IFN α‑2b 治疗的 2 项 3 期随机临床试验数据，结果表明手术组患者中位总体生存时间显著延长（13.6 个月 vs 7.8 个月）。

自 2005 年系统靶向治疗问世以来，CN 在 mRCC 治疗中的作用受到了质疑。多项回顾性研究虽表明患者在靶向治疗后接受 CN 有总体生存获益，但最新的 CARMENA 3 期随机临床试验表明，对于中高危 mRCC 患者，酪氨酸激酶抑制剂（TKI）单药疗效不劣于先导 CN+ 系统 TKI 治疗。此外，现有进展还表明，相比于标准 TKI 单药治疗，免疫检查点抑制剂（immune checkpoint inhibitor，ICI）肿瘤学结果

R. Vives Dilme (✉) · J. Gómez Rivas · J. Moreno Sierra
Department of Urology, Hospital Clínico San Carlos, Complutense University of Madrid, Madrid,
Spain
e‑mail: roser.vives@salud.madrid.org

J. Moreno Sierra
e‑mail: jmorenos@salud.madrid.org

R. Campi
Unit of Urological Robotic Surgery and Renal Transplantation, Careggi Hospital, University of
Florence, Florence, Italy
e‑mail: riccardo.campi@unifi.it

Department of Experimental and Clinical Medicine, University of Florence, Florence, Italy

European Association of Urology (EAU) Young Academic Urologists (YAU) Renal Cancer
Working Group, Arnhem, The Netherlands

J. Puente
Medical Oncology Department, Hospital Clínico San Carlos, Instituto de Investigación Sanitaria
del Hospital Clínico San Carlos (IdISSC), CIBERONC, Madrid, Spain

© The Author(s), under exclusive license to Springer Nature Switzerland AG 2022
S. S. Goonewardene et al. (eds.), Robotic Surgery for Renal Cancer,
Management of Urology, https://doi.org/10.1007/978‑3‑031‑11000‑9_24

更佳。

　　然而，尽管系统治疗已获得长足进步，手术仍是 mRCC 治疗的关键组成部分。考虑到 mRCC 治疗理念的快速发展，治疗人群选择、手术入路及治疗顺序等成为目前研究的热点。在这一背景下，新近研究报道了微创减瘤性肾切除术的经验，希望能进一步降低手术相关并发症。

24.2　系统治疗新时代减瘤性肾切除术的临床证据

　　在细胞因子治疗时代，减瘤性肾切除术被视作 mRCC 的标准治疗方案。2001 年的 2 项随机临床研究（EORTC 30 947，SWOG 8949）报道了 mRCC 患者接受 CN 的治疗获益。随后，对这两项临床研究的合并分析（n=331）表明，患者在 IFNα 治疗前接受 CN 可获得 13.6 个月的总体生存期，而 IFNα 单药治疗的生存期为 7.8 个月（HR 0.69，95%CI 0.55～0.87，P=0.002）。

　　近年来，新型靶向治疗的问世替代了传统细胞因子治疗，使得人们开始重新审视 CN 的价值。多项回顾性研究评估了 CN 对 mRCC 治疗的获益情况，均表明联合手术治疗可获得更理想的 OS 结果。有趣的是，当将患者根据国际转移性肾细胞癌数据库联盟（International Metastatic Renal Cell Carcinoma Database Consortium，IMDC）推荐的预测因子进行分层后，亚组分析表明，对于预后不良风险组，患者接受 CN 未获得显著的 OS 期获益（HR 0.67，95%CI 0.44～1.01，P=0.06），OS 期为 6 个月对比 5.4 个月（$P > 0.1$）。近期，Bhindi 等基于现有临床证据发表了系统综述，表明 mRCC 患者接受 CN 后生存效果更优（HR 0.39～0.68）；研究还发现，较好的功能状态（PS）评分、良好至中等的 IMDC 评分以及纪念斯隆 – 凯特琳癌症中心（MSKCC）风险分级是评估 CN 生存获益最重要的预测因素。从这一角度考虑，审慎选择治疗人群是判断手术最佳获益人群的关键因素。

　　另一方面，近期的前瞻性随机临床研究则提出了不同意见。CARMENA 研究对 450 例中危至高危（MSKCC 风险分级标准）mRCC 病例比较了先导 CN+ 后续舒尼替尼治疗（226 例）与舒尼替尼单药治疗（224 例）的数据，发现舒尼替尼单药治疗效果不劣于联合治疗（OS 期为 18.4 个月 vs 13.9 个月，HR 0.89）。然而，该研究本身存在一定局限性，如两组间存在较多交叉，单药治疗组 17% 的患者后续接受了 CN，而联合治疗组 7% 的患者最终未接受手术。此外，该研究纳入的人群仅有 MSKCC 标准中的高危（43%）与中危（57%）患者，而前期研究已证实，对于这两个 mRCC 亚组，CN 无法提供生存获益。此外，在如今 mRCC 系统治疗手段日益丰富且行之有效的时代，手术是否可延迟这些治疗的开始时间受到了质疑。SURTIME 研究比较了 50 例接受即刻 CN+ 后续舒尼替尼治疗与 49 例接受即刻舒尼替尼 + 延迟 CN 的患者数据，表明接受初始系统药物治疗 + 延迟手术治疗的患者中位 OS 期显著延长（32.4 个月 vs 15 个月，HR 0.57，$P < 0.03$）。虽然 SURTIME 研究因为入组情况未达预期而出现进度落后的情况，但其已有的研究结果仍表明，对于必须接受初始系统药物治疗的中危患者，在具备手术指征的情况下，延迟 CN 治疗可得到进一步的生存获益。这些结果从另一方面支持了 CARMENA 研究的结果，即对于需要接受系统治疗的中危患者，即刻 CN 治疗不存在获益。

　　近期，免疫检查点抑制剂（ICI）已成为 mRCC 患者的一线治疗方案。CheckMate-214 研究（纳武单抗 + 伊匹木单抗联合治疗 vs 舒尼替尼单药治疗）、KEYNOTE-426 研究（帕博丽珠单抗 + 阿昔替尼联合治疗 vs 舒尼替尼单药治疗）以及 JAVELIN Renal 101 研究（阿维鲁单抗 + 阿昔替尼联合治疗 vs 舒尼替尼单药治疗）表明，相比于标准 TKI 治疗，ICI 联合治疗存在额外的肿瘤学结果获益。值得注意的是，这些随机临床研究所纳入的患者中，超过 80% 既往接受了肾癌根治术治疗。基于这一研究背景，Singla 等发表的研究纳入了 391 例美国国家癌症数据库队列病例，比较了 221 例接受免疫治疗 +CN 与 170 例接受免疫单药治疗的患者，表明相比于 ICI 单药治疗，联合治疗生存期更长（HR 0.23，$P < 0.001$）。目

前，有 3 项前瞻性随机临床研究（NORDIC-SUN、SWOG1931、PROBE）正在进行中，其目的均为重新评估 CN 在目前免疫治疗时代的作用。

总而言之，考虑到系统治疗的飞速发展，需要重新探讨 CN 的治疗价值。目前，CN 应作为小部分 mRCC 患者人群多学科治疗的一个组分。手术治疗对于风险预后良好、PS 评分较理想、系统治疗反应较好，或需要针对临床症状行姑息性治疗的患者人群仍有其应用价值。后续应进一步开展前瞻性研究，评估最佳治疗顺序，并进一步评估 CN 在免疫治疗时代的价值。

24.3　减瘤性肾切除术的患者选择

在如今的靶向治疗时代，CN 的患者选择至关重要。对于 mRCC 患者，有两个预后模型可辅助患者风险分层，即纪念斯隆 - 凯特琳癌症中心（MSKCC）评分与国际转移性肾细胞癌数据库联盟（IMDC）风险评分。

首先，MSKCC 评分将 mRCC 患者分为低危（MSKCC 0 分）、中危（MSKCC 1 ~ 2 分）和高危（MSKCC ≥ 3 分），所采用的分类标准如下：Karnofsky PS 评分 < 80%、自确诊至接受系统治疗的时间、血红蛋白浓度低于正常值下限、血清钙浓度 > 10 mg/dL，以及乳酸脱氢酶（LDH）> 1.5 倍正常值上限。IMDC 风险评分则将 mRCC 患者分为低风险（IMDC 0 分）、中风险（IMDC 1 ~ 2 分）及高风险（IMDC ≥ 3 分）人群，分类标准相比于 MSKCC 预后模型取消了 LDH 标准，增加了中性粒细胞与血小板水平高于正常值上限这两项标准。然而，虽然这类预后评分可用于预测 mRCC 患者的 OS 期，但其设计初衷并非如此，且未纳入肿瘤负荷进行考虑。基于此，多项回顾性研究发掘了与 CN 生存获益相关的术前预测因子，但这些预测模型尚需要进一步的外部验证。其他学者也对一些独立风险因素进行了评估，发现组织学肉瘤样变、高肿瘤负荷、高中性粒细胞 / 淋巴细胞比值、高 C 反应蛋白以及术前靶向治疗出现进展是预后不良的相关变量。Abel 等回顾分析了 466 例合并瘤栓的 mRCC 患者接受减瘤手术 + 瘤栓切除的病例数据，表明 CN 对于膈上、下腔静脉瘤栓患者无相关获益。最后，对于有症状患者，CN 在 95% 的病例中改善了局部症状或体征。

总之，在目前这一新的靶向治疗时代，需要进一步发现并验证相关的预后评分系统，以优化治疗人群的选择。基于现有证据，高 MSKCC/IMDC 评分、不良 PS 评分，以及高肿瘤转移负荷的患者，可能无法从先导 CN 中获益，而应转而接受系统治疗（图 24.1）。

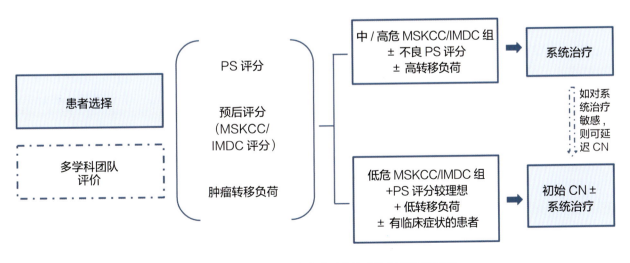

图 24.1　减瘤性肾切除术或系统治疗的患者选择策略

24.4 微创减瘤性肾切除术

微创手术是治疗局限性肾细胞癌的一项成熟技术。近期研究评估了腹腔镜和机器人手术技术在 mRCC 手术治疗中的应用，以期降低与 CN 相关的并发症发生率。对于 mRCC 患者，CN 的并发症发生率与死亡率不容忽视，围术期死亡风险为 0% ~ 13%，术后总体并发症发生率为 12% ~ 55%，严重并发症发生率为 3% ~ 36%。

多项回顾性研究分析了微创 CN 相比于开放术式的围术期结果。Rabets 等比较了 22 例接受腹腔镜 CN 患者与 42 例接受开放 CN 患者的数据，表明腹腔镜 CN 在住院时长（2.3 天 vs 6.1 天，$P < 0.001$）与手术出血量（288 mL vs 1228 mL，$P < 0.001$）方面存在显著获益。Matin 等后续开展的回顾性研究分析了 38 例接受腹腔镜 CN 的数据，进一步支持了这一结论。Ganeshappa 等对 43 例患者开展的回顾性病例研究比较了腹腔镜与开放 CN 的数据，表明前者出血量更少（277 mL vs 816 mL，$P < 0.001$），住院时间更短（3.2 天 vs 5.1 天，$P=0.001$）。目前涉及腹腔镜 CN 最大规模（$n=120$）的回顾性研究表明，术后并发症发生率为 23.3%，其中 28.6% 为严重并发症（Clavien–Dindo ≥ 3 级），输血率为 9.2%。因此，基于现有研究，可认为腹腔镜 CN 对于特定患者是一项安全、可行的手术技术，但至今尚未见前瞻性研究数据。

随着过去 10 年间机器人手术应用的日益增加，人们也越来越多地开始考虑机器人在进展期或转移性肾细胞癌治疗中的价值。相比于腹腔镜手术器械，机器人手术转腕更为灵活，并可抑制手部震颤，提供 3D 视野，也更易度过学习曲线。在这一背景下，Anele 等开展的多中心回顾性研究比较了大体积肾癌患者接受机器人肾癌根治术（RN）或腹腔镜肾癌根治术的数据，表明机器人 RN 手术时间更长（185 min vs 126 min，$P < 0.001$），住院时间更短（3 天 vs 5 天，$P=0.2$）。值得注意的是，机器人手术组进展期患者（≥ pT3）更多，组织学分级更高，淋巴结转移患者也更多，这提示对于更复杂、手术难度更高的病例，术者可能更倾向于开展机器人手术。虽然目前尚需进一步研究评估机器人 CN 在 mRCC 患者治疗中的角色，现有证据已初步探明了机器人手术对于复杂 RCC（如局灶进展期 RCC 或合并下腔静脉瘤栓的 RCC）的潜在获益。

此外，在如今的靶向治疗时代，严重的术后并发症可能会推迟系统治疗的开始时机，这会对患者临床管理产生较大影响。有 13% ~ 30% 接受先导 CN 的患者由于疾病进展或围术期并发症而未能接受后续系统治疗。Gershman 等对接受 CN 的 294 例 mRCC 患者进行了回顾性病例报道，多参数分析表明腹腔镜手术与术后提早开始系统治疗存在显著相关性（HR 5.05，$P < 0.001$）。

另外，术前靶向治疗与免疫治疗的安全性还需要进行进一步评估。SURTIME 试验的事后分析表明，即刻或延迟 CN 的手术并发症无显著差异。Pignot 等发表的首个回顾性研究评估了 mRCC 患者在系统免疫治疗后接受延迟 CN 的手术特点，发现 81.8% 的患者出现了组织粘连及炎性反应。最近，一项回顾性研究比较了 391 例接受免疫检查点抑制剂（ICI）+CN 或 ICI 单药治疗的 mRCC 患者数据，未发现手术患者住院时间延长、术后 30 天再入院率及切缘阳性率增加。

总之，关于 mRCC 患者接受微创 CN 的获益需要进一步开展前瞻性研究加以验证。现有数据初步印证了微创手术在减少围术期并发症方面具有一定价值。此外，在 CN 前进行的新药系统治疗对围术期结果的影响也需要进一步评价。

24.5　转移灶切除术

RCC 的远处转移最常见于肺（60%～75%）、淋巴结（60%～65%）、骨（40%）和脑（5%～7%）。手术切除转移灶可提高 CN 的手术效果。虽然目前尚无前瞻性试验数据，但现有的回顾性研究表明，当完全切除转移灶时，可得到更好的肿瘤特异性生存及总体生存效果。

Dabestani 等对现有临床证据进行了系统综述，纳入了 16 项回顾性研究，表明相比于不完全切除或未行转移灶切除，完全切除转移灶的患者存在生存获益，且局部症状控制效果更佳（包括骨转移患者的疼痛缓解）。随后，Zaid 等发表的一项系统综述与荟萃分析纳入了 8 个队列研究，结果表明相比于不完全切除或未切除转移灶的患者，完全切除转移灶可延长中位总体生存期（36.5～142 个月 vs 8.4～27 个月），降低全因死亡风险（HR 2.37，95%CI 2.03～2.87，$P < 0.001$）。Ouzaid 等发表的系统综述也进一步印证了这些研究结果。作者纳入了 8 项对照研究，发现转移灶完全切除是 mRCC 患者总体生存期的显著预测因子（HR 0.66，95%CI 0.46～0.95，$P=0.03$）。转移灶切除术的适宜人群包括 PS 评分较为理想、转移灶负荷有限、肿瘤呈异时性转移模式、无病生存（DFS）时间间隔较长，且转移灶可完全切除的患者。

因此，考虑到相关前瞻性研究数据尚未发表，对于部分具备手术适应证的 mRCC 患者，转移灶完全切除是较为合适的局灶治疗方案，手术可带来更好的总体生存期及肿瘤特异性生存期。

24.6　结论

CN 对 mRCC 患者的治疗价值仍有待进一步讨论。经过仔细选择患者人群，CN 仍是多学科治疗方案的重要选择之一。系统治疗的研究进展对 mRCC 患者接受手术治疗的获益提出了进一步质疑。在这一背景下，仍需要开展更多研究，以确定最佳的治疗次序，并对预后模型进行验证，更好地挑选 CN 的适宜人群，并评估微创减瘤手术对 mRCC 患者的获益以及在新的免疫治疗时代下 CN 的确切治疗意义。

参考文献

[1]Abel EJ, Spiess PE, Margulis V, et al. Cytoreductive nephrectomy renal cell carcinoma patients with venous tumor thrombus. J Urol. 2017;198:281–288.

[2]Anele UA, Marchioni M, Yang B, et al. Robotic versus laparoscopic radical nephrectomy: a large multi–institutional analysis (ROSULA Collaborative Group). World J Urol. 2019;37(11):2439–2450.

[3]Becher E, Jericevic D, Huang WC. Minimally invasive surgery for patients with locally advanced and/or metastatic renal cell carcinoma. Urol Clin N Am. 2020;47:389–397.

[4]Bex A, Mulders P, Jewett M, et al. Comparison of immediate vs deferred cytoreductive nephrectomy in patients with synchronous metastatic renal cell carcinoma receiving sunitinib. The SURTIME Randomized Clinical Trial. JAMA Oncol. 2019;5(2):164–170.

[5]Bhindi B, Abel EJ, Albiges L, et al. Systematic review of the role of cytoreductive nephrectomy in the targeted therapy era and beyond: an individualized approach to metastatic renal cell carcinoma. Eur Urol. 2019;75(1):111–128.

[6]Bhindi B, Graham J, Wells C, et al. Deferred cytoreductive nephrectomy in patients with newly diagnosed metastatic renal cell carcinoma. Eur Urol. 2020;78:615–623.

[7]Bianchi M, Sun M, Jeldres C, Shariat SF, Trinh QD, Briganti A, et al. Distribution of metastatic sites in renal cell carcinoma: a

population-based analysis. Ann Oncol. 2012;23:973-980.

[8]Choueiri TK, Motzer RJ. Systemic therapy for metastatic renal-cell carcinoma. N Engl J Med. 2017;376:354-366.

[9]Culp SH, Tannir NM, Abel EJ, et al. Can we better select patients with metastatic renal cell carcinoma for cytoreductive nephrectomy? Cancer. 2010;116:3378-3388.

[10] Dabestani S, Marconi L, Hofmann F, Stewart F, Lam TBL, Canfield SE, et al. Local treatment for metastases of renal cell carcinoma: a systematic review. Lancet Oncol. 2014;15:549-561.

[11] De Bruijn RE, Mulders P, Jewett MA, et al. Surgical safety of cytoreductive nephrectomy following sunitinib: results from multicentre, randomised controlled trial of immediate versus deferred nephrectomy (SURTIME). Eur Urol. 2019;76(4):437-440.

[12] Ferlay J, Colombet M, Soerjomataram I, et al. Cancer incidence and mortality patterns in Europe: estimates for 40 countries and 25 major cancers in 2018. Eur J Cancer. 2018;103:356.

[13] Flanigan RC, Salmon SE, Blumenstein BA, et al. Nephrectomy followed by interferon alfa- 2b compared with interferon alfa-2b alone for metastatic renal-cell cancer. N Engl J Med. 2001;345:1655-1659.

[14] Flanigan RC, Mickisch G, Sylvester R, et al. Cytoreductive nephrectomy in patients with metastatic renal cancer: a combined analysis. J Urol. 2004;171:1071-1076.

[15] Ganeshappa A, Sundaram C, Lerner MA, et al. Role of the laparoscopic approach to cytoreductive nephrectomy in metastatic renal-cell carcinoma: does size matter? J Endourol. 2010;24:1289-1292.

[16] Gershman B, Moreira DM, Boorjian SA, et al. Comprehensive characterization of the perioperative morbidity of cytoreductive nephrectomy. Eur Urol. 2016;69:84-91.

[17] Hanna N, Sun M, Meyer CP, et al. Survival analyses of patients with metastatic renal cancer treated with targeted therapy with or without cytoreductive nephrectomy: a national cancer data base study. J Clin Oncol. 2016;34:3267-3275.

[18] Heng DY, Xie W, Regan MM, et al. External validation and comparison with other models of the international metastatic renal-cell carcinoma database consortium prognostic model: a population-based study. Lancet Oncol. 2013;14:141-148.

[19] Heng DY, Wells JC, Rini BI, et al. Cytoreductive nephrectomy in patients with synchronous metastases from renal cell carcinoma: results from the international metastatic renal cell carcinoma database consortium. Eur Urol. 2014;66:704-710.

[20] Hsieh JJ, Purdue MP, Signoretti S, et al. Renal cell carcinoma. Nat Rev Dis Primers. 2017;3:17009.

[21] Larcher A, Wallis C, Bex A, et al. Individualised indications for cytoreductive nephrectomy: which criteria define the optimal candidates? Eur Urol Oncol. 2019;4:365-378.

[22] Larcher A, Fallara G, Rosiello G, et al. Cytoreductive nephrectomy in metastatic patients with signs or symptoms: implications for Renal Cell Carcinoma Guidelines. Eur Urol. 2020;78(3):321-326.

[23] Ljungberg B, Albiges L, Bensalah K, et al. European association of urology guidelines on renal cell carcinoma: the 2020 update. Eur Urol. 2020.

[24] Marchioni M, Kriegmair M, Heck M, et al. Development of a novel risk score to select the optimal candidate for cytoreductive nephrectomy among patients with metastatic renal cell carcinoma. Results from a Multi-institutional Registry (REMARCC). Eur Urol Oncol. 2020;S2588-9311(20)30218.

[25] Matin SF, Madsen LT, Wood CG. Laparoscopic cytoreductive nephrectomy: the M.D. Anderson Cancer Center experience. Urology. 2006;68(3):528-532.

[26] McIntosh AG, Umbreit EC, Holland LC, et al. Optimizing patient selection for cytoreductive nephrectomy based on outcomes in the contemporary era of systemic therapy. Cancer. 2020;126(17):3950-3960.

[27] Méjean A, Ravaud A, Thezenas S, et al. Sunitinib alone or after nephrectomy in metastatic renal-cell carcinoma. N Engl J Med. 2018;379(5):417-427.

[28] Mickisch GH, Garin A, van Poppel H, et al. Radical nephrectomy plus interferon-alfa-based immunotherapy compared with interferon alfa alone in metastatic renal-cell carcinoma: a randomised trial. Lancet. 2001;358:966-970.

[29] Mir MC, Matin SF, Bex A, et al. The role of surgery in the management of metastatic kidney cancer: an evidence-based collaborative review. Minerva Urol Nefrol. 2018;70:109-125.

[30] Motzer RJ, Bacik J, Schwartz LH, et al. Prognostic factors for survival in previously treated patients with metastatic renal cell carcinoma. J Clin Oncol. 2004;22:454–463.

[31] Motzer RJ, Tannir NM, McDermott DF, et al. Nivolumab plus ipilimumab versus sunitinib in advanced renal–cell carcinoma. N Engl J Med. 2018;378:1277–1290.

[32] Motzer RJ, Penkov K, Haanen J, et al. Avelumab plus axitinib versus sunitinib for advanced renal–cell carcinoma. N Engl J Med. 2019;380:1103–1115.

[33] Nunez Bragayrac L, Hoffmeyer J, Abbotoy D, et al. Minimally invasive cytoreductive nephrectomy: a multi–institutional experience. World J Urol. 2016;34:1651–1656.

[34] Ouzaid I, Capitanio U, Staehler M, et al. Surgical metastasectomy in renal cell carcinoma: a systematic review. Eur Urol Oncol. 2019;2(2):141–149.

[35] Pignot G, Thiery–Vuillemin A, Walz J, et al. Nephrectomy after complete response to immune checkpoint inhibitors for metastatic renal cell carcinoma: a new surgical challenge? Eur Urol. 2020;77(6):761–763.

[36] Rabets JC, Kaouk J, Fergany A, Finelli A, Gill IS, Novick AC. Laparoscopic versus open cytoreductive nephrectomy for metastatic renal cell carcinoma. Urology. 2004;64(5):930–934.

[37] Rini BI, Plimack ER, Stus V, et al. Pembrolizumab plus axitinib versus sunitinib for advanced renal–cell carcinoma. N Engl J Med. 2019;380:1116–1127.

[38] Roussel E, Campi R, Larcher A, et al. Rates and predictors of perioperative complications in cytoreductive nephrectomy: analysis of the registry for metastatic renal cell carcinoma. Eur Urol Oncol. 2020;4:523–529.

[39] Singla N, Hutchinson RC, Ghandour RA, et al. Improved survival after cytoreductive nephrectomy for metastatic renal cell carcinoma in the contemporary immunotherapy era: An analysis of the National Cancer Database. Urol Oncol. 2020;38:604.e9–e17.

[40] Sorbellini M, Bratslavsky G. Renal cell carcinoma and prognostic factors predictive of survival. Urology. 2010;17:362–363.

[41] Westerman ME, Shapiro DD, Tannir NM, et al. Survival following cytoreductive nephrectomy: a comparison of existing prognostic models. BJU Int. 2020;126(6):745–753.

[42] Zaid HB, Parker WP, Safdar NS, et al. Outcomes following complete surgical metastasectomy for patients with metastatic renal cell carcinoma: a systematic review and meta–analysis. J Urol. 2017;197(1):44–49.